Vorwort der 1. deutschen Auflage

W0083839

Als ich den „Anatomiekompaß" zum ersten Mal – eigentlich eher zufällig – in der Hand hielt, war meine Begeisterung bereits entfacht. Nie zuvor hatte ich ein Buch gesehen, das selbst komplizierte anatomische Zusammenhänge so übersichtlich und klar veranschaulicht. Das Buch soll durch seine strukturierte Darstellung das Einprägen wesentlicher Aspekte der menschlichen Anatomie erleichtern und eine rasche Wiederholung vor Prüfungen und Testaten ermöglichen. Im beruflichen Alltag soll der Anatomiekompaß durch sein wörterbuchähnliches Format das rasche Nachschlagen und Wiederauffrischen der topographischen Grundzüge der menschlichen Anatomie erleichtern.

New York 1997   Ulrich R. Mahlknecht

Vorwort der englischen Auflage

Unter uns gesagt: Wie oft schon haben Sie eines der herausragenden Standardwerke der Anatomie aufgeschlagen, um mal eben den Verlauf einer Arterie oder eines Nervs nachzulesen, und mußten dabei feststellen, daß die relevanten Details oft über mehrere Kapitel verteilt sind und es eine wirklich kurze Zusammenfassung dessen, was Sie eigentlich gesucht hatten, gar nicht gibt? Möglicherweise haben Sie sich in einer solchen Situation nichts mehr gewünscht als ein Nachschlagewerk, das die relevanten Details kurz, knapp und geordnet in einem wörterbuchähnlichen Format enthält.

Wir haben es nun gewagt, ein solches Kurzlehrbuch, welches das rasche Nachschlagen kurzgefaßter Information ermöglichen soll, zur Verfügung zu stellen, möchten allerdings betonen, daß dieses Buch ein ausführliches Lehrbuch nicht ersetzen kann und seine alleinige Benutzung nicht dazu geeignet ist, die Anatomie des Menschen von Grund auf zu erlernen. Der „Anatomiekompaß" ist viel eher als Ergänzung zu den ausführlicheren Lehrwerken gedacht, die bereits der harten und kritischen Prüfung vieler Studentenjahrgänge standgehalten haben. Das Buch richtet sich an Leser, die bereits über Grundkenntnisse der Anatomie verfügen und in kurzer Zeit handfeste Informationen nachschlagen wollen.

Beide Autoren kennen die Stolpersteine der Anatomie aus der Sicht des Studenten und derjenigen des Dozenten nur zu gut. Ihre Erfahrungen haben das Konzept dieses Buches sehr geprägt.

Der „Anatomiekompaß" wurde in erster Linie für Medizinstudenten und Chirurgen in der Ausbildung konzipiert. Für ihre Zwecke ist das Buch nach unserem Dafürhalten geradezu ideal. Auch als Begleiter für klinisch tätige Ärzte und benachbarte Berufsgruppen – z.B. in der Physiotherapie, in der Krankenpflege und in der radiologischen Diagnostik – die sich täglich an grundlegende anatomische Fakten erinnern müssen, sollte das Buch eine hilfreiche Stütze sein. Um die Aussage des Buches knapp und klar zu halten, mußten wir aus der Fülle der verfügbaren Informationen eine Auswahl treffen. Auf Beschreibungen bis ins geringste Detail, wie sie sich in ausführlichen Lehrwerken nachlesen lassen, haben wir damit bewußt verzichtet.

Die Abbildungen hat Frau Jane Fallows (medizinische Illustratorin) aufbauend auf unseren Skizzen mit Hilfe eines Grafikprogramms erstellt. Für ihre Geduld und ihr Geschick sind wir ihr zu großem Dank verpflichtet.

Cambridge 1994   Robert H. Whitaker
                                  Neil R. Borley

Die Autoren

Robert H. Whitaker MD (Doctor of Medicine), MChir (Master of Surgery), FRCS (Fellow of the Royal College of Surgeons) hat in Cambridge Medizin studiert und war im Anschluß an sein Studium am University College Hospital in London tätig. Während seiner Weiterbildung zum Urologen hat er ein Jahr lang als Wissenschaftler in einem urologischen Forschungslabor am Johns Hopkins Hospital in Baltimore verbracht. Nach seiner Rückkehr war er erst am St. Peter's Hospital in London und dann als Dozent für Urologie (Senior Lecturer) an der London Hospital Medical School tätig. 1973 wurde er am Addenbrooke's Hospital in Cambridge zum Consultant Urologist ernannt und wirkte 20 Jahre lang vorwiegend im Bereich der pädiatrischen Urologie. Als er sich dann von seiner klinischen Tätigkeit zu Ruhe setzte, trat er der Fakultät für Anatomie in Cambridge bei, um als Dozent Medizinstudenten und werdende Chirurgen auszubilden.

Neil R. Borley MB (Bachelor of Medicine), BS (Bachelor of Surgery) hat am Guy's Hospital in London Medizin studiert und war dort im Anschluß an sein Studium als Jungassistent zunächst in Innerer Medizin und dann im Fach Chirurgie tätig. Im Augenblick befindet er sich in der Weiterbildung zum Chirurgen. Im Rahmen einer klinischen Rotation war Borley erst am Addenbrooke's Hospital in Cambridge und wurde dann unter Professor Harold Ellis zum Demonstrator an der Fakultät für Anatomie. 1993 hat er den ersten Abschnitt der FRCS-Prüfung abgelegt und wurde hierfür mit dem Hallet-Preis ausgezeichnet. Seine weitere chirurgische Ausbildung hat Borley erst am Papworth Hospital in Kent und dann am Canterbury Hospital fortgesetzt. Z.Z. ist er an der Abteilung für Thoraxchirurgie in Oxford beschäftigt.

Inhaltsverzeichnis

Anmerkungen

In den Abbildungen ist jeweils (wenn nicht weiter angegeben) die rechte Körperhälfte von vorn betrachtet dargestellt. Als Ausnahmen seien der Plexus cervicalis und der Plexus brachialis angeführt, wo es keinen großen Unterschied macht, von welcher Seite man sie betrachtet. Es hat sich jedoch gezeigt, daß sie sich in der Art und Weise, wie sie hier dargestellt sind, besser reproduzieren und einprägen lassen. Zur besseren Orientierung wurden zahlreiche Abbildungen durch einen kleinen Kompaß ergänzt. Eponyme wurden insgesamt knapp gehalten und nur in den Fällen angegeben, in denen ihre Verwendung sehr gebräuchlich ist. Es wurden folgende Abkürzungen verwendet:

A.; Aa.	Arteria; Arteriae
cm	Zentimeter
C (z. B. C1)	Zervikalwirbel (z. B. erster Zervikalwirbelkörper)
Co (z. B. Co1)	Kokzygealwirbel (z. B. erster Kokzygealwirbelkörper)
Ggl.	Ganglion
Gl.; Gll.	Glandula; Glandulae
Lig.; Ligg.	Ligamentum; Ligamenta
LJ	Lebensjahr
L (z. B. L1)	Lendenwirbel (z. B. erster Lendenwirbelkörper)
mm	Millimeter
M.; Mm.	Musculus; Musculi
N.; Nn.	Nervus; Nervi
N. l.; Nn. ll.	Nodus lymphaticus; Nodi lymphatici
Ncl.	Nucleus
Proc.; Procc.	Processus; Processus
S (z. B. S1)	Sakralwirbel (z. B. erster Sakralwirbelkörper)
SSM	Schwangerschaftsmonat
SSW	Schwangerschaftswoche
Th (z. B. Th1)	Thorakalwirbel (z. B. erster Thorakalwirbelkörper)
V.; Vv.	Vena; Venae
VCI	Vena cava inferior
VCS	Vena cava superior
R.; Rr.	Ramus; Rami

Anmerkungen

1 Arterien

Herzkranzarterien

Ursprung: Aorta ascendens
Einmündung: Myokard

Die **A. coronaria dextra** entspringt dem rechten Sinus aortae und zieht zwischen Truncus pulmonalis und rechtem Herzohr im Sulcus coronarius am rechten Herzrand entlang über die Vorderseite des Herzens zur Facies diaphragmatica cordis. Sie endet an der Kreuzungsstelle von Sulcus coronarius und Sulcus interventricularis posterior. Dort gibt sie den R. interventricularis posterior ab und anastomosiert mit dem R. circumflexus der linken Herzkranzarterie. Die A. coronaria dextra versorgt den rechten und teilweise auch den linken Vorhof sowie den Sinusknoten in 60 % der Fälle. In 80 % der Fälle versorgt sie die rechte Herzkammer, die dorsalen Anteile des Ventrikelseptums und den Atrioventrikularknoten.

Die **A. coronaria sinistra** wird im Bereich des linken Sinus aortae abgegeben und zieht seitlich hinter dem Truncus pulmonalis bzw. vor dem linken Herzohr in den Sulcus coronarius. Dort teilt sie sich in einen R. interventricularis anterior und in einen R. circumflexus auf, wobei letzterer im Sulcus coronarius um den linken Herzrand biegt und mit der rechten Herzkranzarterie anastomosiert. Der R. interventricularis anterior zieht im gleichnamigen Sulcus über die Vorderfläche des Herzens und um die Herzspitze (Apex cordis) in den Sulcus interventricularis posterior, wo er mit dem R. interventricularis posterior der rechten Herzkranzarterie anastomosiert. Die A. coronaria sinistra versorgt den linken Vorhof, den linken Ventrikel, die vorderen Abschnitte des Ventrikelseptums sowie in 40 % der Fälle den Sinusknoten und in 20 % der Fälle den Atrioventrikularknoten.

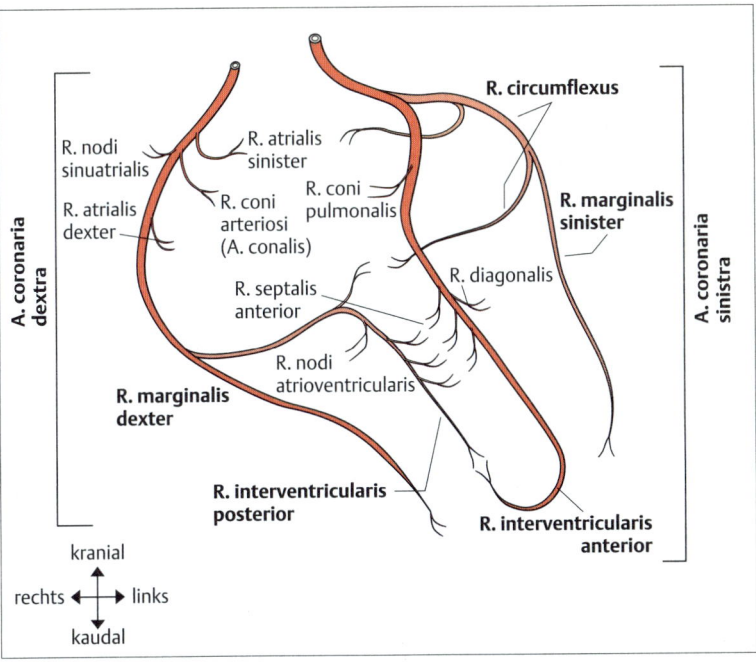

R. nodi
sinuatrialis

R. atrialis
dexter

R. atrialis
sinister

R. circumflexus

R. coni
arteriosi
(A. conalis)

R. coni
pulmonalis

**R. marginalis
sinister**

R. septalis
anterior

R. diagonalis

R. nodi
atrioventricularis

**R. marginalis
dexter**

**R. interventricularis
posterior**

**R. interventricularis
anterior**

A. coronaria
dextra

A. coronaria
sinistra

kranial

rechts ◄──► links

kaudal

Aorta ascendens/Arcus aortae

Ursprung: linker Ventrikel
Einmündung: Aorta ascendens

Die **Aorta ascendens** entspringt dem linken Ventrikel in Höhe des dritten Rippenknorpels (links) und zieht mit einer leichten Linksneigung nach kranial zu einem Punkt hinter dem Sternum in Höhe des Angulus sterni (2. Rippenknorpel). Dort wird sie zum Arcus aortae. Die Aorta ascendens wird von fibrösem und serösem Perikard umschlossen. Ventral liegen ihr das rechte Herzohr, der Zugang zum rechten Ventrikel und der Truncus pulmonalis an, während dorsal der linke Vorhof, die rechte A. pulmonalis und der rechte Hauptbronchus zu finden sind. Links sind der Truncus pulmonalis und das linke Herzohr lokalisiert, rechts die V. cava superior und der rechte Vorhof.

Der **Aortenbogen (Arcus aortae)** beginnt hinter der Synchondrosis manubriosternalis in Höhe des Angulus sterni (2. Rippenknorpel) und zieht über den linken Hauptbronchus nach links hinten bis an die linke Seite des 4. Brustwirbelkörpers (Th4). Sein Scheitelpunkt liegt etwa in Höhe der Mitte des Manubrium sterni, wo er seine 3 Hauptäste abgibt. Ventral und zur Linken des Aortenbogens befinden sich (von vorn nach hinten): der linke N. phrenicus, vagale und sympathische Nervenfasern, die den Herzplexus versorgen, sowie der linke N. vagus. Ferner zieht die V. intercostalis superior sinistra auf dem Aortenbogen zwischen N. vagus und N. phrenicus nach ventral. Seitlich liegen diesen Strukturen pulmonale Pleura und die linke Lunge an. Rechts hinter dem Aortenbogen sind die Trachea, der Plexus cardiacus profundus, der linke N. laryngeus recurrens, der Ösophagus, der Ductus thoracicus und der 4. Brustwirbelkörper lokalisiert. Unterhalb des Arcus aortae liegen die Bifurcatio tracheae, der linke Hauptbronchus, das Ligamentum arteriosum und der linke N. laryngeus recurrens. Ihrem Scheitel entspringen der Truncus brachiocephalicus, die A. carotis communis sinistra und die linke A. subclavia. Im Adventitialgewebe von Aorta ascendens und Arcus aortae sind Baro- und Chemorezeptoren lokalisiert.

Der **Truncus brachiocephalicus** entspringt hinter dem Manubrium sterni dem Scheitel des Aortenbogens und zieht rechts nach dorsokranial. Hinter dem rechten Sternoklavikulargelenk gabelt er sich in die A. subclavia dextra und in die rechte A. carotis communis auf. Ventral sind die linke V. brachiocephalica mit der ihr zufließenden V. thyroidea inferior dextra und der Thymusrestkörper gelegen. Der Truncus brachiocephalicus liegt zunächst *vor* der Trachea und zieht dann an ihre rechte Seite. Rechts der Arterie liegen die V. brachiocephalica dextra, der obere Abschnitt der V. cava superior, pulmonale Pleura und kardiale Vagusfasern, wobei der Hauptanteil des N. vagus etwas weiter dorsolateral liegt. An der Abgangsstelle des Truncus brachiocephalicus ist die linke A. carotis communis etwas weiter hinten links zu finden.

A. carotis communis. Die rechte A. carotis communis wird vom Truncus brachiocephalicus an seiner Aufzweigung hinter dem rechten Sternoklavikulargelenk abgegeben; die linke A. carotis communis entspringt dem Scheitel des Aortenbogens. Auf beiden Seiten endet die A. carotis communis mit ihrer Bifurkation in Höhe des oberen Schildknorpelrandes (C4).

Ventral des *thorakalen Abschnitts der A. carotis communis sinistra* liegt der linke Truncus brachiocephalicus und der Thymusrestkörper. Dorsokaudal befinden sich die linke A. subclavia und die Trachea, weiter kranial der linke N. laryngeus recurrens, der Ductus thoracicus und die linke Seite des Ösophagus. Rechts des Ursprungs der A. carotis communis sinistra verläuft der Truncus brachiocephalicus. Sowie die Arterie jedoch nach kranial aufsteigt, lagern sich ihr die V. thyroidea inferior und die Luftröhre rechts auf. Links von ihr liegen der N. vagus, der linke N. phrenicus, pulmonale Pleura und Lungengewebe.

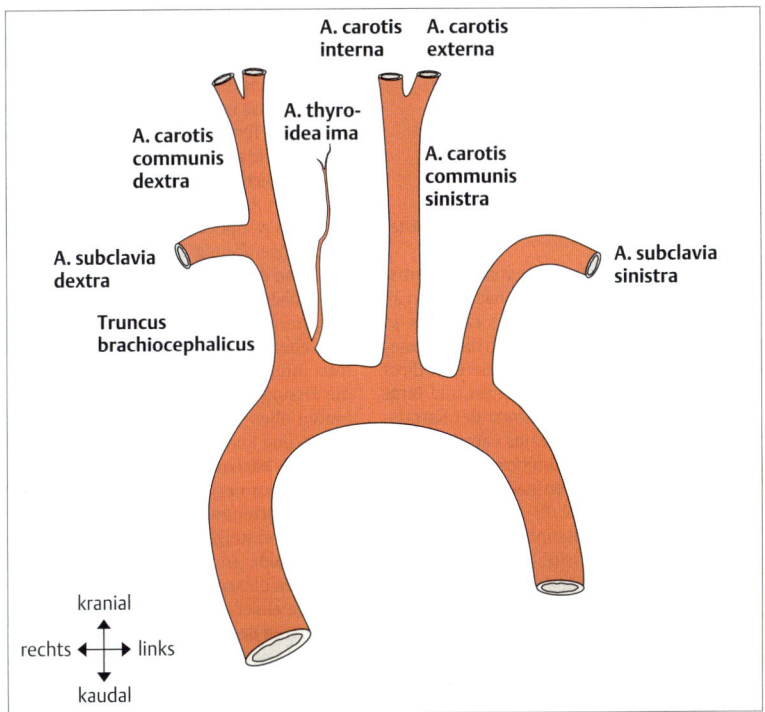

Die *zervikalen Abschnitte von rechter und linker A. carotis communis* steigen im Hals von einem Punkt hinter dem Sternoklavikulargelenk leicht nach außen bis zur Höhe des oberen Schildknorpelrandes (C4) auf. Dort sind sie zum Sinus caroticus erweitert, welcher Pressorezeptoren enthält. Hinter der Karotisgabel ist das Glomus caroticum lokalisiert. Dieses enthält Chemorezeptoren. Medial liegen den beiden Karotisgefäßen (von unten nach oben) die Luftröhre, der N. laryngeus recurrens, die Schilddrüse, Larynx (Kehlkopf) und Pharynx (Rachen) an. Jede der beiden Arterien liegt mit der ihr lateral anliegenden V. jugularis interna und dem zwischen bzw. hinter diesen beiden Gefäßen befindlichen N. vagus in einer gemeinsamen Gefäß-Nerven-Scheide (Vagina carotica).

A. carotis interna, vertebrobasiläres System, Circulus arteriosus cerebri (Willisi)

Ursprung: Karotisbifurkation (C4), proximaler Abschnitt der A. subclavia
Einmündung: Aufzweigung in ihre Endäste

Die **A. carotis interna** biegt von der Karotisbifurkation ausgehend leicht nach hinten ab und gelangt über den Canalis caroticus in den Schädel. Dort teilt sie sich in die Aa. cerebri media et anterior auf. Im Bereich ihres Ursprungs ist sie etwas erweitert und birgt dort den Sinus caroticus. *Hinter* der Karotisbifurkation liegt das Glomus caroticum. Im lateralen Halsbereich unterkreuzt die A. carotis interna (von unten nach oben) den R. pharyngeus n. vagi (N. X), den M. stylopharyngeus, den N. glossopharyngeus (N. IX) und den M. styloglossus. Dabei liegt sie von außen der Pharynxwand und der Fascia pharyngobasilaris auf. Innerhalb des Canalis caroticus zieht sie im rechten Winkel nach rostral durch das Felsenbein (Pars petrosa ossis temporalis) und liegt dort dem Mittelohr (Auris media) medial an. Sie dreht dann um 90° nach oben, überkreuzt das Foramen lacerum und biegt im rechten Winkel nach vorn und seitlich in eine Rille (Sulcus caroticus) am Keilbeinkörper vorbei. Hier liegt sie im Bereich der medialen Wand des Sinus cavernosus. Dabei liegt ihr von lateral der N. abducens (N. VI) an. An der vorderen Begrenzung des Sinus cavernosus biegt sie in einem Winkel von 90° nach oben und wendet sich dann um weitere 90° medial des Proc. clinoideus anterior und seitlich an Hypophysenstiel und Chiasma opticum vorbei nach hinten. Die A. carotis interna endet an der medialen Fläche des Temporallappens und teilt sich in ihre Endäste auf.

Die **A. cerebri anterior** geht aus der Bifurkation der A. carotis interna hervor. Sie tritt über den N. opticus nach vorn und verläuft dann bogenförmig um das Genu corporis callosi an der medialen Wand der Großhirnhemisphäre nach hinten, wo sie sich in ihre Endäste aufzweigt. Die **A. cerebri media** geht ebenfalls aus der Bifurkation der A. carotis interna hervor. Sie tritt nach lateral in die Fissura lateralis (Sylvii) und dann nach hinten oben in den Sulcus lateralis, wo sie sich in ihre Endäste aufzweigt.

Die **A. basilaris** geht rostral der oberen Medulla aus der Verschmelzung der beiden Vertebralarterien hervor (vgl. A. subclavia, S. 18 – 21) und steigt etwas nach vorn geneigt in einer Mulde an der Vorderfläche des Pons zwischen diesem und dem Clivus nach kranial. Sie endet als Aa. cerebri posteriores an der oberen Begrenzung des Pons.

Die **A. cerebri posterior** entspringt der Bifurkation der A. basilaris. Sie zieht lateral um den Hirnstiel (Pedunculus cerebri), um oberhalb des Tentorium cerebelli medial an der Unterseite des Okzipitallappens nach hinten zu verlaufen, wo sie sich in ihre Endäste aufzweigt.

(Weitere, in der Abbildung nicht berücksichtigte Äste der A. carotis interna sind die Aa. caroticotympanicae, pterygoideae et cavernosae.)

Anmerkung:
– Die A. labyrinthi entspringt in der Regel der A. inferior anterior cerebelli.
– Die A. spinalis posterior geht zuweilen aus der A. vertebralis hervor. ▶

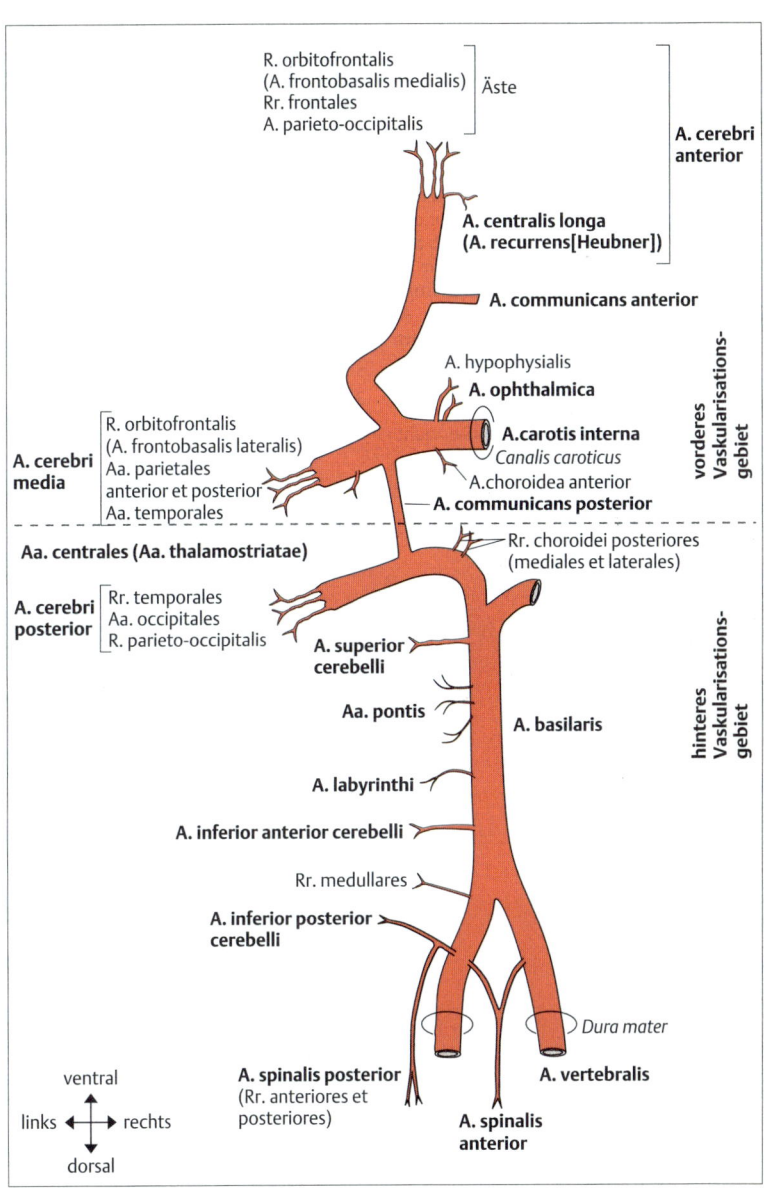

R. orbitofrontalis
(A. frontobasalis medialis) ⎤
Rr. frontales   ⎬ Äste
A. parieto-occipitalis   ⎦

A. cerebri anterior

**A. centralis longa
(A. recurrens[Heubner])**

A. communicans anterior

A. hypophysialis
A. ophthalmica

A.carotis interna
Canalis caroticus
A.choroidea anterior
A. communicans posterior

vorderes Vaskularisations-gebiet

A. cerebri media
R. orbitofrontalis
(A. frontobasalis lateralis)
Aa. parietales
anterior et posterior
Aa. temporales

Aa. centrales (Aa. thalamostriatae)

Rr. choroidei posteriores
(mediales et laterales)

A. cerebri posterior
Rr. temporales
Aa. occipitales
R. parieto-occipitalis

A. superior cerebelli

Aa. pontis

A. basilaris

A. labyrinthi

A. inferior anterior cerebelli

Rr. medullares

A. inferior posterior cerebelli

hinteres Vaskularisations-gebiet

Dura mater

ventral

links ◄──► rechts

dorsal

A. spinalis posterior
(Rr. anteriores et posteriores)

A. spinalis anterior

A. vertebralis

A. ophthalmica

Ursprung: A. carotis interna
Einmündung: Endaufzweigungen
  innerhalb der Orbita

Sie entspringt der A. carotis interna dort, wo diese medial des Proc. clinoideus anterior liegt, und zieht durch den Canalis opticus nach vorn. Dort liegt sie dem N. opticus zunächst von inferolateral an und gibt die A. centralis retinae ab, welche unter dem N. opticus verläuft. Anschließend zieht die A. ophthalmica bogenförmig nach außen, bohrt sich durch die Durascheide des N. opticus und schlingt sich in einer Spiraltour um den Sehnerv herum nach oben, wo sie seiner oberen medialen Fläche anliegt. Sie zieht dann zwischen M. obliquus superior und M. rectus medialis nach medial, tritt aus dem Muskelkonus an die mediale Orbitawand und endet schließlich unter dem Tarsus superior. Einige ihrer aus der Orbita tretenden Äste anastomosieren mit den Aufzweigungen der A. facialis.

(Weitere, in der Abbildung nicht berücksichtigte Äste der A. ophthalmica:
1. die A. meningea anterior und die Aa. palpebrales mediales aus der A. ophthalmica,
2. der R. meningeus recurrens, die Aa. palpebrales laterales und die Rr. zygomatici aus der A. lacrimalis und
3. die Aa. musculares aus den Aa. ciliares anteriores.)

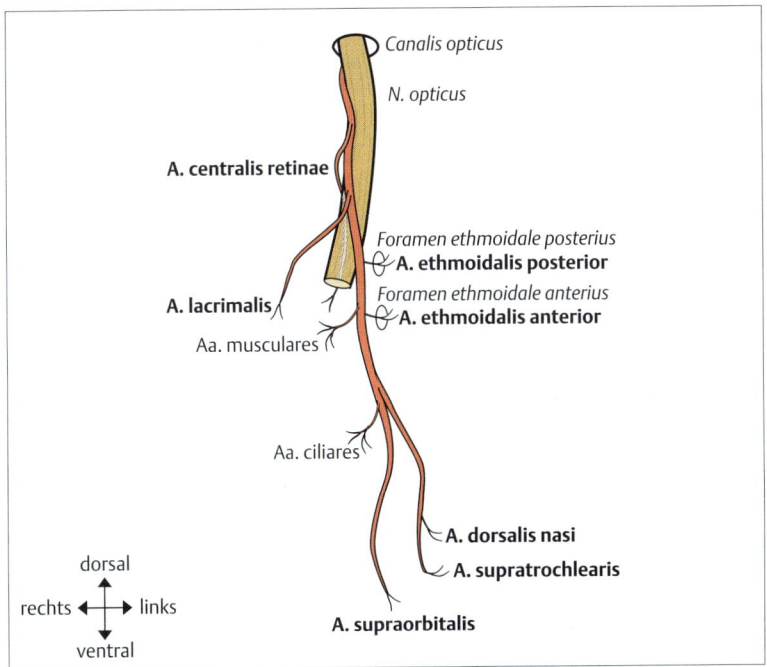

Canalis opticus

N. opticus

A. centralis retinae

Foramen ethmoidale posterius
A. ethmoidalis posterior

Foramen ethmoidale anterius
A. ethmoidalis anterior

A. lacrimalis

Aa. musculares

Aa. ciliares

A. dorsalis nasi

A. supratrochlearis

dorsal

rechts ◄──┼──► links

ventral

A. supraorbitalis

Anmerkung: Dargestellt ist die Ansicht von rechts oben.

A. carotis externa

Ursprung: Oberrand des Schildknorpels (Cartilago thyroidea, C4)

Einmündung: Aufteilung in ihre Endäste (hinter dem Collum mandibulae) innerhalb der Gl. parotidea.

Sie entspringt innerhalb der Vagina carotica (Bindegewebsscheide um die A. carotis) der Bifurkation der A. carotis communis und liegt zunächst etwas medial vor der A. carotis interna, schlingt sich dann aber um diese herum und liegt in Höhe des zweiten Halswirbelkörpers (C2) seitlich neben ihr. Sie biegt erst leicht nach vorn, wendet sich dann aber nach hinten und zieht nach kranial, um zwischen oberflächlichem und tiefem Lappen in die Ohrspeicheldrüse einzutreten. Auf dieser Strecke unterkreuzt sie (von unten nach oben) die kranialen Wurzelanteile der Ansa cervialis, den N. hypoglossus (N. XII), den M. digastricus (Venter posterior), den M. stylohyoideus, das Lig. stylohyoideum und den innerhalb der Gl. parotidea gelegenen N. facialis. Zwischen der A. carotis externa und der A. carotis interna verlaufen (von unten nach oben) der N. glossopharyngeus (N. IX) sowie die Rr. stylopharyngeus et pharyngeus n. vagi (N. X). Die A. carotis externa überkreuzt (von unten nach oben) die Pharynxwand, den N. laryngeus superior n. vagi (N. X) und den tiefen Lappen der Ohrspeicheldrüse.

Die **A. thyroidea superior** entspringt der Vorderfläche der A. carotis externa im Bereich ihres Ursprungs und zieht hinter dem M. omohyoideus seitlich am M. constrictor pharyngis inferior und dem N. laryngeus superior (R. externus) vorbei nach vorn und zum Schilddrüsenoberlappen hinab.

Die **A. lingualis** zieht schleifenartig oberhalb des großen Zungenbeinhorns nach oben und medial des M. hyoglossus in den Zungenkörper.

Die **A. facialis** wird an der ventromedialen Fläche der A. carotis externa abgegeben und zieht oberhalb des Zungenbeins hinter dem M. digastricus nach oben, wo sie medial des Corpus mandibulae von hinten durch die Gl. submandibularis tritt. Hier liegt sie unmittelbar lateral der Gaumenmandel dem M. constrictor pharyngis superior auf. Sie windet sich dann schleifenartig erst nach unten und dann um den unteren Mandibularand nach oben, um rostral der Insertionsstelle des M. masseter über den Unterkieferknochen zu treten (an dieser Stelle läßt sie sich mit Leichtigkeit palpieren). Sie zieht dann in den oberflächlichen Bindegewebsschichten des Gesichtes zum Mundwinkel, von wo sie nach oben auf den medialen Augenwinkel zusteuert. (Weitere, in der Abbildung nicht berücksichtigte Äste der A. facialis: Rr. glandulares zur Gl. submandibularis, Rr. laterales nasi.)

Die **A. temporalis superficialis** steigt zwischen oberflächlichem und tiefem Lappen der Ohrspeicheldrüse über die Wurzel des Jochbogens (dort läßt sie sich sehr einfach palpieren) nach oben und endet im subkutanen Bindegewebe der seitlichen Kopfhaut.

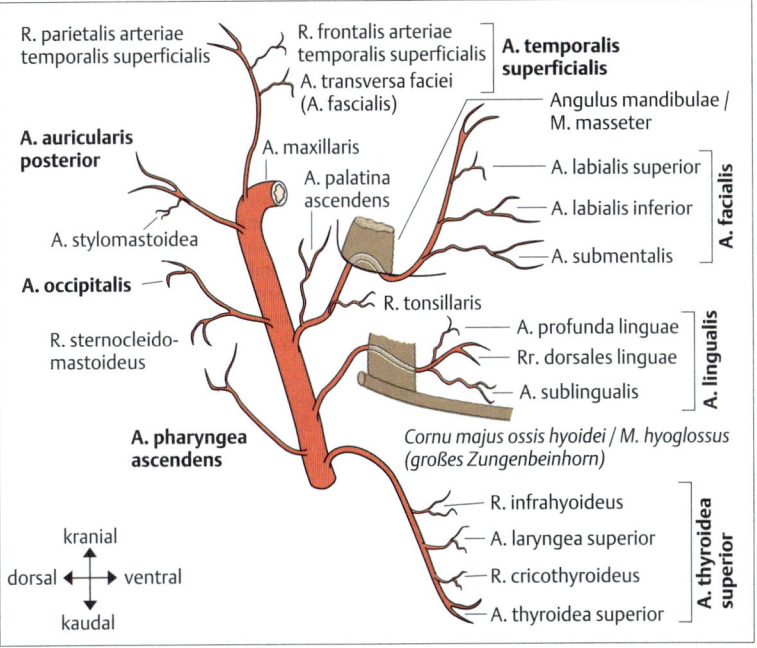

R. parietalis arteriae temporalis superficialis

R. frontalis arteriae temporalis superficialis

A. temporalis superficialis

A. transversa faciei (A. fascialis)

Angulus mandibulae / M. masseter

A. auricularis posterior

A. maxillaris

A. palatina ascendens

A. labialis superior

A. labialis inferior

A. submentalis

A. facialis

A. stylomastoidea

A. occipitalis

R. tonsillaris

A. profunda linguae

Rr. dorsales linguae

A. sublingualis

A. lingualis

R. sternocleido-mastoideus

A. pharyngea ascendens

Cornu majus ossis hyoidei / M. hyoglossus (großes Zungenbeinhorn)

R. infrahyoideus

A. laryngea superior

R. cricothyroideus

A. thyroidea superior

A. thyroidea superior

kranial

dorsal ← → ventral

kaudal

A. maxillaris

Ursprung: innerhalb der Ohrspeicheldrüse (Gl. parotidea) aus der A. carotis externa

Einmündung: Aufteilung in ihre Endäste in der Fossa pterygopalatina

Sie wird hinter dem Collum mandibulae innerhalb der Ohrspeicheldrüse von der A. carotis externa abgegeben und endet als A. sphenopalatina. Mit Rücksicht auf ihre Lagebeziehung zum M. pterygoideus lateralis läßt sie sich in einen *innerhalb* des Muskels gelegenen sowie in einen *dorsal* und in einen *ventral* des M. pterygoideus lateralis gelegenen Abschnitt einteilen. Der dorsale Abschnitt tritt zwischen Unterkieferhals (Collum mandiblae) und Lig. sphenomandibulare, zieht über den N. alveolaris inferior nach vorn und erreicht den Rand des M. pterygoideus lateralis. Der innerhalb des Muskels gelegene Abschnitt der Arterie biegt zwischen den beiden Köpfen des M. pterygoideus lateralis und den vorderen und hinteren Anteilen des N. mandibularis nach ventromedial, während der ventrale Abschnitt des Gefäßes den M. pterygoideus lateralis verläßt, um in die Fossa pterygopalatina überzutreten. Dort teilt er sich in seine Endäste auf, die gemeinsam mit Aufzweigungen des N. maxillaris (aus dem N. trigeminus [N. Vb]) verlaufen.

Die **A. alveolaris inferior** zieht unterhalb des N. alveolaris inferior nach inferolateral an die Innenfläche des Ramus mandibulae. Dort zieht sie in einer Knochenrille zum Foramen mandibulae, tritt in den Canalis mandibulae und gibt Äste zu den Zähnen und zum Unterkiefer ab. Ihr Endast kommt als A. mentalis im Foramen mentale zum Vorschein.

(Weitere, in der Abbildung nicht berücksichtigte Äste:

1. A. canalis pterygoidei aus dem ventralen Abschnitt der A. maxillaris,
2. Rr. dentales et mentales aus der A. alveolaris inferior,
3. Rr. dentales und Aa. alveolares superiores anteriores aus der A. infraorbitalis,
4. Rr. dentales aus der A. alveolaris superior posterior.)

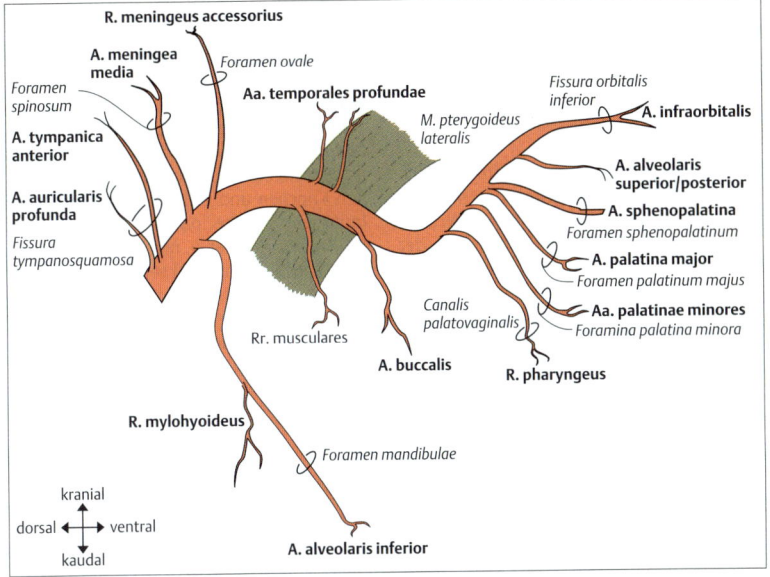

R. meningeus accessorius

A. meningea media

Foramen ovale

Aa. temporales profundae

M. pterygoideus lateralis

Fissura orbitalis inferior

A. infraorbitalis

Foramen spinosum

A. tympanica anterior

A. auricularis profunda

Fissura tympanosquamosa

A. alveolaris superior/posterior

A. sphenopalatina

Foramen sphenopalatinum

A. palatina major

Foramen palatinum majus

Aa. palatinae minores

Foramina palatina minora

Rr. musculares

Canalis palatovaginalis

A. buccalis

R. pharyngeus

R. mylohyoideus

Foramen mandibulae

kranial

dorsal ←→ ventral

kaudal

A. alveolaris inferior

A. meningea media

Ursprung: dorsaler Abschnitt der A. maxillaris

Einmündung: Aufzweigung in meningeale Endäste

Sie entspringt mediokranial dem dorsalen Abschnitt der A. maxillaris und tritt zwischen den beiden Wurzelfasern des N. auriculotemporalis senkrecht durch das in der Ala major ossis sphenoidalis gelegene Foramen spinosum. Schon nach kurzem Verlauf in der mittleren Schädelgrube teilt sie sich seitlich an der Ala major ossis sphenoidalis in einen vorderen und in einen hinteren Ast auf. Der vordere Ast zieht seitlich unter der Dura mater am Boden der mittleren Schädelgrube nach vorn und tritt in einer Furche über den großen Keilbeinflügel zu der Stelle, wo großer und kleiner Keilbeinflügel miteinander verschmelzen. Hier gräbt sie sich im Bereich des Apex des großen Keilbeinflügels in einer tiefen Furche bzw. tunnelartig durch den Knochen und zieht dann quer über die Innenseite des Pterion auf das Scheitelbein. Der hintere Ast der A. meningea media verläuft nahezu horizontal seitlich über die Innenfläche der Pars squamosa ossis temporalis auf das untere Scheitelbein nach hinten und gibt dort seine Endäste ab.

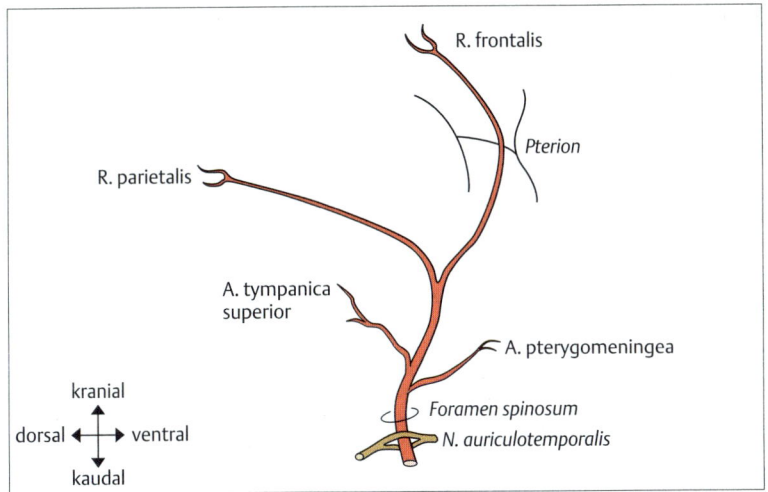

R. frontalis

Pterion

R. parietalis

A. tympanica
superior

A. pterygomeningea

kranial

dorsal ◀▬▬▶ ventral

Foramen spinosum

N. auriculotemporalis

kaudal

A. subclavia

Ursprung: *rechts:* Truncus
               brachiocephalicus,
               links: Arcus aortae
Einmündung: A. axillaris

Die Aa. subclaviae nehmen ihren Ursprung
wie oben beschrieben und gehen am äußeren Rand der ersten Rippe in die jeweilige A.
axillaris über. Jede der beiden Aa. subclaviae
gliedert sich ihrer Beziehung zum M. scalenus anterior entsprechend in einen *medialen* (3 Äste), einen *hinteren* (2 Äste) und einen *lateralen* Abschnitt (keine Äste).

Der *mediale* **Abschnitt der A. subclavia
dextra** entspringt hinter dem rechten Sternoklavikulargelenk dem Truncus brachiocephalicus und liegt zunächst hinter der rechten A. carotis communis. Er zieht dann nach
kraniolateral zum medialen Rand des M. scalenus anterior. Vor ihm sind der N. vagus (N.
X) mit seinen Ausläufern zum Plexus cardiacus, Sympathikusfasern, die V. jugularis interna und Vertebralvenen lokalisiert. Sympathische Nervenfaserbündel umgreifen die
A. subclavia und sind als Schlingen der Ansa
subclavia sowohl vor als auch hinter ihr zu
finden. Sowie die Arterie seitwärts abbiegt,
liegen die Membrana suprapleuralis und der
rechte N. laryngeus recurrens unter bzw.
hinter ihr.

Der *mediale* **Abschnitt der A. subclavia
sinistra** geht in Höhe der Bandscheibe Th3/
Th4 etwas links hinter dem Abgang der linken A. carotis communis als Ast des Arcus
aortae hervor, zieht nach kranial und tritt
hinter dem linken Sternoklavikulargelenk
seitlich bogenförmig über die Membrana suprapleuralis an den medialen Rand des M.
scalenus anterior. Dabei liegen innerhalb des
Thorax die A. carotis communis sinistra, die
linke V. brachiocephalica, der linke N. vagus
mit seinen kardialen Ästen und der N. phrenicus sinister vor ihm. Hinter ihm befinden
sich die linke Ösophagusfläche, der Ductus
thoracicus und der M. longus colli. Medial
verlaufen die Trachea, der linke N. laryngeus
recurrens und etwas weiter oben der Ductus
thoracicus. Im Halsbereich wird die linke A.

subclavia ventral vom N. phrenicus und dem
Ductus thoracicus überkreuzt.

Der *hintere* **Abschnitt der A. subclavia** ist
hinter dem M. scalenus anterior und vor dem
M. scalenus medius lokalisiert. Vor dem M.
scalenus anterior velaufen der N. phrenicus
und etwas unterhalb davon die V. subclavia.
Während unterhalb der A. subclavia etwas
weiter dorsal die Membrana suprapleuralis
und der untere Primärstrang (Truncus inferior) des Plexus brachialis gelegen sind, befinden sich oberhalb davon der obere und
der mittlere Primärstrang (Trunci superior et
medius) des Plexus brachialis.

Der *laterale* **Abschnitt der A. subclavia**
reicht von der lateralen Begrenzung des M.
scalenus anterior bis zum äußeren (lateralen) Rand der ersten Rippe. Dort geht die A.
subclavia in die A. axillaris über. Vor der Arterie liegt die V. jugularis externa mit ihren
Zuflüssen. Ventrokaudal liegt die V. subclavia, dorsokaudal der untere Primärstrang
des Plexus brachialis und die erste Rippe.
Dorsokranial befinden sich der obere und
der mittlere Primärstrang des Plexus brachialis.

Die **A. vertebralis** (vgl. A. carotis interna,
vertebrobasiläres System, Circulus arterio-
sus cerebri (Willisi), S. 8 – 9) wird vom medialen Abschnitt der A. subclavia nach hinten
oben abgegeben und reicht bis zu den kaudalen Ponsabschnitten. Dort vereinigt sie sich
mit der gleichnamigen Arterie der kontralateralen Seite zur A. basilaris. Zwischen dem
medialen Rand des M. scalenus medius und
dem lateralen Rand des M. longus colli biegt
die A. vertebralis nach hinten in den spitzen-
förmigen Ausläufer eines durch die umliegenden Halsmuskeln gebildeten pyramidenförmigen Zwischenraumes und tritt dann
hinter dem Tuberculum caroticum (Chassaignac) durch das Foramen proc. transversi
des 6. Halswirbels (C6). Dieser erste (präver-
tebrale) Abschnitt der A. vertebralis steht
ventral mit der A. carotis communis und der
V. vertebralis und etwas weiter medial mit
der A. thyroidea inferior und dem Ggl. cervicale medium in einer engen räumlichen Beziehung. Links wird die Arterie ventral vom
Ductus thoracicus überkreuzt. Hinter der A.

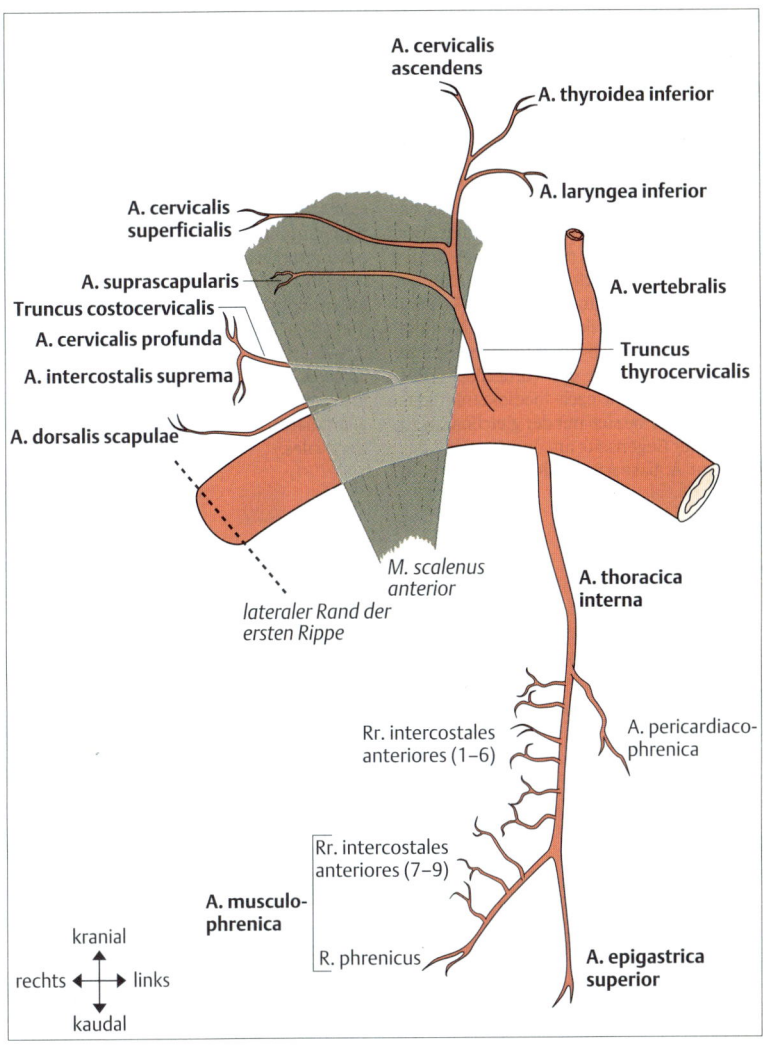

A. cervicalis ascendens

A. thyroidea inferior

A. cervicalis superficialis

A. laryngea inferior

A. suprascapularis

A. vertebralis

Truncus costocervicalis

A. cervicalis profunda

Truncus thyrocervicalis

A. intercostalis suprema

A. dorsalis scapulae

M. scalenus anterior

lateraler Rand der ersten Rippe

A. thoracica interna

Rr. intercostales anteriores (1–6)

A. pericardiaco-phrenica

Rr. intercostales anteriores (7–9)

A. musculo-phrenica

R. phrenicus

A. epigastrica superior

kranial

rechts ← → links

kaudal

Anmerkung:
– Die A. cervicalis superficialis wird auch „A. transversa cervicis (colli)" genannt, wenn die A. dorsalis scapulae aus *ihr* und nicht aus dem medialen Abschnitt der A. subclavia hervorgeht.
– Der Zwerchfellast der A. musculophrenica anastomosiert mit den Ausläufern der A. phrenica inferior.

vertebralis liegen in diesem Abschnitt die ventralen Äste der Spinalnerven C7 und C8 und etwas weiter medial das Ggl. cervicothoracicum (stellatum). Im zweiten (zervikalen) Abschnitt steigt die A. vertebralis in Begleitung sympathischer Nervenfasern und der Vv. vertebrales durch die Foramina der Querfortsätze C6–C1 nach kranial. Sie tritt dann nach dorsal aus und windet sich hinten um die Massa lateralis des Atlas und über den Atlasbogen (Arcus posterior) nach medial. Sie zieht dann nach vorn und durchsetzt die Membrana atlantooccipitalis seitlich am Übergang des Zervikalmarks zur Medulla oblongata, bohrt sich durch Dura mater und Arachnoidea, um an der Vorderfläche der Medulla oblongata nach mediokranial aufzusteigen, wo sie sich mit der gleichnamigen Arterie der Gegenseite am unteren Rand des Pons zur A. basilaris vereinigt. (Weitere, in der Abbildung nicht berücksichtigte Äste: Rr. spinales, meningei et musculares.)

Die **A. thoracica interna** wird an der Vorderseite des medialen Abschnitts der A. subclavia abgegeben und zieht hinter der V. brachiocephalica und dem N. phrenicus zur Pleurakuppel hinab. Dort biegt sie nach medial und schiebt sich zwischen den Mm. intercostales interni und dem M. transversus thoracis hinter die oberen 6 Rippenknorpel. Im 6. Interkostalraum teilt sie sich schließlich in die A. epigastrica superior und die A. musculophrenica auf. (Weitere, in der Abbildung nicht berücksichtigte Äste der A. thoracica interna: Rr. mediastinales, thymici, sternales et perforantes [mammarii]; Äste der nicht abgebildeten A. thyroidea inferior: Rr. glandulares, pharyngeales, oesophageales et tracheales.)

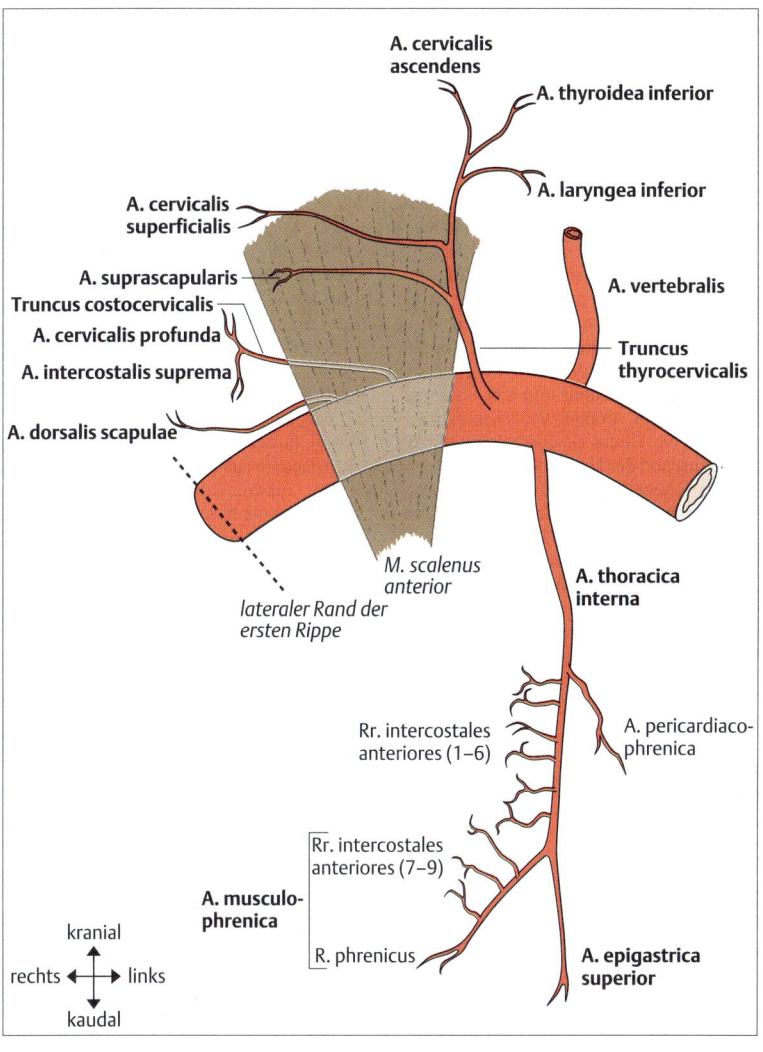

A. cervicalis
ascendens

A. thyroidea inferior

A. cervicalis
superficialis

A. laryngea inferior

A. suprascapularis

A. vertebralis

Truncus costocervicalis

A. cervicalis profunda

A. intercostalis suprema

Truncus
thyrocervicalis

A. dorsalis scapulae

*M. scalenus
anterior*

A. thoracica
interna

*lateraler Rand der
ersten Rippe*

Rr. intercostales
anteriores (1–6)

A. pericardiaco-
phrenica

Rr. intercostales
anteriores (7–9)

A. musculo-
phrenica

R. phrenicus

A. epigastrica
superior

kranial

rechts ← → links

kaudal

A. axillaris

Ursprung: A. subclavia
Einmündung: A. brachialis

Die A. axillaris stellt die Fortsetzung der A. subclavia dar. Sie beginnt am lateralen Rand der ersten Rippe und endet am Unterrand des M. teres major. Dort geht sie in die A. brachialis über. Sie wird von einer Bindegewebsscheide umhüllt, welche ihren Ausgang von der Fascia praevertebralis nimmt, und läßt sich entsprechend ihrer Lage zum M. pectoralis in drei Abschnitte einteilen:

Der **erste** *(proximale)* **Abschnitt der A. axillaris** liegt medial der oberen Begrenzung des M. pectoralis minor und gibt nur einen einzigen Ast ab. An ihrer Ventralseite befinden sich die Fascia clavipectoralis, der M. subclavius und der N. pectoralis lateralis. Die V. axillaris liegt ihm medial an, während hinter ihm der obere Anteil des M. serratus anterior, die Nn. thoracicus longus et pectoralis medialis sowie der Fasciculus medialis des Plexus brachialis ruhen. Lateral befinden sich die Fasciculi lateralis et posterior des Plexus brachialis.

Der **zweite** *(mittlere)* **Abschnitt der A. axillaris** gibt 2 Äste ab und liegt unmittelbar unter dem M. pectoralis minor. An seiner Medialseite verläuft die V. axillaris und der Fasciculus medialis des Plexus brachialis. Hinter ihr liegen der Fasciculus posterior und der M. subscapularis, während lateral der Fasciculus lateralis des Plexus brachialis lokalisiert ist.

Vom **dritten** *(distalen)* **Abschnitt der Arterie** gehen 3 Äste ab. Er erstreckt sich vom Unterrand des M. pectoralis minor bis zur unteren Begrenzung des M. teres major. Ventral liegen ihm der M. pectoralis major, die Fascia clavipectoralis und der N. medianus auf. Medial lagern die V. axillaris und der N. ulnaris, hinter ihm der N. radialis, die Mm. teres major et subscapularis sowie die Sehne des M. latissimus dorsi. An ihrer lateralen Seite liegen der N. musculocutaneus, die Radix lateralis n. mediani, die Sehne des M. biceps brachii im Sulcus bicipitalis und der M. coracobrachialis.

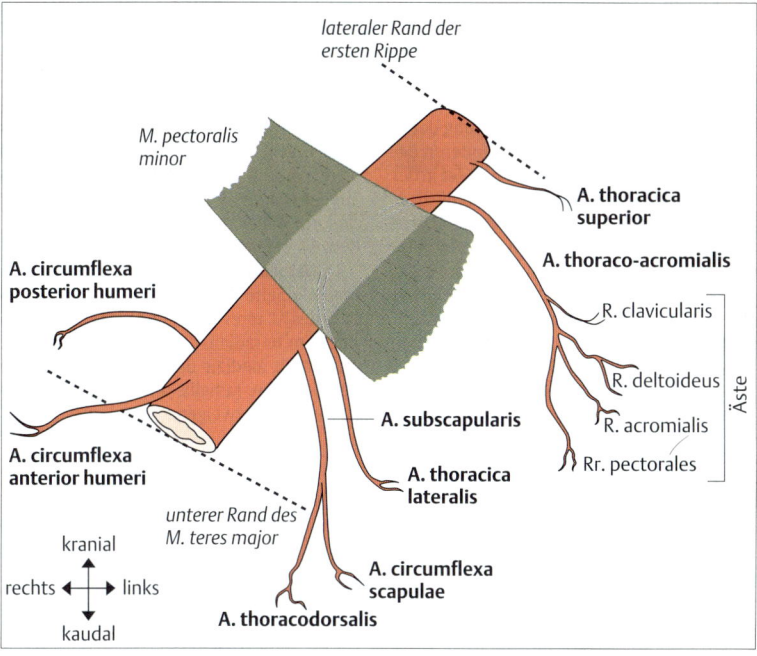

lateraler Rand der
ersten Rippe

M. pectoralis
minor

**A. circumflexa
posterior humeri**

**A. circumflexa
anterior humeri**

**A. thoracica
superior**

A. thoraco-acromialis

R. clavicularis

R. deltoideus

R. acromialis

Rr. pectorales

Äste

A. subscapularis

**A. thoracica
lateralis**

unterer Rand des
M. teres major

**A. circumflexa
scapulae**

A. thoracodorsalis

kranial

rechts ◄─────► links

kaudal

A. brachialis

Ursprung: A. axillaris
Einmündung: A. radialis/A. ulnaris.

Die A. brachialis stellt die Fortsetzung der A. axillaris dar. Sie beginnt an der unteren Begrenzung des M. teres major und endet in der Fossa cubitalis in Höhe des Collum radii als A. radialis bzw. ulnaris. Sie liegt dem Humerus zunächst medial an und zieht dann in einer Spiraltour um ihn herum an seine Vorderseite. Während ihres gesamten Verlaufes liegt die A. brachialis verhältnismäßig oberflächlich und wird beidseitig von Begleitvenen flankiert. Etwa in der Mitte des Oberarms wird sie von lateral nach medial vom N. medianus und im Bereich der Fossa cubitalis von der Bizepsaponeurose überkreuzt. Medial liegen ihr im Bereich des proximalen Oberarms der N. ulnaris und etwas weiter distal davon der N. medianus an, lateral im proximalen Gefäßabschnitt die Nn. medianus et musculocutaneus und etwas weiter distal der M. coracobrachialis und der M. biceps brachii mit seiner Sehne. Die Arterie liegt zunächst auf dem Caput longum, dann auf dem Caput mediale des M. triceps brachii und im distalen Drittel des Oberarms auf dem M. brachialis.

Die **A. profunda brachii** verläßt die dorsomediale Seite der A. brachialis kurz unterhalb des M. teres major und zieht zusammen mit dem N. radialis zwischen Caput longum und Caput mediale des M. triceps brachii in den Sulcus n. radialis, um sich dann in ihre Endäste aufzuzweigen.

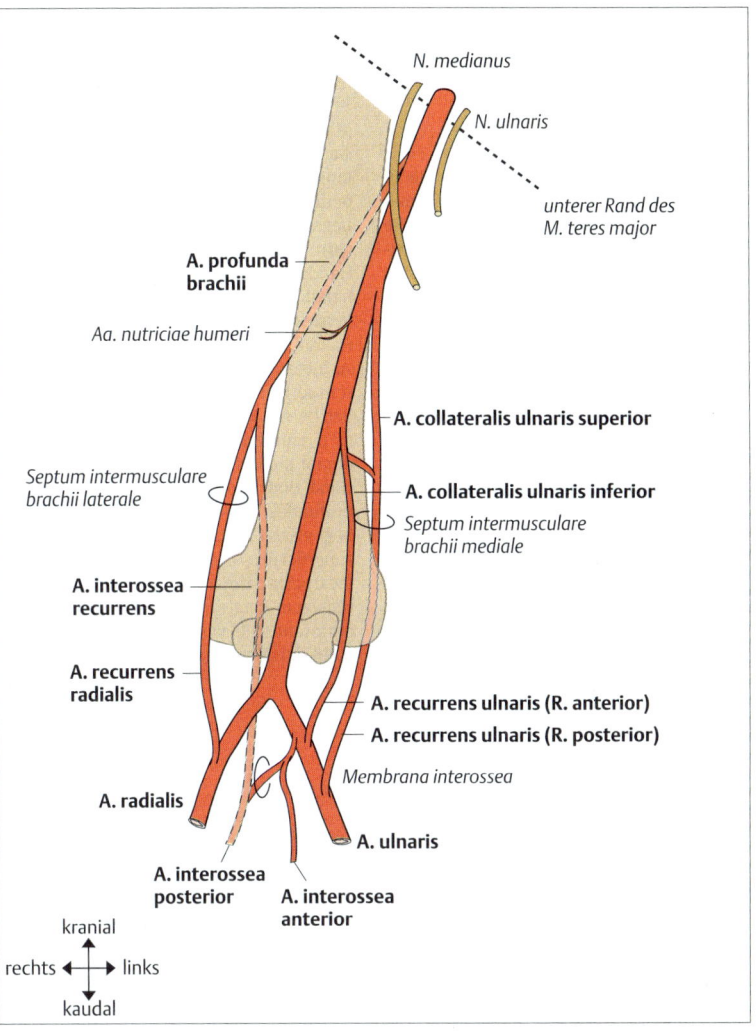

- N. medianus
- N. ulnaris
- unterer Rand des M. teres major
- **A. profunda brachii**
- *Aa. nutriciae humeri*
- **A. collateralis ulnaris superior**
- *Septum intermusculare brachii laterale*
- **A. collateralis ulnaris inferior**
- *Septum intermusculare brachii mediale*
- **A. interossea recurrens**
- **A. recurrens radialis**
- **A. recurrens ulnaris (R. anterior)**
- **A. recurrens ulnaris (R. posterior)**
- *Membrana interossea*
- **A. radialis**
- **A. ulnaris**
- **A. interossea posterior**
- **A. interossea anterior**

kranial

rechts ← → links

kaudal

A. radialis

Ursprung: inmitten der Fossa cubitalis
aus der A. brachialis
Einmündung: in den Arcus palmaris
profundus der Hand

Die A. radialis geht in der Fossa cubitalis in Höhe des Collum radii aus der Bifurkation der A. brachialis hervor. Sie kreuzt vor die Sehne des M. biceps brachii, liegt dann zunächst auf dem M. supinator und führt im weiteren Verlauf an der radialen Seite des Unterarms nach distal. Dabei zieht sie der Reihe nach über den M. pronator teres, das Caput radiale m. flexoris digitorum superficialis, den M. flexor pollicis longus und die Insertionsstelle des M. pronator quadratus, bevor sie zum unteren Ende des Radius gelangt, wo sich ihr Puls lateral der Sehne des M. flexor carpi radialis leicht ertasten läßt. Sie liegt damit unterhalb des M. brachioradialis und in geringerem Umfang auch unter dem M. flexor carpi radialis. Der oberflächliche Ast des N. radialis liegt ihr am Unterarm lateral an. Die A. radialis gibt einen R. carpalis palmaris ab, welcher dem Rete carpi palmare zufließt, und weiter distal einen R. palmaris superficialis (R. cutaneus palmaris), der die Thenarmuskulatur versorgt, bevor er mit dem Arcus palmaris superficialis anastomosiert. Die A. radialis zieht dann unter den Sehnen von M. abductor pollicis longus und M. extensor pollicis brevis zur Tabatière, wo sie unter der Sehne des M. extensor pollicis longus dem Kahnbein (Os naviculare) und dem großen Vieleckbein (Os trapezium) aufliegt. Sie gibt dann einen R. carpalis dorsalis zum Rete carpi dorsale ab, welches das Handgelenk, die dorsalen Anteile der Mittelhandknochen und die Aa. digitales dorsales versorgt. Aus der A. radialis gehen dann die Aa. radialis indicis et princeps pollicis (erste A. metacarpalis palmaris) hervor. Im weiteren Verlauf zieht die Arterie erst zwischen den beiden Köpfen des M. interosseus dorsalis I, dann zwischen den Köpfen des M. adductor pollicis hindurch zur Palmarseite der Hand und bildet dort den Arcus palmaris profundus. Der Arcus palmaris profundus liegt etwa 1 cm proximal des Arcus palmaris superficialis (A. ulnaris). Er speist die Aa. metacarpales palmares und gibt einen R. recurrens zum Rete carpi palmare sowie drei Rr. perforantes ab, welche mit den Aa. metacarpales dorsales anastomosieren.

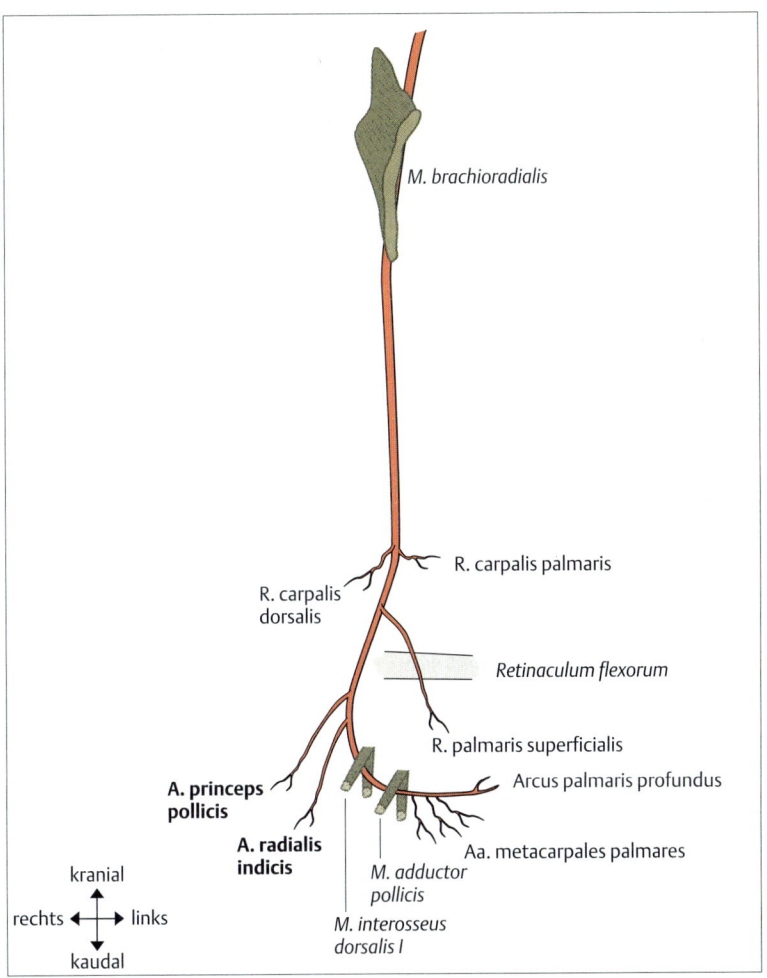

M. brachioradialis

R. carpalis palmaris

R. carpalis
dorsalis

Retinaculum flexorum

R. palmaris superficialis

**A. princeps
pollicis**

Arcus palmaris profundus

**A. radialis
indicis**

Aa. metacarpales palmares

M. adductor
pollicis

kranial

rechts ◄─┼─► links

M. interosseus
dorsalis I

kaudal

A. ulnaris

Ursprung: A. brachialis
Einmündung: Arcus palmaris superficialis
der Hand

Die A. ulnaris geht in der Fossa cubitalis in Höhe des Collum radii aus der Bifurkation der A. brachialis hervor. Sie tritt unter dem tiefen Kopf des M. pronator teres und unter dem Sehnenbogen des M. flexor digitorum superficialis lateral des N. medianus aus der Ellenbeugengrube, kreuzt unterhalb des Nervs nach medial und zieht dann an der ulnaren Seite des Unterarms nach distal. Die Arterie verläuft auf dem M. flexor digitorum profundus und wird medial vom N. ulnaris begleitet. Sie ist lateral des M. flexor carpi ulnaris gelegen und tritt oberflächlich über das Retinaculum flexorum. Die dorsalen und palmaren Karpalarterien speisen unter ähnlichen Namensbezeichnungen, wie sie von den Aufzweigungen der A. radialis bekannt sind, das Rete carpi dorsale und das Rete carpi palmare. Die A. ulnaris gibt einen tiefen Ast zum Arcus palmaris profundus ab und bildet dann in Höhe der distalen Begrenzung des extendierten Daumens den Arcus palmaris superficialis, welcher den Hypothenar versorgt und die Aa. digitales palmares communes entsendet. In Höhe des M. pronator teres gibt die A. ulnaris die A. interossea communis ab. Diese teilt sich in eine A. interossea anterior und in eine A. interossea posterior auf.

Die **A. interossea anterior** zieht an der Vorderfläche der Membrana interossea antebrachii gemeinsam mit dem N. interosseus anterior (N. medianus) zwischen M. flexor digitorum profundus (medial gelegen) und M. flexor pollicis longus (lateral gelegen) nach distal. Ihre Äste bohren sich durch die Membrana interossea und versorgen die Extensorenmuskulatur. Oberhalb des M. pronator quadratus gibt sie einen kleinen Ast ab, welcher unterhalb des Muskels zum Rete carpi palmare nach distal zieht. Indessen tritt die A. interossea anterior durch die Membrana interossea nach hinten, um dort mit der A. interossea posterior zu anastomosieren, die in das Rete carpi dorsale einmündet.

Die **A. interossea posterior** zieht oberhalb der Membrana interossea nach hinten und verläuft dann zwischen dem M. supinator (oberflächlich gelegen) und dem M. abductor pollicis longus (tief gelegen) gemeinsam mit dem R. profundus n. radialis nach distal, um die Unterarm-Extensoren zu versorgen. Sie anastomosiert mit den distalen Ästen der A. interossea anterior und dem Rete carpi dorsale.

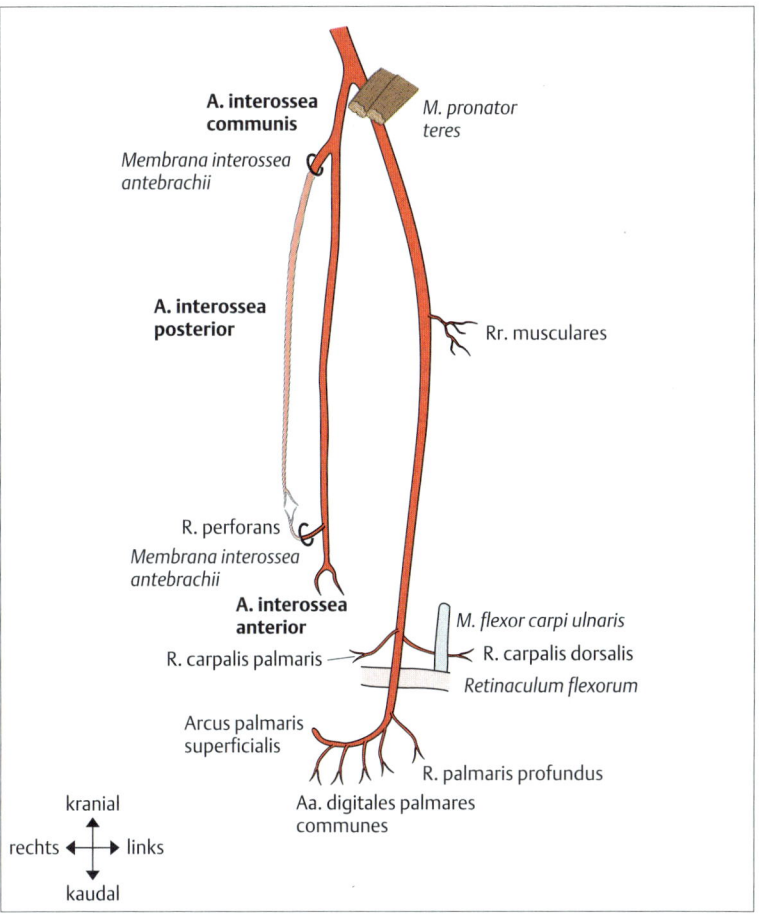

A. interossea communis

M. pronator teres

Membrana interossea antebrachii

A. interossea posterior

Rr. musculares

R. perforans

Membrana interossea antebrachii

A. interossea anterior

M. flexor carpi ulnaris

R. carpalis palmaris

R. carpalis dorsalis

Retinaculum flexorum

Arcus palmaris superficialis

R. palmaris profundus

Aa. digitales palmares communes

kranial

rechts ← → links

kaudal

Aorta thoracica (descendens)

Ursprung: Arcus aortae
Einmündung: Aorta abdominalis

Sie stellt die Fortsetzung des Aortenbogens dar und erstreckt sich links vom vierten Thorakalwirbelkörper (Th4) bis zu ihrem Eintritt in den Bauchraum in Höhe des zwölften Thorakalwirbels (Th12). Sie zieht in einer Furche links an den Thorakalwirbelkörpern Th4–Th6 entlang, neigt sich nach medial und liegt dann in der Mittellinie auf den unteren Thorakalwirbeln. Sie verläßt den Thorakalraum in Höhe des 12. Thorakalwirbels (Th12) und wird unterhalb des Lig. arcuatum medianum (Zwerchfell) zur Aorta abdominalis. An ihrer ventralen Seite befinden sich (von oben nach unten) der linke Lungenhilus (insbesondere der linke Hauptbronchus), das Perikard, der linke Vorhof, die Speiseröhre und das Zwerchfell. Hinter ihr liegen die Rippenhälse der Ebenen Th5–Th6 mit den zugehörigen Wirbelkörpern, die entsprechenden Grenzstrangabschnitte und die V. azygos. Rechts von ihr ruhen die rechte Pleura pulmonalis, die rechte Lunge und der Ductus thoracicus. Die Speiseröhre mit dem sie umgebenden Nervenplexus liegt erst rechts von ihr, weiter kaudal *kreuzt* sie die Aorta thoracica jedoch, um dann etwas links von ihr weiterzuziehen. Links liegen der absteigenden Aorta die linke Pleura pulmonalis und die linke Lunge an. (Die Rr. pericardiaci sind in der Abbildung nicht dargestellt.)

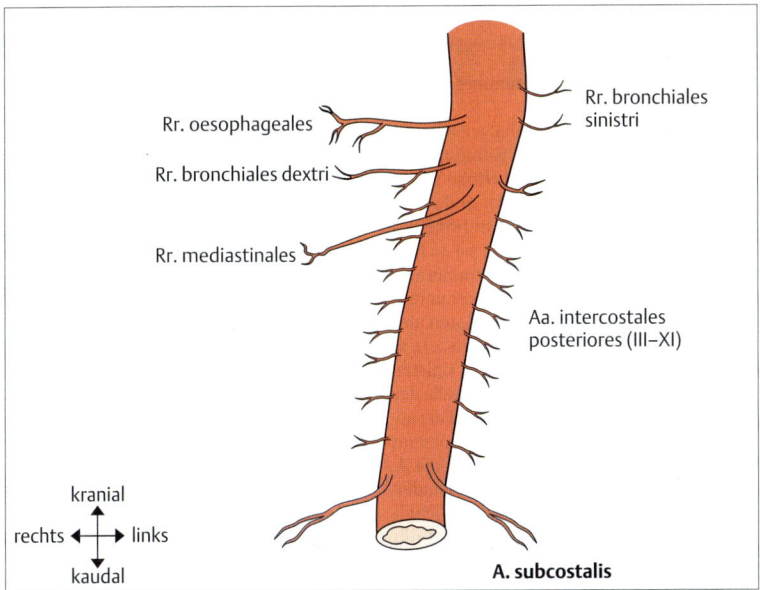

Rr. oesophageales

Rr. bronchiales sinistri

Rr. bronchiales dextri

Rr. mediastinales

Aa. intercostales posteriores (III–XI)

kranial

rechts ← → links

kaudal

A. subcostalis

Aorta abdominalis

Ursprung: Aorta thoracica
Einmündung: Aa. iliacae communes

Sie geht dort, wo die Aorta thoracica in der Mittellinie hinter dem Lig. arcuatum medianum durch das Zwerchfell tritt (Höhe Th12), als Fortsetzung derselben hervor und endet etwas links von der Mittellinie in Höhe des 4. Lendenwirbelkörpers (L4), wo sie sich in die linke und rechte A. iliaca communis aufteilt. Vor ihr liegen (von oben nach unten) der Truncus coeliacus mit seinen Ästen, der Plexus coeliacus, die Bursa omentalis, die A. mesenterica superior, die A. renalis sinistra, das Corpus pancreatis, die Abgangsstelle der A. testicularis bzw. der A. ovarica, die Pars ascendens duodeni, das dorsale Peritoneum parietale, der Mesenterialansatz und die A. mesenterica inferior. Hinter ihr befinden sich die Aa. und Vv. lumbales, das Lig. longitudinale anterius und die Wirbelkörper mit den zugehörigen Bandscheiben. Rechts sind die Cisterna chyli, der Ductus thoracicus, die V. azygos, der rechte Zwerchfellschenkel und die V. cava inferior lokalisiert, links der linke Zwerchfellschenkel, das linke Ggl. coeliacum, die Flexura duodenojejunalis (Oberrand von L2), der Grenzstrang und die unteren Mesenterialgefäße. Auf beiden Seiten liegen lateral der N. phrenicus sowie die Nebennieren und Nierengefäße. Distal der Bifurkation der Aorta abdominalis verläuft die A. sacralis mediana.

Die **Aa. iliacae communes** nehmen von der Bifurkation der Aorta abdominalis links der Mittellinie (Höhe L4) ihren Ausgang, ziehen bis etwa zur Ebene L5–S1 nach distal und gabeln sich dort ventral des Sakroiliakalgelenks in die Aa. iliacae externa et interna auf. Ventral dieser Gefäße liegen sympathische Fasern zum Plexus hypogastricus superior, der Ureter (in der Nähe der teminalen Bifurkation der A. iliaca communis), Dünndarm und Peritoneum. Auf der rechten Seite ruht außerdem die A. rectalis superior auf der A. iliaca communis. Hinter jedem der beiden Gefäße liegen ein entsprechender Grenzstrangabschnitt, der N. obturatorius, der Truncus lumbosacralis, die A. iliolumbalis und die Lendenwirbelkörper L4 und L5

mit den zugehörigen Zwischenwirbelscheiben. Rechts befinden sich hinter der A. iliaca communis ferner die Endabschnitte der Vv. iliacae communes und der Ursprung der unteren Hohlvene. Die linke V. iliaca communis liegt links medial hinter der A. iliaca communis, der M. psoas major liegt jeweils lateral.

Die **A. testicularis/A. ovarica** zieht schräg an der hinteren Bauchwand bis zur Höhe der A. iliaca externa nach kaudal. Die Aa. testiculares treten am unteren Rand des großen Beckens durch den inneren Leistenring (Anulus inguinalis profundus) und als Bestandteil des Samenstrangs in den Leistenkanal. Die Ovarialgefäße ziehen über die Vasa iliaca externa in das Lig. suspensorium ovarii und über das Lig. latum zum Ovar. Sowohl für die A. testicularis als auch für die A. ovarica gilt: Links dorsal sind der M. psoas, der N. genitofemoralis, der Ureter und die A. iliaca externa gelegen. Links ventral liegen ihnen die V. mesenterica inferior, die A. colica sinistra und die Aa. sigmoideae auf. Rechts dorsal ruhen die V. cava inferior, der M. psoas, der N. genitofemoralis, der Ureter und die A. iliaca externa, während sich rechts ventral die Pars horizontalis duodeni, die A. colica dextra und das Mesenterium ilei befinden.

A. iliaca externa

Ursprung: A. iliaca communis
Einmündung: A. femoralis

Die **A. iliaca externa** verläuft lateral der A. iliaca communis nach distal. Sie tritt unter dem Lig. inguinale hindurch – und zwar in der Mitte einer gedachten Linie, welche die Spina iliaca anterior superior mit der Symphyse verbindet – und geht in die A. femoralis über. Hinter der A. iliaca externa und lateral von ihr ist der mediale Rand des M. psoas lokalisiert, während die V. femoralis medial von ihr liegt. Ventromedial wird sie von Dünndarm und Peritoneum bedeckt. Dabei ruht links von ihr das Colon sigmoideum. An ihrem Ursprung wird die Arterie vom Ureter und weiter distal von der A. testicularis bzw. der A. ovarica, dem R. genitalis n. genitofemoralis, der A. circumflexa ilium profunda und dem Ductus deferens bzw. dem Lig. rotundum überkreuzt.

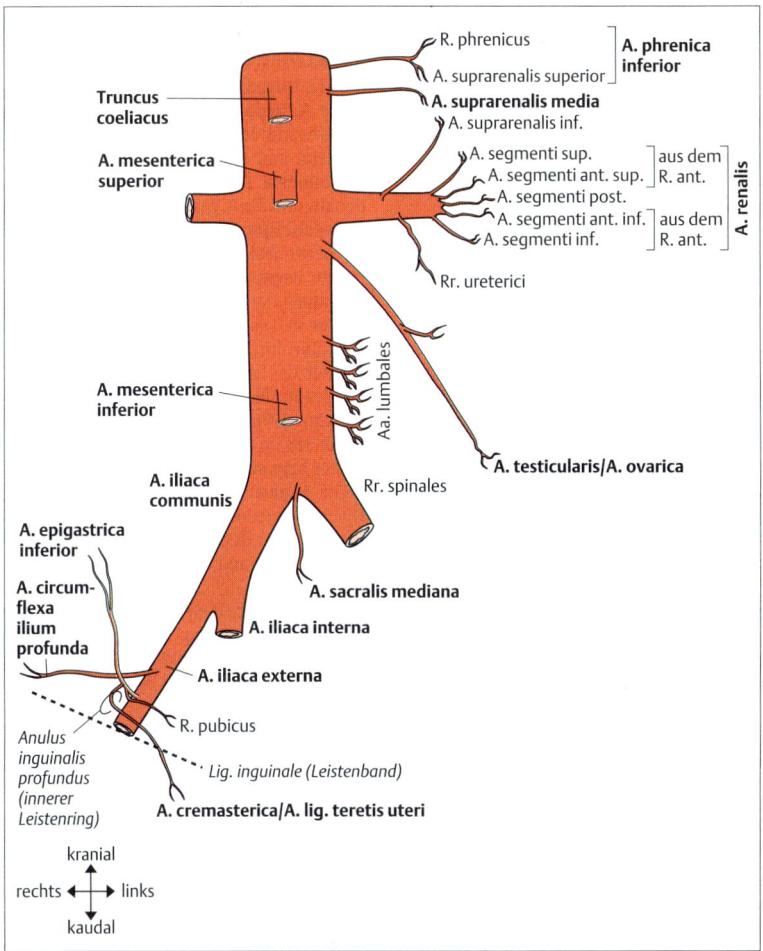

R. phrenicus
A. suprarenalis superior ⎤ **A. phrenica inferior**

Truncus coeliacus

A. suprarenalis media
A. suprarenalis inf.

A. mesenterica superior

A. segmenti sup. ⎤ aus dem
A. segmenti ant. sup. ⎦ R. ant.
A. segmenti post.
A. segmenti ant. inf. ⎤ aus dem
A. segmenti inf. ⎦ R. ant.

A. renalis

Rr. ureterici

Aa. lumbales

A. mesenterica inferior

A. testicularis/A. ovarica

A. iliaca communis

Rr. spinales

A. epigastrica inferior

A. circumflexa ilium profunda

A. sacralis mediana

A. iliaca interna

A. iliaca externa

Anulus inguinalis profundus (innerer Leistenring)

R. pubicus

Lig. inguinale (Leistenband)

A. cremasterica/A. lig. teretis uteri

kranial

rechts ←→ links

kaudal

Truncus coeliacus

Ursprung: Aus der Aorta abdominalis, am Unterrand von Th12
Einmündung: Aufzweigung in seine Endäste (A. gastrica sinistra, A. lienalis und A. hepatica communis)

Der Truncus coeliacus entspringt der Vorderseite der Aorta abdominalis in Höhe des Unterrandes des 12. Brustwirbelkörpers (Th12) und teilt sich etwa 1 cm nach seinem Abgang in drei Endäste auf.

Die **A. gastrica sinistra** zieht an der Hinterwand der Bursa omentalis seitlich nach oben in den oberen Ausläufer der Bursa, welcher im Bereich des kardioösophagealen Übergangs lokalisiert ist. Dort gibt sie ösophageale Äste ab, die durch den Hiatus oesophageus des Zwerchfells hindurchtreten und das untere Drittel des Ösophagus versorgen. Ihre gastralen Endäste ziehen am oberen Abschnitt der kleinen Kurvatur des Magens entlang nach kaudal und anastomosieren mit der A. gastrica dextra.

Die **A. lienalis (A. splenica)** verläuft an der Hinterwand der Bursa omentalis leicht ansteigend nach links lateral. Auf ihrem Weg am oberen Pankreasrand entlang, um den linken Zwerchfellschenkel, den oberen linken Nierenpol und die linke Nebenniere ist sie äußerst geschlängelt und tritt dann über das Lig. splenorenale zum Milzhilus.

Die **A. hepatica communis** zieht an der Hinterwand der Bursa omentalis nach inferolateral und erreicht rechts die Pars superior duodeni. Dort gibt sie die A. gastroduodenalis und die A. gastrica dextra ab, biegt als A. hepatica propria nach vorn und tritt in eine peritoneale Umschlagfalte, welche die untere Begrenzung des Eingangs zur Bursa omentalis darstellt. Die A. hepatica propria nähert sich von links der Pfortader und tritt im Laufe ihres gemeinsamen Aufstiegs innerhalb des freien Randes des Omentum minus (ventrale Begrenzung des Foramen epiploicum [Winslowi]) an ihre Ventralseite, bevor sie im Bereich der Leberpforte als R. dexter bzw. sinister endet.

Die **A. gastroduodenalis** zieht links vom Ductus choledochus unmittelbar hinter der Pars superior duodeni nach kaudal und teilt sich am Oberrand des Pancreas in ihre Endäste auf.

Die **A. gastrica dextra** wird bei Eintritt der A. hepatica in die Bursa omentalis von dieser abgegeben, verläuft an der kleinen Kurvatur des Magens entlang und anastomosiert mit der A. gastrica sinistra.

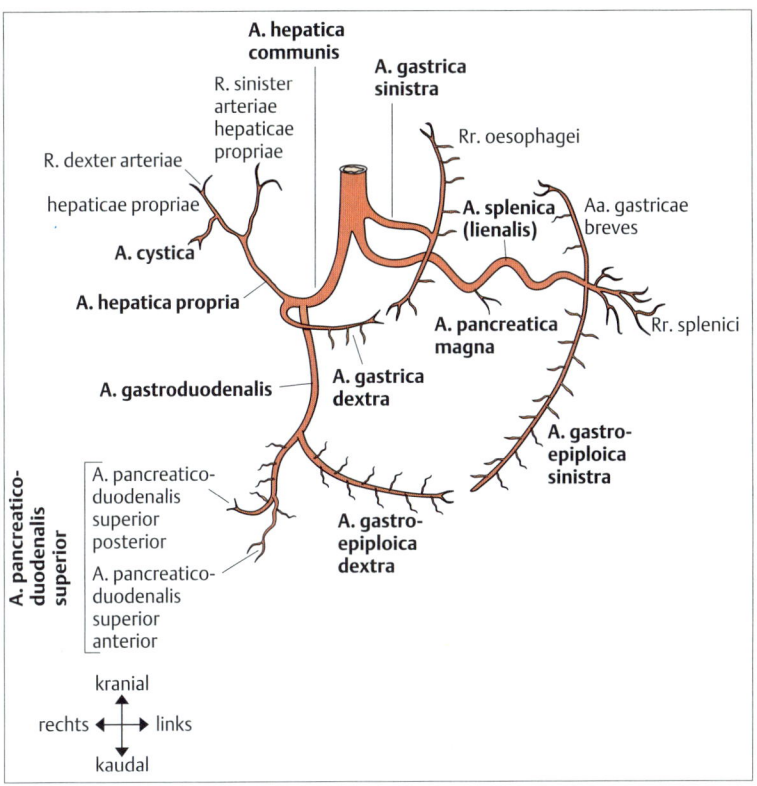

A. hepatica
communis

A. gastrica
sinistra

R. sinister
arteriae
hepaticae
propriae

Rr. oesophagei

R. dexter arteriae

hepaticae propriae

**A. splenica
(lienalis)**

Aa. gastricae
breves

A. cystica

A. hepatica propria

**A. pancreatica
magna**

Rr. splenici

A. gastroduodenalis

**A. gastrica
dextra**

**A. gastro-
epiploica
sinistra**

A. pancreatico-
duodenalis
superior
posterior

A. pancreatico-
duodenalis
superior
anterior

**A. gastro-
epiploica
dextra**

**A. pancreatico-
duodenalis
superior**

kranial

rechts ← → links

kaudal

A. mesenterica superior

Ursprung: Aorta abdominalis
Einmündung: Aufzweigung in ihre Endäste

Die A. mesenterica superior entspringt der Vorderfläche der Aorta abdominalis in Höhe des Lendenwirbelkörpers L1 und zieht über die linke A. renalis nach kaudal, wobei sie ventral von der V. lienalis (V. splenica) und dem Corpus pancreatis bedeckt wird. Im weiteren Verlauf liegt sie dem Proc. uncinatus pancreatis und der Übergangsstelle zwischen Pars horizontalis und Pars ascendens duodeni auf, tritt nach rechts schräg ins Mesenterium des Dünndarms und fächert sich in ihre Endäste auf. Sie wird dabei von Nervenfasern aus dem Plexus mesentericus superior begleitet. Rechts liegt der A. mesenterica superior die V. mesenterica superior an, während dorsal ihrer Endaufzweigungen die V. cava inferior, der rechte Ureter und der M.

psoas major zu finden sind. Am Intestinum versorgt die A. mesenterica superior das Duodenum etwa ab der Mitte der Pars descendens duodeni, das Jejunum, Ileum, Colon ascendens und die rechts gelegenen zwei Drittel des Colon transversum.

Die **A. pancreaticoduodenalis inferior** verläßt die A. mesenterica superior kurz bevor diese über das Duodenum tritt, und teilt sich in einen vorderen und in einen hinteren Ast auf. Der R. anterior biegt nach rechts und anastomosiert vor dem Pankreaskopf mit der A. pancreaticoduodenalis superior anterior. Der R. posterior zieht ebenfalls nach rechts, allerdings hinter dem Pankreaskopf und anastomosiert mit der A. pancreaticoduodenalis superior posterior.

Die **A. ileocolica** zieht in der Mesenterialwurzel ventral des rechten Ureters und der rechten A. testicularis bzw. ovarica zum Caecum schräg nach rechts unten und teilt sich dort in ihre Endäste auf.

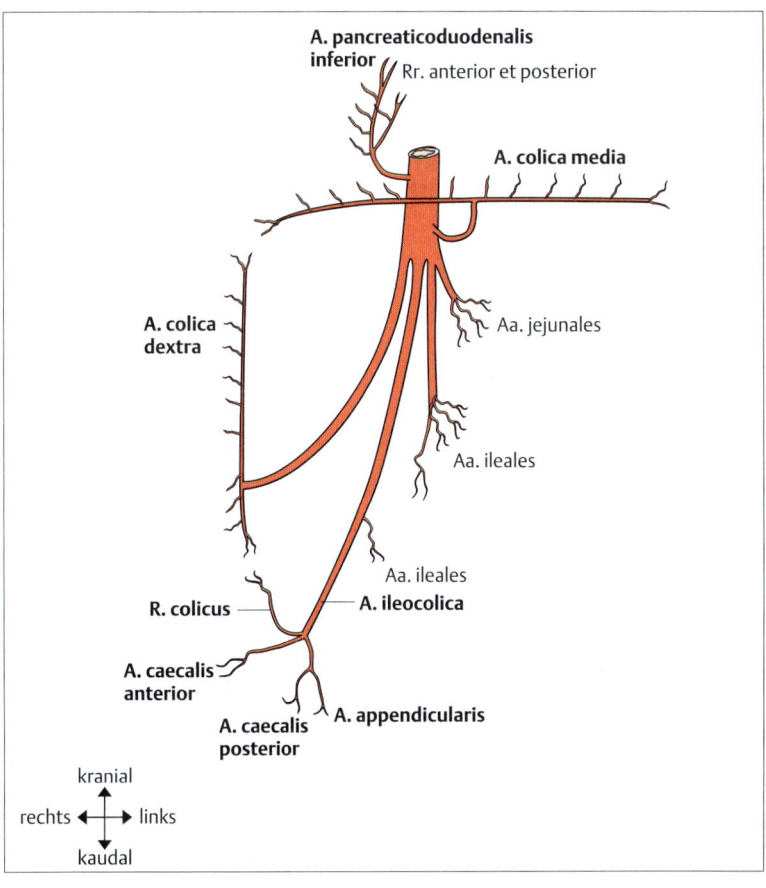

A. pancreaticoduodenalis inferior — Rr. anterior et posterior

A. colica media

Aa. jejunales

A. colica dextra

Aa. ileales

Aa. ileales

R. colicus

A. ileocolica

A. caecalis anterior

A. caecalis posterior

A. appendicularis

kranial

rechts ← → links

kaudal

A. mesenterica inferior

Ursprung: Aorta abdominalis
Einmündung: Aufzweigung in ihre Endäste

Sie entspringt hinter der Übergangsstelle der Pars horizontalis duodeni in die Pars ascendens duodeni in Höhe des 3. Lendenwirbelkörpers (L3) der Vorderfläche der Aorta abdominalis. Sie verläuft nach links unten und überkreuzt medial des linken Ureters die A. iliaca communis. In ihrem Verlauf liegt ihr die V. mesenterica inferior links seitlich an. Im Mesocolon descendens teilt sich die Arterie in ihre Endäste auf und versorgt das linke Drittel des Colon transversum, das Colon descendens und sigmoideum sowie das Rectum bis zu den Columnae anales.

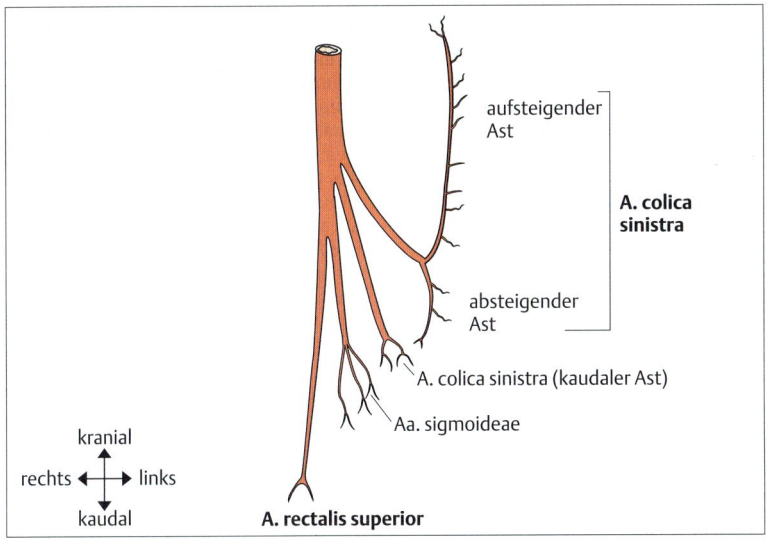

aufsteigender
Ast

**A. colica
sinistra**

absteigender
Ast

A. colica sinistra (kaudaler Ast)

Aa. sigmoideae

kranial

rechts ◄─┼─► links

kaudal

A. rectalis superior

A. iliaca interna

Ursprung: A. iliaca communis
Einmündung: Aufzweigung in ihre Endäste

Sie findet in Höhe der Bandscheibe zwischen L5 und S1 ihren Ursprung und zieht dorsal etwa 4 cm weit ins Becken. Dort teilt sie sich in ihre ventralen und dorsalen Äste auf, die sich dann weiter aufzweigen. Vor ihr liegen der Ureter, der Eileiter und das Ovar, hinter ihr die V. iliaca interna, der Truncus lumbosacralis und das Sakroiliakalgelenk. Lateral sind die Vasa iliaca externa, der N. obturatorius und der M. psoas major lokalisiert, während man medial der Arterie auf Peritoneum parietale und Dünndarmschlingen stößt.

Die **A. pudenda interna** entspringt der Vorderfläche der A. iliaca interna und verläuft entlang der seitlichen Beckenwand hinab zum Foramen ischiadicum majus, tritt durch dieses hindurch und verläßt unterhalb des M. piriformis das Becken. Sie biegt dann um die Spina ossis ischii und tritt durch das Foramen ischiadicum minus in die Fossa ischioanalis. Entlang der lateralen Wand der Fossa ischioanalis zieht sie dann auf dem M. obturator internus durch den Canalis pudendalis (Alcockscher Kanal), tritt ins Spatium perinei profundum und gibt dort ihre Endäste ab. (In der Abbildung nicht berücksichtigte Äste der A. perinealis: Rr. scrotales posteriores et perineales transversi.)

Anmerkung: Bei der Frau entspricht die A. vaginalis der A. vesicalis inferior des Mannes. Die A. uterina entspricht der A. rectalis media. Das Lig. rotundum wird von der A. uterina versorgt, während der Ductus deferens in der Regel von der A. vesicalis inferior oder etwas seltener aus der A. vesicalis superior gespeist wird.

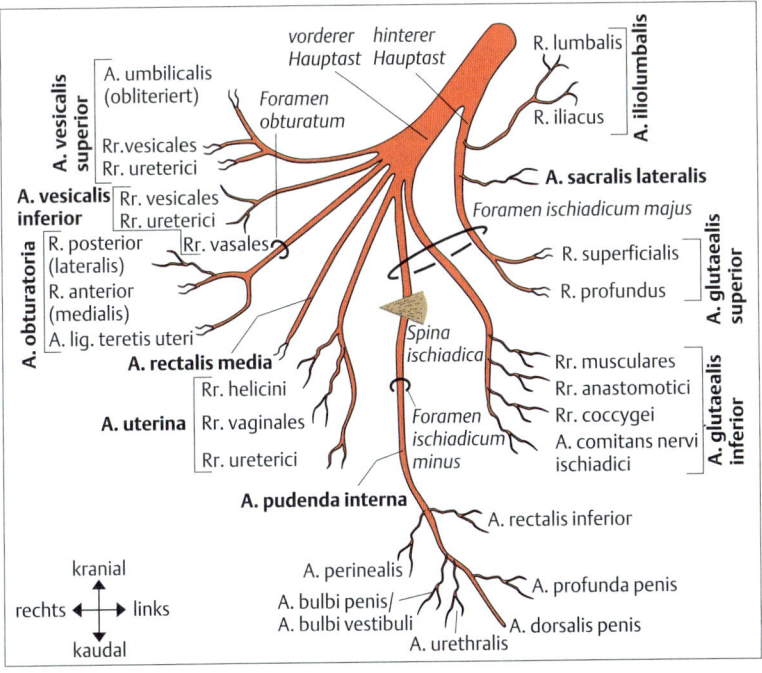

A. vesicalis superior
- A. umbilicalis (obliteriert)
- Rr.vesicales
- Rr. ureterici

vorderer Hauptast   hinterer Hauptast

Foramen obturatum

R. lumbalis
R. iliacus

A. iliolumbalis

A. sacralis lateralis

A. vesicalis inferior
- Rr. vesicales
- Rr. ureterici

Foramen ischiadicum majus

R. superficialis
R. profundus

A. glutaealis superior

A. obturatoria
- R. posterior (lateralis)
- R. anterior (medialis)
- A. lig. teretis uteri

Rr. vasales

Spina ischiadica

A. rectalis media

A. uterina
- Rr. helicini
- Rr. vaginales
- Rr. ureterici

Foramen ischiadicum minus

A. pudenda interna

Rr. musculares
Rr. anastomotici
Rr. coccygei
A. comitans nervi ischiadici

A. glutaealis inferior

A. rectalis inferior

kranial
rechts ← → links
kaudal

A. perinealis
A. bulbi penis/
A. bulbi vestibuli
A. urethralis

A. profunda penis
A. dorsalis penis

A. femoralis

Ursprung: A. iliaca externa
Einmündung: A. poplitea

Sie stellt die Fortsetzung der A. iliaca externa dar und beginnt unmittelbar hinter dem Lig. inguinale in der Mitte einer gedachten Linie, welche die Spina iliaca anterior superior mit der Symphyse verbindet. Sie endet mit ihrem Durchtritt durch den in der Endsehne des M. adductor magnus gelegenen Hiatus adductorius und wird zur A. poplitea. Im Bereich ihres Ursprungs liegt die A. femoralis mit der ihr medial anliegenden V. femoralis distal des Lig. inguinale in einer gemeinsamen Bindegewebsscheide und wird lateral vom N. femoralis flankiert. Die A. femoralis liegt der Sehne des M. psoas major auf und wird durch die V. femoralis, die innerhalb des Trigonum femorale zunehmend hinter der Arterie zu liegen kommt, vom M. pectineus und dem M. adductor longus getrennt. Bei ihrem Eintritt in den Adduktorenkanal liegt die Arterie zunächst auf dem M. adductor longus, später auf dem M. adductor magnus. Proximal wird sie von der Fascia lata bedeckt, distal vom M. sartorius. Der M. vastus medialis liegt ihr ventrolateral an. Der N. saphenus zieht ventral von lateral nach medial über die A. femoralis hinweg.

Die **A. profunda femoris** stellt den Hauptast der A. femoralis dar und wird 3,5 cm distal des Lig. inguinale unterhalb der Bindegewebsscheide der A. femoralis nach dorsolateral abgegeben. Sie zieht zwischen M. pectineus und M. adductor longus nach dorsal und tritt in die Tiefe des Oberschenkels, wo sie die tief sowie dorsal und medial gelegenen Strukturen versorgt. Sie entsendet Aa. perforantes und Rr. descendentes, welche mit den Rr. articulares der A. poplitea anastomosieren.

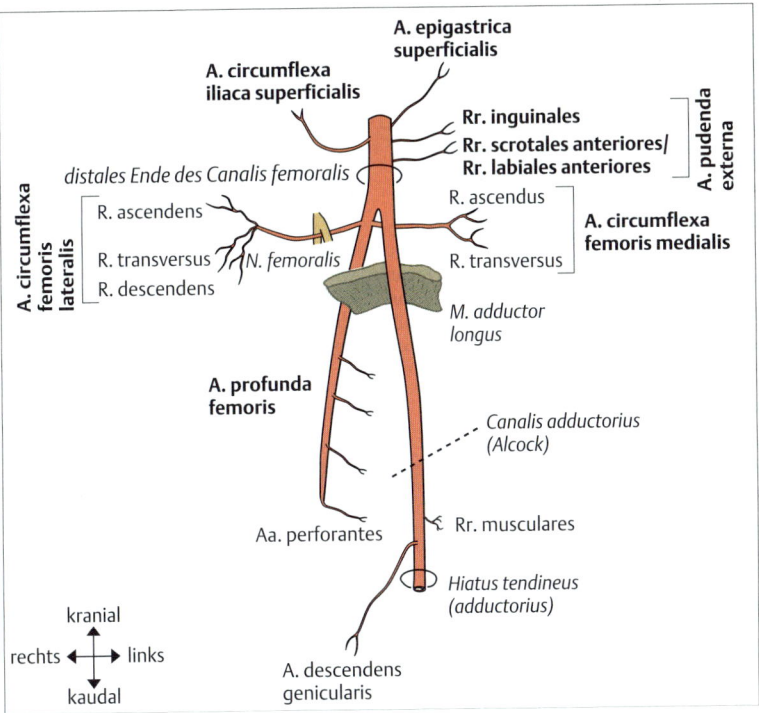

A. epigastrica
superficialis

A. circumflexa
iliaca superficialis

Rr. inguinales

Rr. scrotales anteriores/
Rr. labiales anteriores

A. pudenda
externa

distales Ende des Canalis femoralis

R. ascendens

R. transversus

N. femoralis

R. descendens

A. circumflexa
femoris
lateralis

R. ascendus

R. transversus

A. circumflexa
femoris medialis

M. adductor
longus

A. profunda
femoris

Canalis adductorius
(Alcock)

Aa. perforantes

Rr. musculares

Hiatus tendineus
(adductorius)

kranial

rechts ◄—┼—► links

kaudal

A. descendens
genicularis

A. poplitea

Ursprung: A. femoralis
Einmündung: A. tibialis anterior/A. tibialis
                posterior

Die A. poplitea beginnt bei Durchtritt der A. femoralis durch den in der Endsehne des M. adductor magnus gelegenen Hiatus adductorius und stellt ihre unmittelbare Fortsetzung dar. Sie endet mit ihrem Durchtritt durch den Sehnenbogen des M. soleus (Arcus tenineus m. solei) und teilt sich dort in eine vordere und in eine hintere Tibialarterie auf. Die A. poplitea reicht etwa handbreit proximal des Kniegelenksspaltes bis handbreit distal davon. Sie tritt medial des Femur in die Kniekehle und liegt dort – im Verhältnis zu den umliegenden Strukturen – am tiefsten. Sie zieht, von etwas Fettgewebe unterpolstert, über die Facies poplitea femoris und im weiteren Verlauf über die Gelenkkapsel des Kniegelenks und den M. popliteus. Lateral liegen der Arterie der M. biceps femoris, medial der M. semimembranosus an. Weiter distal liegt die A. poplitea dann zwischen den beiden Köpfen des M. gastrocnemius. Sie wird von lateral nach medial vom N. tibialis und der V. poplitea überkreuzt. Dabei liegt die Vene stets zwischen der Arterie und dem Nerv.

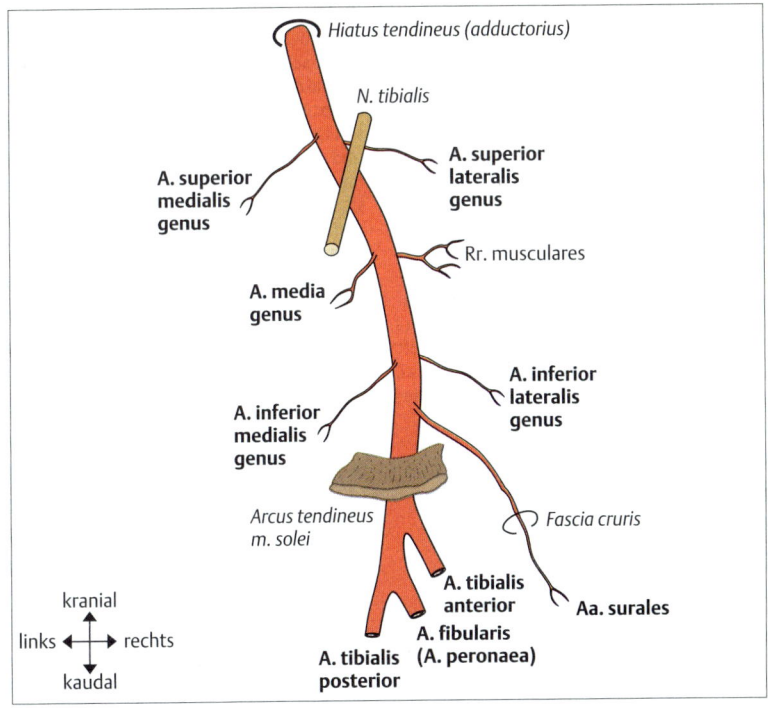

Hiatus tendineus (adductorius)

N. tibialis

A. superior medialis genus

A. superior lateralis genus

Rr. musculares

A. media genus

A. inferior lateralis genus

A. inferior medialis genus

Arcus tendineus m. solei

Fascia cruris

kranial

links ← → rechts

kaudal

A. tibialis anterior

Aa. surales

A. fibularis (A. peronaea)

A. tibialis posterior

Anmerkung: Dargestellt ist die dorsale Ansicht.

A. tibialis anterior

Ursprung: A. poplitea
Einmündung: A. dorsalis pedis

Diese Arterie geht am distalen Rand des M. popliteus unterhalb des Sehnenbogens des M. soleus aus der Bifurkation der A. poplitea hervor. Sie versorgt die in der Extensorenloge des Unterschenkels gelegenen Strukturen und zieht gemeinsam mit ihren Begleitvenen zwischen den Köpfen des M. tibialis posterior medial des Fibulahalses (Collum fibulae) über den Oberrand der Membrana interossea cruris hinweg nach vorn. Sie verläuft auf der Membrana interossea nach distal, kreuzt die distale Tibia im Bereich des oberen Sprunggelenks etwa in der Mitte zwischen den beiden Knöcheln und geht in die A. dorsalis pedis über. Zunächst liegen ihr medial der M. tibialis anterior und lateral der M. extensor digitorum longus an, weiter distal ist sie dann zwischen M. tibialis anterior und M. extensor hallucis longus zu finden. Im Bereich des oberen Sprunggelenks wird sie vorn vom Retinaculum extensorum und von lateral nach medial von der Sehne des M. extensor hallucis longus überkreuzt. Der N. fibularis (peronaeus) profundus liegt erst lateral der Arterie, tritt dann über ihre Vorderfläche und weicht schließlich wieder nach lateral ab. Während ihres gesamten Verlaufs wird die A. tibialis anterior von den Vv. tibiales anteriores begleitet.

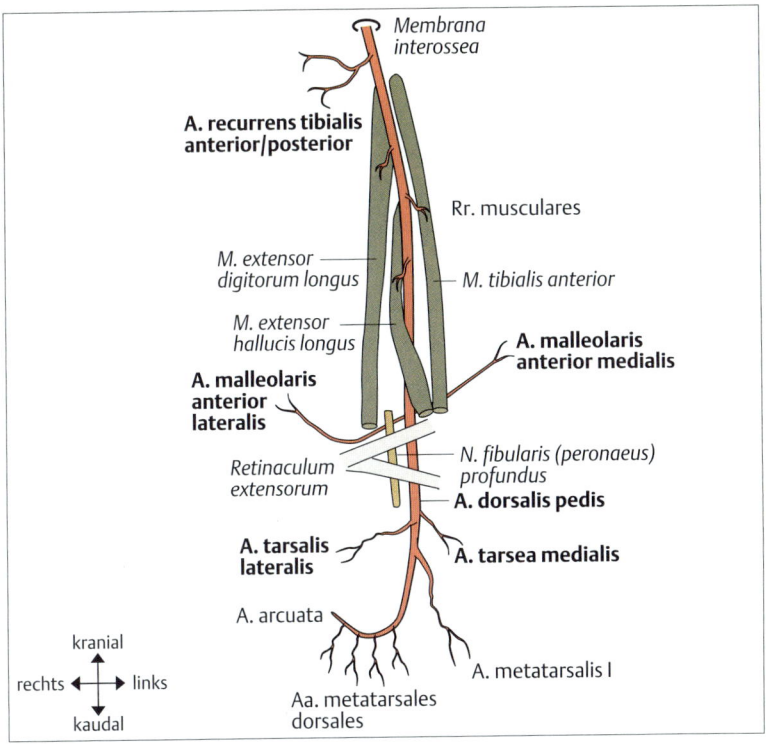

Membrana interossea

A. recurrens tibialis anterior/posterior

Rr. musculares

M. extensor digitorum longus

M. tibialis anterior

M. extensor hallucis longus

A. malleolaris anterior medialis

A. malleolaris anterior lateralis

Retinaculum extensorum

N. fibularis (peronaeus) profundus

A. dorsalis pedis

A. tarsalis lateralis

A. tarsea medialis

A. arcuata

kranial

rechts ← → links

kaudal

A. metatarsalis I

Aa. metatarsales dorsales

Anmerkung: Dargestellt ist die ventrale Ansicht.

A. tibialis posterior

Ursprung: A. poplitea
Einmündung: A. plantaris medialis/A.
plantaris lateralis

Diese Arterie geht unter dem Sehnenbogen des M. soleus (Arcus tendineus m. solei) am Unterrand des M. popliteus aus der Aufgabelung der A. poplitea hervor und endet unter dem M. abductor hallucis mit ihrer Aufteilung in die Aa. plantares medialis et lateralis. Sie wird von zwei Begleitvenen flankiert, versorgt die dorsalen Strukturen des Unterschenkels und liegt (von oben nach unten) dem M. tibialis posterior, dem M. flexor digitorum longus, der Tibia und dem oberen Sprunggelenk auf. Dabei verläuft sie unter dem M. gastrocnemius, dem M. soleus, dem Retinaculum flexorum und dem M. abductor hallucis. Hinter dem Malleolus medialis ist die A. tibialis posterior zwischen der Sehne des M. flexor digitorum longus und dem N. tibialis zu finden, der auf seinem Weg zur Ferse auf halber Strecke von medial hinter die A. tibialis posterior nach dorsolateral kreuzt. (Ein weiterer, hier nicht abgebildeter Ast ist der R. communicans zur A. fibularis [peronaea].)

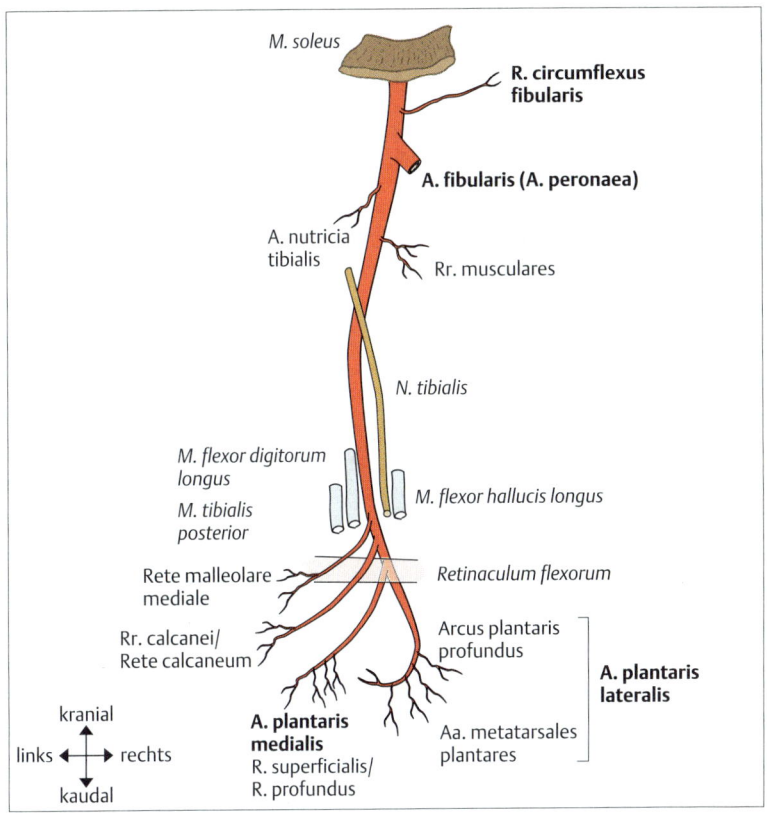

M. soleus

R. circumflexus fibularis

A. fibularis (A. peronaea)

A. nutricia tibialis

Rr. musculares

N. tibialis

M. flexor digitorum longus

M. flexor hallucis longus

M. tibialis posterior

Rete malleolare mediale

Retinaculum flexorum

Rr. calcanei/ Rete calcaneum

Arcus plantaris profundus

A. plantaris lateralis

kranial

links ←→ rechts

kaudal

A. plantaris medialis
R. superficialis/ R. profundus

Aa. metatarsales plantares

Anmerkung: Dargestellt ist die dorsale Ansicht.

A. fibularis (peronaea)

Ursprung: A. tibialis posterior
Einmündung: Aufzweigung in ihre Endäste

Die A. fibularis geht etwa 2,5 cm distal des Ursprungs der A. tibialis posterior unter dem M. soleus aus dieser hervor. Sie versorgt die in der lateralen Unterschenkelregion gelegenen Strukturen. Aufgrund der räumlichen Nachbarschaft der Abgangsstellen der drei Endäste der A. poplitea wird dieser Bereich auch als „popliteale Trifurkation" bezeichnet. Die A. fibularis tritt nach inferolateral zur Crista medialis fibulae und zieht zwischen M. tibialis posterior und M. flexor hallucis longus an dieser entlang. In Höhe der Syndesmosis tibiofibularis und des Retinaculum mm. peronaeorum superius teilt sie sich in ihre Endäste auf. Proximal wird sie vom M. soleus und der Fascia cruris bedeckt, weiter distal überkreuzt sie von lateral nach medial der M. flexor hallucis longus.

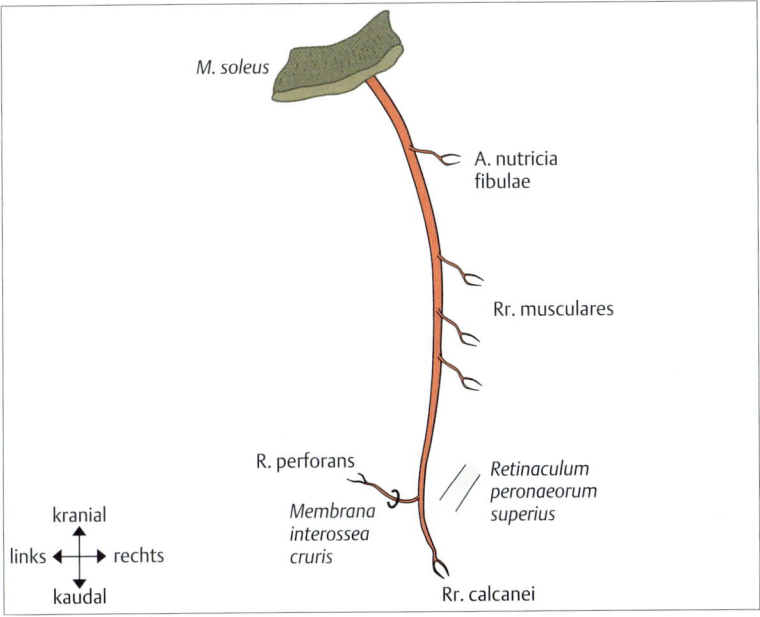

M. soleus

A. nutricia
fibulae

Rr. musculares

R. perforans

*Membrana
interossea
cruris*

*Retinaculum
peronaeorum
superius*

kranial

links ◄──► rechts

kaudal

Rr. calcanei

2 Venen

Intrakranielle Venen und Sinus durae matris

Ursprung: Großhirn, Kleinhirn, Diploe der Schädelknochen
Einmündung: V. jugularis interna

Das Blut aus Großhirn, Kleinhirn und den Schädelknochen fließt über äußere, innere und meningeale Venen zu den Sinus durae matris. Diese liegen entweder als endothelausgekleidete Zwischenräume am freien Rand der Dura (Sinus sagittalis inferior, Sinus rectus) oder an Umschlagstellen der Dura mater an der Schädelinnenseite. Die Sinus durae matris haben typischerweise eine dünne Wand, sind klappenlos und stehen miteinander in Verbindung.

Der **Sinus sagittalis superior** liegt am Oberrand der Falx cerebri. In ihn entleeren sich die Granulationes arachnoideae, während sich der Sinus sagittalis superior selbst in den rechten Sinus transversus entleert. Häufig steht der Sinus sagittalis superior an seinem Ende mit dem linken Sinus transversus in Verbindung.

Der **Sinus sagittalis inferior** verläuft am freien Unterrand der Falx cerebri, nimmt die Vv. corticales mediales auf und verschmilzt mit der V. cerebri magna (Galeni) und der rechten bzw. linken V. basalis (Rosenthal) zum Sinus rectus.

Bevor der **Sinus rectus** in den linken Sinus transversus übergeht, zieht er auf kurzer Strecke an der Verschmelzungslinie von Falx cerebri und Tentorium cerebelli entlang.

Der **Sinus transversus (lateralis)** zieht am lateralen Rand des Tentorium cerebelli in einer Furche über die Innenfläche von Hinterhauptsbein (Os occipitale) und Pars squamosa ossis temporalis, nimmt von jeder Seite den vom Sinus cavernosus kommenden Sinus petrosus superior auf und mündet im Sinus sigmoideus.

Der **Sinus sigmoideus** verläuft in einer tiefen Furche am unteren Schläfenbeinrand (Margo occipitalis ossis temporalis) zum hinteren Abschnitt des Foramen jugulare nach inferomedial und verschmilzt mit dem Sinus petrosus inferior zur V. jugularis interna.

Der **Sinus cavernosus** liegt dem Keilbeinkörper (Corpus ossis sphenoidalis) seitlich an und steht lateral mit dem Türkensattel (Sella turcica), der Hypophyse und dem Sinus sphenoidales in einer engen räumlichen Beziehung. Dabei ist er medial des Gyrus temporalis medius auf der Ala major ossis sphenoidalis lokalisiert. Innerhalb des Sinus cavernosus liegt die A. carotis interna (Karotissiphon) lateral der N. abducens (N. VI) an. An der lateralen Wand des Sinus cavernosus verlaufen (von oben nach unten): der N. oculomotorius (N. III), der N. trochlearis (N. IV) und als Äste des N. trigeminus der N. ophthalmicus (N. Va) und der N. maxillaris (N. Vb). Der Sinus cavernosus ist von schwammähnlich-retikulärer Beschaffenheit. Seine Verbindungen und insbesondere jene zu den größeren Hirnsinus (vgl. nebenstehende Abbildung) können häufig sowohl Blut vom Sinus ableiten als ihm auch welches zuführen. Zwei Sinus *inter*cavernosi verbinden die beiden Sinus cavernosi miteinander.

Ausgehend vom Foramen magnum steigt der **Sinus occipitalis** nach hinten zum Confluens sinuum hoch.

Der **Confluens sinuum** befindet sich am tiefsten occipitalen Ende des Sinus sagittalis superior an einem Punkt, an dem der Sinus sagittalis in der Regel nach rechts umbiegt, um in den Sinus transversus überzugehen. Der Confluens sinuum steht mit dem Sinus rectus, dem Sinus occipitalis und dem kontralateralen Sinus transversus in Verbindung.

Der **Sinus sphenoparietalis** verläuft entlang der Ala minor ossis sphenoidalis und entleert sich in den Sinus cavernosus.

Der **Sinus petrosus superior** zieht auf der oberen Felsenbeinkante (Pars petrosa ossis temporalis) an der Anheftung des Tentorium cerebelli entlang und verbindet den Sinus cavernosus mit dem Sinus transversus.

Der **Sinus petrosus inferior** verläuft unterhalb des Sinus petrosus superior und verbindet den Sinus cavernosus mit der V. jugularis interna.

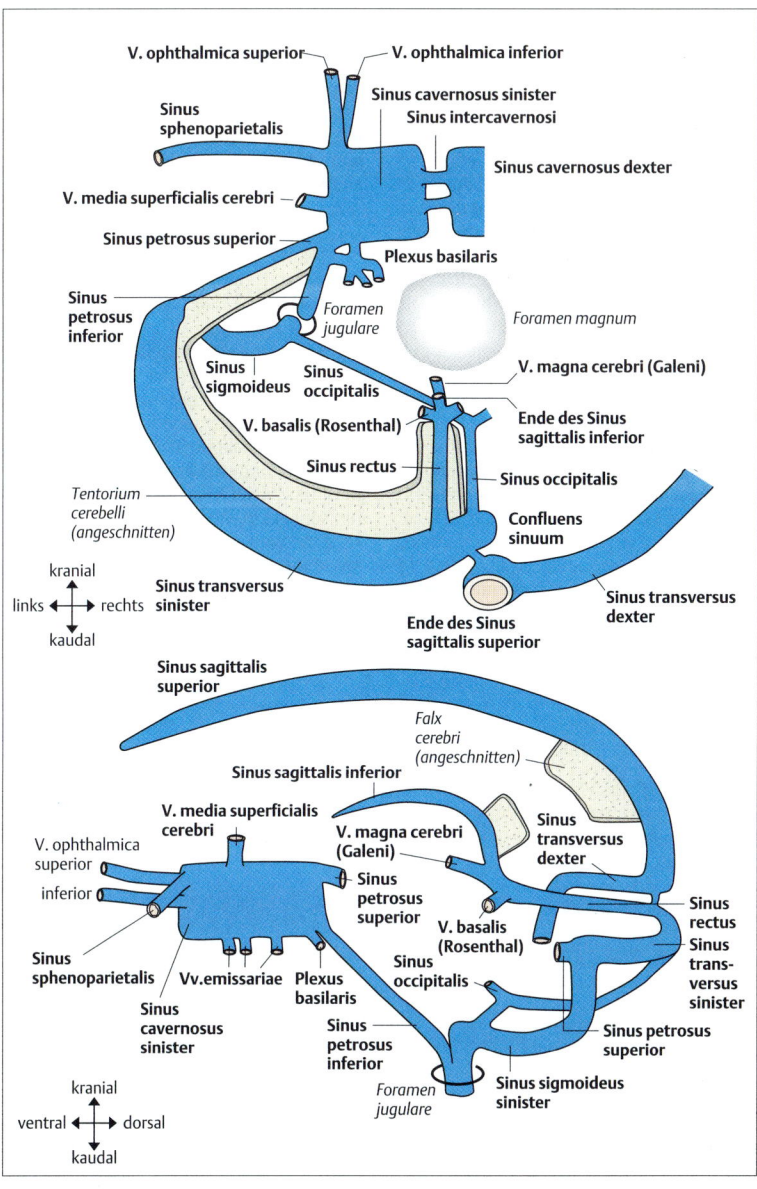

V. ophthalmica superior
V. ophthalmica inferior
Sinus sphenoparietalis
Sinus cavernosus sinister
Sinus intercavernosi
Sinus cavernosus dexter
V. media superficialis cerebri
Sinus petrosus superior
Plexus basilaris
Sinus petrosus inferior
Foramen jugulare
Foramen magnum
V. magna cerebri (Galeni)
Sinus sigmoideus
Sinus occipitalis
Ende des Sinus sagittalis inferior
V. basalis (Rosenthal)
Sinus rectus
Sinus occipitalis
Tentorium cerebelli (angeschnitten)
Confluens sinuum
kranial
links ←→ rechts
kaudal
Sinus transversus sinister
Ende des Sinus sagittalis superior
Sinus transversus dexter

Sinus sagittalis superior
Falx cerebri (angeschnitten)
Sinus sagittalis inferior
V. media superficialis cerebri
V. magna cerebri (Galeni)
Sinus transversus dexter
V. ophthalmica superior
inferior
Sinus petrosus superior
V. basalis (Rosenthal)
Sinus rectus
Sinus transversus sinister
Sinus sphenoparietalis
Vv. emissariae
Plexus basilaris
Sinus occipitalis
Sinus cavernosus sinister
Sinus petrosus inferior
Sinus petrosus superior
Foramen jugulare
Sinus sigmoideus sinister
kranial
ventral ←→ dorsal
kaudal

V. jugularis interna

Ursprung: Sinus sigmoideus,
             Sinus petrosus inferior
Einmündung: Vv. brachiocephalicae

Sie zieht in einer gemeinsamen Gefäß-Nerven-Scheide mit der A. carotis communis (Vagina carotica) nahezu senkrecht nach unten, wobei ihre Umhüllung dünn und leicht dehnbar ist. Was ihre räumliche Beziehung zur A. carotis interna betrifft, liegt sie in Höhe des 2. Halswirbelkörpers (C2) *hinter* ihr, in Höhe des 3. Halswirbelkörpers (C3) *dorsolateral* und in Höhe des 4. Halswirbelkörpers (C4) *lateral* von ihr. Der N. vagus (N. X) verläuft auf der gesamten Strecke zwischen den beiden Gefäßen. Außerhalb der Gefäß-Nerven-Scheide wird die V. jugularis interna von tiefliegenden zervikalen Lymphknoten umgeben. Sie liegt (von oben nach unten) auf der Massa lateralis atlantis (Höhe C1), auf dem tiefen Blatt der Halsfaszie (Lamina praevertebralis fasciae cervicalis), dem M. scalenus medius, dem M. scalenus anterior und dem zervikalen Abschnitt der Pleurakuppel. An ihrem Ursprung wird sie vom N. accessorius und in ihrem mittleren Drittel von der oberen Schlingenwurzel der Ansa cervicalis überkreuzt, während im Bereich ihres distalen Drittels der M. sternocleidomastoideus und die Sehne des M. omohyoideus über sie hinwegziehen.

V. jugularis externa

Ursprung: aus verschiedenen Zuflüssen
Einmündung: V. subclavia

Die V. jugularis externa geht aus verschiedenen Zuflüssen hervor und mündet in die V. subclavia. Ihr Venensystem liegt wie das der V. jugularis anterior innerhalb der oberflächlichen Halsschichten. Die Vv. jugulares externa et anterior durchsetzen das tiefe Blatt der Halsfaszie in der Regel hinter dem klavikulären Kopf des M. sternocleidomastoideus und verschmelzen vor ihrer gemeinsamen Einmündung in die V. subclavia.

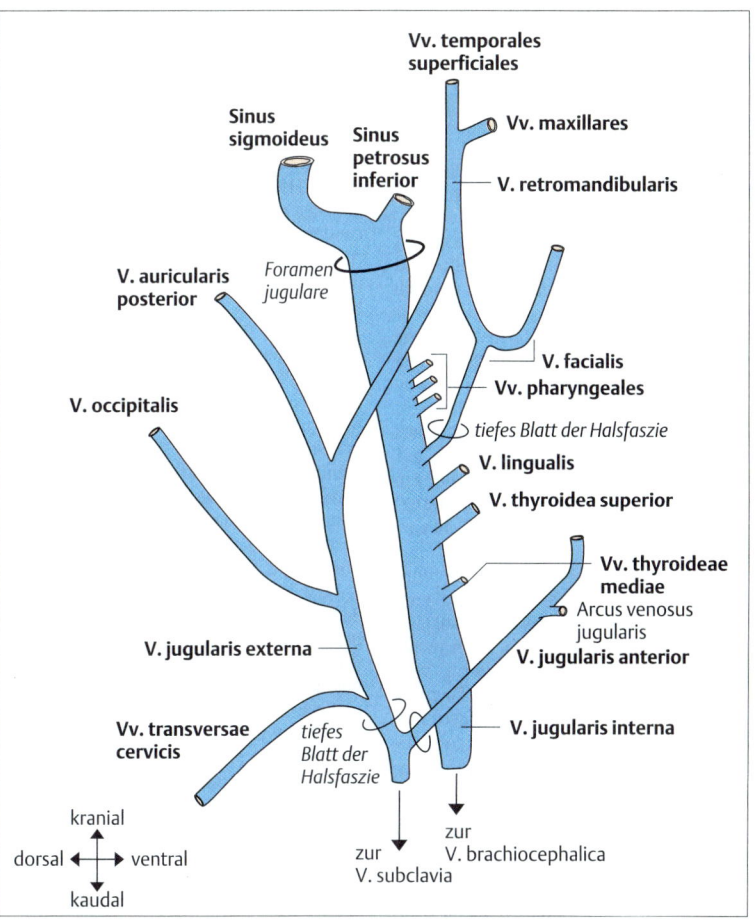

Vv. temporales
superficiales

Sinus
sigmoideus

Sinus
petrosus
inferior

Vv. maxillares

V. retromandibularis

V. auricularis
posterior

*Foramen
jugulare*

V. facialis

Vv. pharyngeales

V. occipitalis

tiefes Blatt der Halsfaszie

V. lingualis

V. thyroidea superior

Vv. thyroideae
mediae

Arcus venosus
jugularis

V. jugularis externa

V. jugularis anterior

Vv. transversae
cervicis

*tiefes
Blatt der
Halsfaszie*

V. jugularis interna

kranial

dorsal ←→ ventral

kaudal

zur
V. subclavia

zur
V. brachiocephalica

V. cava superior (obere Hohlvene)

Ursprung: Vv. brachiocephalicae
Einmündung: rechter Vorhof

Sie wird rechts hinter dem ersten Rippenknorpel gebildet und zieht am rechten hinteren Sternalrand entlang. Dort steht sie in unmittelbarer Nachbarschaft zu den Vasa thoracica interna der rechten Körperhälfte und dem sternalen Periost. Gelegentlich wird sie vom vorderen Segment des rechten Lungenoberlappens bedeckt. Die obere Hohlvene liegt der Trachea und dem rechten oberen Lungenhilus ventrolateral an. Dabei wird sie von rechts vom N. phrenicus dexter flankiert. Sie nimmt in Höhe des 4. Brustwirbelkörpers (Th4) an ihrer Rückfläche die V. azygos auf und tritt von oben in den rechten Vorhof. Ein Klappensystem, das ihren Einmündungsbereich etwas abschirmen könnte, ist nicht vorhanden.

Die **V. brachiocephalica sinistra** wird ventral des zervikalen Abschnitts der Pleura pulmonalis hinter dem linken Sternoklavikulargelenk gebildet und zieht nach rechts unten hinter das Manubrium sterni. Vom Sternum wird sie allein durch die Thymusdrüse bzw. den Thymusrestkörper getrennt. Sie liegt ventral der linken A. carotis communis und des Truncus brachiocephalicus, kreuzt ventral über den oberen Abschnitt des Aortenbogens und nimmt u. a. Blut aus den Vv. thymicae et pericardiacae auf.

Die **V. brachiocephalica dextra** wird hinter dem rechten Sternoklavikulargelenk gebildet und zieht hinter der rechten Seite des Manubrium sterni nach kaudal. Dabei verläuft sie ventrolateral der Trachea und ventromedial der Pleura pulmonalis über den Lungenoberlappen.

Vv. azygos

Ursprung: V. cava inferior/ Vv. lumbales ascendentes
Einmündung: V. cava superior

Die Vv. azygos nehmen das Blut aus der oberen Lumbalregion und der Thoraxwand auf.

Während es in der rechten Körperhälfte ein einziges Azygossystem gibt, liegen links zwei solche Venensysteme vor: die V. hemiazygos und die V. hemiazygos accessoria. Diese münden getrennt in die V. azygos.

Die **V. azygos** entsteht etwa in Höhe der rechten V. renalis als dorsaler Zufluß in die untere Hohlvene oder nach Zusammenfließen der rechts gelegenen Vv. lumbales ascendentes und der V. subcostalis dextra. Sie tritt in Höhe des 12. Thorakalwirbels (Th12) unter dem rechten Zwerchfellschenkel im Hiatus aorticus durch das Zwerchfell und steigt hinter der Speiseröhre rechts an der Wirbelsäule entlang nach oben. Sie tritt dann nach ventral und zieht bogenförmig lateral von Ösophagus, Trachea und rechtem N. vagus über den rechten Lungenhilus, um in Höhe von Th4 in die V. cava superior einzumünden. Sie nimmt von der rechten Körperhälfte Blut aus den unteren acht Vv. intercostales posteriores, den Vv. bronchiales et oesophageales und der V. intercostalis superior dextra (in diese entleeren sich die 2.–4. V. intercostalis dextra) auf sowie von den auf der linken Körperhälfte gelegenen beiden Vv. hemiazygos.

Die **V. hemiazygos** entsteht aus der Vereinigung der V. lumbalis ascendens sinistra und der linken V. subcostalis, wobei sie häufig auch Blut aus der linken Nierenvene aufnimmt. Sie tritt im Hiatus aorticus durch das Zwerchfell und steigt links an der Wirbelsäule entlang bis zur Ebene von Th9 auf, kreuzt dann hinter Aorta, Ösophagus und Ductus thoracicus zur Gegenseite und ergießt sich in Höhe von Th8 in die V. azygos. Die V. hemiazygos nimmt Blut aus den unteren vier Vv. intercostales posteriores sinistrae (9.–12.) auf.

Die **V. hemiazygos accessoria** zieht links der Thorakalwirbelsäule bis Th8 nach kaudal und leitet das Blut aus der 5.–8. V. intercostalis posterior sinistra ab. Sie kreuzt dann – ähnlich der V. hemiazygos – zur Gegenseite und mündet in Höhe von Th7 in die V. azygos. Sie nimmt u. a. Blut aus den Vv. bronchiales und den mittleren Vv. oesophageales auf.

Anmerkung: Die Vv. intercostales anteriores entleeren sich in die Vv. musculophrenicae et thoracicae internae.

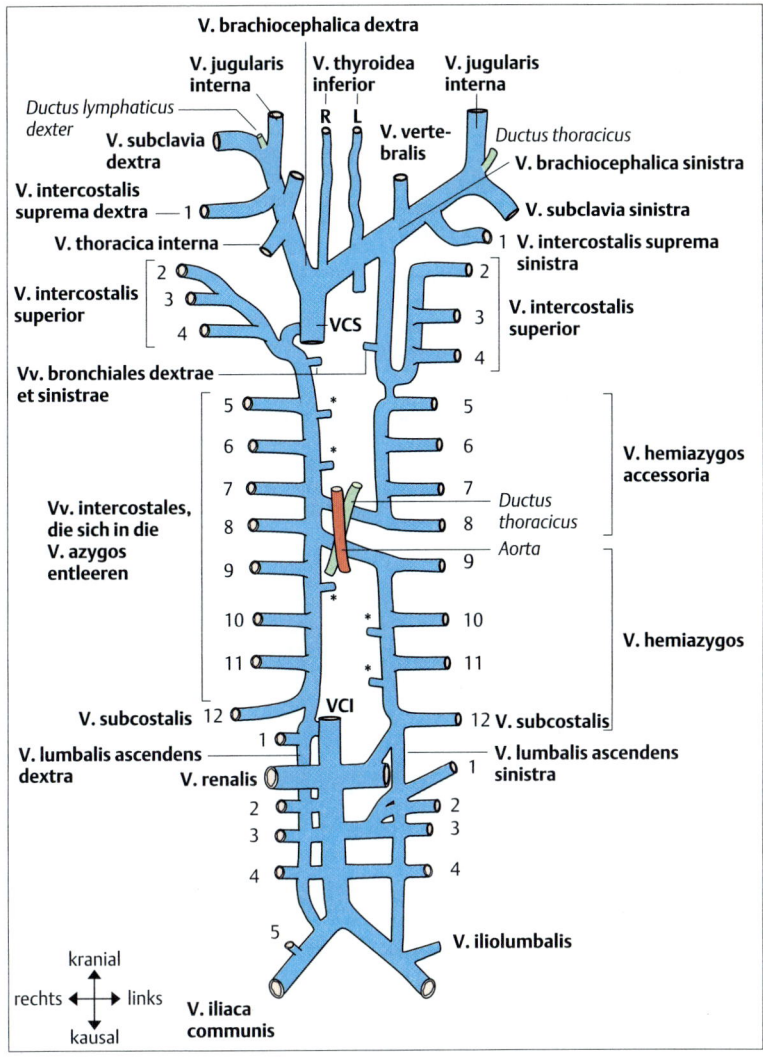

V. brachiocephalica dextra

V. jugularis interna

V. thyroidea inferior

V. jugularis interna

Ductus lymphaticus dexter

V. subclavia dextra

R L

V. verte-bralis

Ductus thoracicus

V. brachiocephalica sinistra

V. intercostalis suprema dextra — 1

V. subclavia sinistra

V. thoracica interna

1 V. intercostalis suprema sinistra

V. intercostalis superior

2
3
4

VCS

2
3
4

V. intercostalis superior

Vv. bronchiales dextrae et sinistrae

5
6
7
8
9

*

*

5
6
7
8
9

V. hemiazygos accessoria

Ductus thoracicus

Aorta

Vv. intercostales, die sich in die V. azygos entleeren

10
11

*

*
*

10
11

V. hemiazygos

V. subcostalis 12

VCI

12 V. subcostalis

V. lumbalis ascendens dextra

1

V. lumbalis ascendens sinistra

V. renalis

2
3
4

1

2
3
4

5

V. iliolumbalis

kranial

rechts ←→ links

kausal

V. iliaca communis

Anmerkung:
– Die V. hemiazygos accessoria kreuzt in Höhe des 7. (Th7) und die V. hemiazygos in Höhe des 8. Brustwirbelkörpers (Th8) zur V. azygos der Gegenseite. Dabei verlaufen sie hinter der Aorta thoracica, dem Ösophagus und dem Ductus thoracicus.
– Die V. bronchialis sinistra entleert sich als Variation in die V. hemiazygos accessoria.
* Vv. oesophageales et mediastinales, VCI: Vena cava inferior, VCS: Vena cava superior.

V. cava inferior (untere Hohlvene)

Ursprung: Vereinigung der Vv. iliacae communes

Einmündung: rechter Vorhof

Die V. cava inferior entsteht durch Vereinigung der Vv. iliacae communes rechts vor dem 5. Lendenwirbelkörper. An ihrer Wurzel liegt sie hinter der rechten A. iliaca communis und steigt rechts vor den Wirbelkörpern L5–L1 zunächst dorsolateral, dann lateral entlang der Aorta nach kranial. Dabei *über*kreuzt sie rechts (von unten nach oben) die Lumbalarterien, die A. renalis, den Grenzstrang, die Nebenniere, den rechten Zwerchfellschenkel und die rechte A. phrenica und *unter*kreuzt (von unten nach oben) die Mesenterialwurzel des Ileum, die Pars horizontalis duodeni, den Pankreaskopf, den Ductus choledochus, die Pfortader, die Pars superior duodeni, das dorsale Peritoneum und die

Area nuda der Leber. Von rechts schmiegt sich ihr die rechte Nebenniere an, und etwas unterhalb davon bildet sie die Hinterwand des Foramen epiploicum (Winslowi). Bei seitlich anliegendem rechtem N. phrenicus durchsetzt sie im Foramen v. cavae das Zwerchfell (Th8) und mündet nach kurzem Verlauf durch das mittlere Mediastinum im unteren Abschnitt des rechten Vorhofs. Dort findet sich eine klappenähnliche Leiste (Valvula v. cavae inferioris), die den medialen Einmündungsbereich der unteren Hohlvene etwas abschirmt.

Die Abflußwege der **Vv. lumbales** sind insgesamt etwas uneinheitlich, doch münden die Vv. lumbales III und IV i. d. R. direkt in die untere Hohlvene, während sich die oberhalb davon gelegenen Lumbalvenen in die Vv. lumbales ascendentes entleeren und damit in die Vv. azygos bzw. hemiazygos. Anastomosen der Vv. lumbales III und IV mit den Vv. lumbales ascendentes kommen regelmäßig vor.

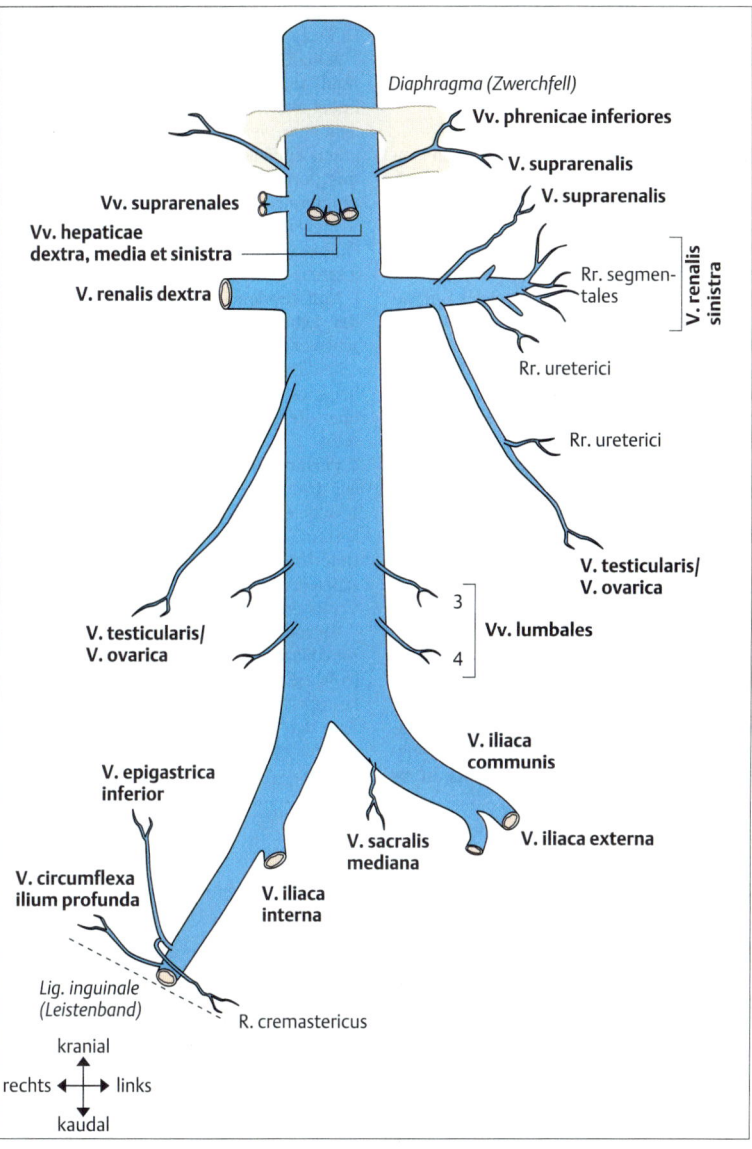

Diaphragma (Zwerchfell)

Vv. phrenicae inferiores

V. suprarenalis

Vv. suprarenales

V. suprarenalis

**Vv. hepaticae
dextra, media et sinistra**

Rr. segmen-
tales

**V. renalis
sinistra**

V. renalis dextra

Rr. ureterici

Rr. ureterici

**V. testicularis/
V. ovarica**

**V. testicularis/
V. ovarica**

3

4

Vv. lumbales

**V. iliaca
communis**

**V. epigastrica
inferior**

**V. sacralis
mediana**

V. iliaca externa

**V. circumflexa
ilium profunda**

**V. iliaca
interna**

*Lig. inguinale
(Leistenband)*

R. cremastericus

kranial

rechts ◀▶ links

kaudal

V. portae (Pfortader)

Ursprung: V. mesenterica superior und
             V. lienalis (V. splenica)
Einmündung: Leberpforte

Die Pfortader geht in Höhe des zweiten Lendenwirbels (L2) rechts der Median-Sagittalebene aus der Vereinigung der V. mesenterica superior mit der V. lienalis (V. splenica) hervor. Ausgehend vom Bereich ihrer Entstehung hinter dem Pankreashals steigt sie leicht nach rechts geneigt dorsal der Pars superior duodeni und ventral der V. cava inferior schräg nach oben. Während ihres Verlaufs innerhalb des freien Randes des Omentum minus liegen ihr der Ductus choledochus rechts ventrolateral und die A. hepatica propria links ventromedial an. Gemeinsam mit diesen Strukturen bildet sie die vordere Begrenzung des Zugangs zur Bursa omentalis (Foramen epiploicum [Winslowi]). Sowie sie in die Leberpforte eintritt, gabelt sie sich in einen R. dexter und einen R. sinister auf.

Portosystemische Anastomosen

Kollateralen im Bereich des distalen Ösophagusendes. Die Venen, welche Blut aus dem distalen Ösophagusdrittel aufnehmen, entleeren sich kaudal in die V. gastrica sinistra (portaler Flußweg), kranial davon gelegene Ösophagusvenen entleeren sich in die Vv. azygos et hemiazygos (systemischer Flußweg).

Kollateralen am proximalen Ende des Analkanals. Im Bereich der Columnae anales findet sich in der oberen Hälfte des Analkanals eine „venöse Wasserscheide", die den kranialen Flußweg über die V. rectalis superior (portaler Flußweg über die V. mesenterica inferior) vom kaudalen Flußweg über die Vv. rectales inferior et media (systemischer Flußweg über die V. pudenda und die V. iliaca interna) trennt.

Kollateralen im Bereich der Area nuda der Leber. An der Berührungsstelle zwischen Area nuda hepatis und Zwerchfell scheidet sich der venöse Abfluß über die Vv. hepaticae (portaler Flußweg) vom Abfluß über die Vv. phrenicae (systemischer Flußweg).

Periumbilikale Kollateralen. Oberhalb des Lig. teres hepatis als venöse Wasserscheide entleert sich das Blut in das portale System (über den R. sinister der Pfortader). Unterhalb davon wird es in den systemischen Kreislauf abgeleitet (indirekt über die V. saphena magna und die V. axillaris).

Retroperitoneale Kollateralen. Äste der Vv. colicae dextra et sinistra und der V. lienalis (V. splenica; portaler Flußweg) treffen im Retroperitonealraum unter Umständen auf Äste der Vv. lumbales (systemischer Flußweg über die V. cava inferior und die Azygosvenen.

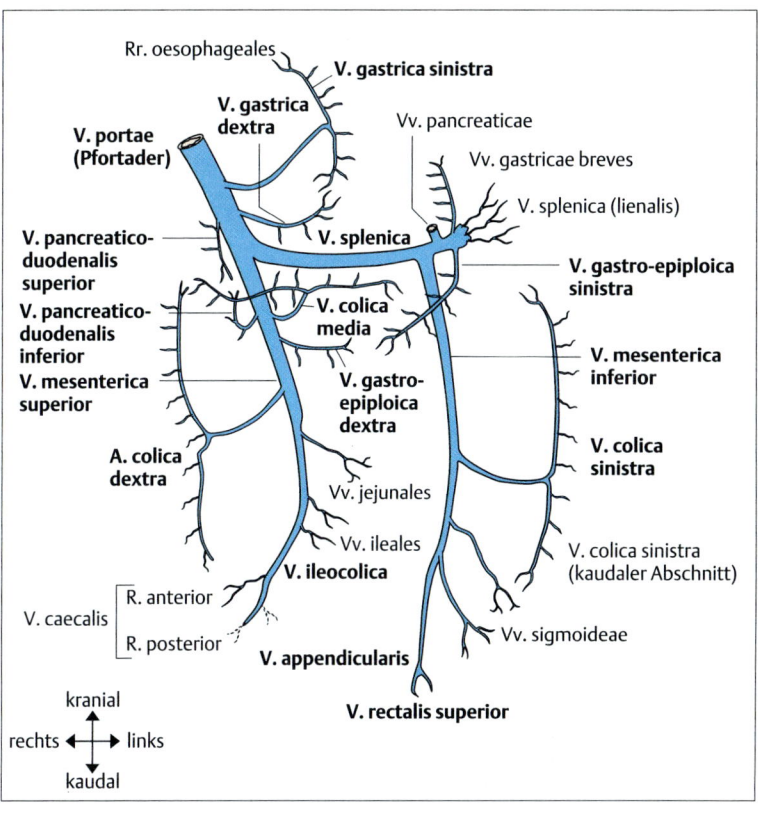

Rr. oesophageales
V. gastrica sinistra
V. gastrica dextra
Vv. pancreaticae
V. portae (Pfortader)
Vv. gastricae breves
V. splenica (lienalis)
V. pancreatico-duodenalis superior
V. splenica
V. gastro-epiploica sinistra
V. pancreatico-duodenalis inferior
V. colica media
V. mesenterica superior
V. mesenterica inferior
A. colica dextra
V. gastro-epiploica dextra
V. colica sinistra
Vv. jejunales
Vv. ileales
V. colica sinistra (kaudaler Abschnitt)
V. ileocolica
R. anterior
V. caecalis
R. posterior
Vv. sigmoideae
V. appendicularis
V. rectalis superior

kranial
rechts ←┼→ links
kaudal

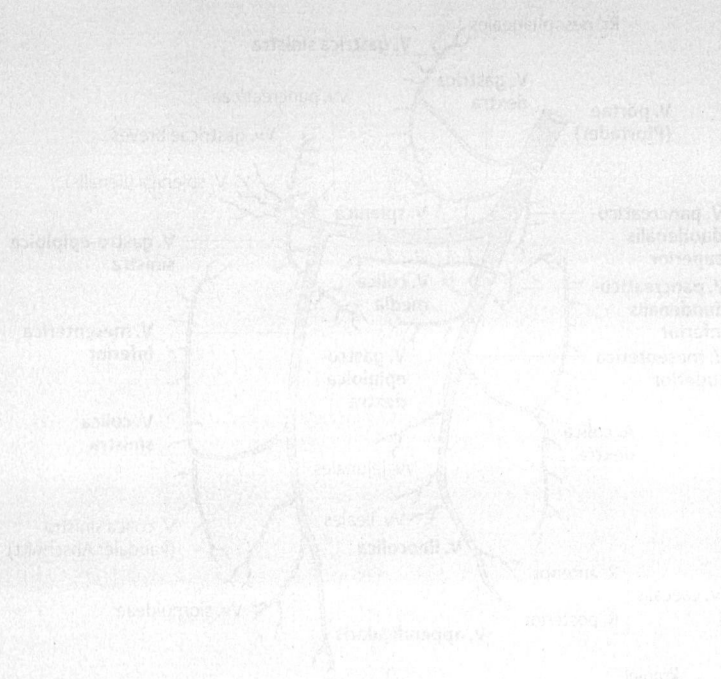

3 Lymphgefäße

Anmerkung: In der Tiefe gelegene Lymphgefäße verlaufen in der Regel mit Arterien, während oberflächlich gelegene Lymphgefäße Venen begleiten.

Ductus thoracicus und Ductus lymphaticus dexter

Ursprung: Cisterna chyli
Einmündung: V. subclavia sinistra

Der **Ductus thoracicus** *nimmt auf*:
- den Truncus jugularis sinister,
- den Truncus subclavius sinister,
- die Cisterna chyli,
- die meisten thorakalen Lymphgefäße.

Über ihn werden *abgeleitet*:
- sämtliche Gewebsstrukturen unterhalb des Zwerchfells,
- der linke Arm,
- die linke Kopf- und Halshälfte,
- die linke Thoraxhälfte, die unteren Abschnitte des rechten Thorax.

Der Ductus thoracicus nimmt seinen Ausgang rechts ventrolateral des zwölften Brustwirbelkörpers (Th12) lateral der Aorta abdominalis vom oberen Abschnitt der Cisterna chyli und zieht hinter dem rechten Zwerchfellschenkel rechts über die Aa. intercostales posteriores nach kranial. Dabei liegen ihm die Aorta links und die V. azygos rechts an. Er zieht leicht nach links ansteigend kranialwärts und überkreuzt hinter der Speiseröhre im mittleren Thoraxbereich (Höhe Th5) die Wirbelsäule. Im weiteren Verlauf setzt er sich links der Wirbelsäule nach oben fort, liegt dabei erst dorsolateral des Ösophagus

und befindet sich – nachdem er von vorn das Ggl. cervicothoracicum (stellatum) tangiert hat – hinter dem zervikalen Abschnitt der Pleurakuppel. Bogenförmig schlingt sich der Ductus thoracicus dann über die A. vertebralis und die A. subclavia, zieht über die Pleurakuppel und erreicht die V. subclavia kurz vor ihrer Verschmelzung mit der V. jugularis interna von hinten oben.

Der **Ductus lymphaticus dexter** *nimmt auf*:
- den Truncus subclavius dexter,
- den Truncus jugularis dexter,
- den Truncus bronchomediastinalis dexter.

Über ihn werden *abgeleitet*:
- die rechte Kopf- und Halshälfte,
- der rechte Arm,
- die oberen Abschnitte des rechten Thorax.

Jeder der drei Lymphgefäßstämme entleert sich in der Regel von den anderen getrennt in den Venenwinkel. Die beiden erstgenannten Trunci verschmelzen jedoch häufig zu einem gemeinsamen Ductus lymphaticus dexter, welcher sich in die V. subclavia dextra entleert. In diesem Fall hat der Ductus lymphaticus dexter einen sehr kurzen Verlauf. Er wird ventral des M. scalenus anterior gebildet, zieht bogenförmig über den zervikalen Abschnitt der Pleurakuppel und erreicht die rechte V. subclavia bei ihrer Verschmelzung mit der V. jugularis interna dextra.

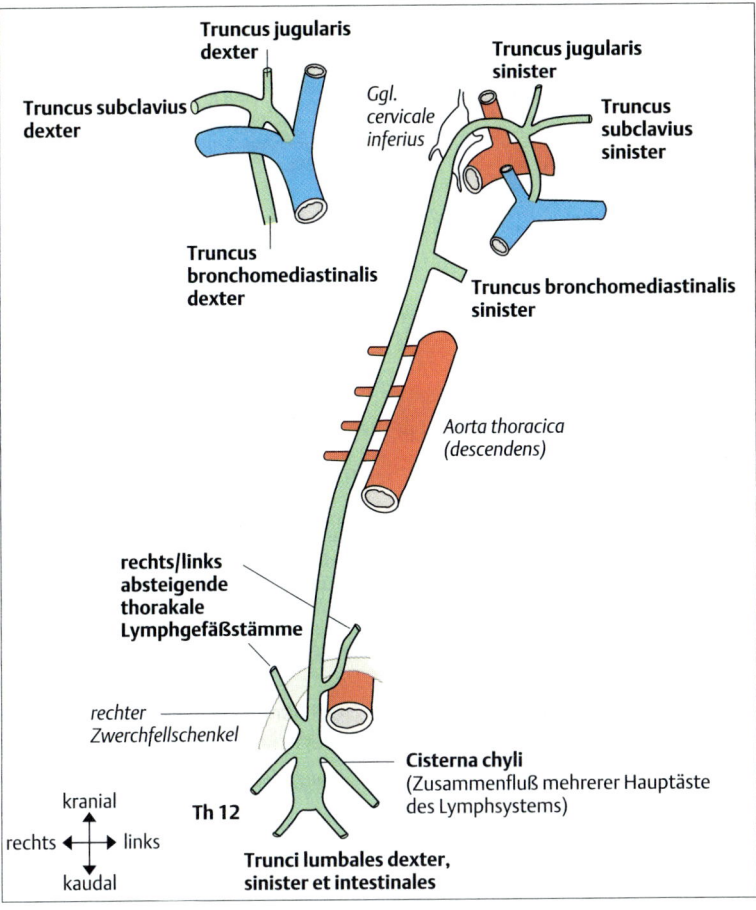

Truncus jugularis dexter

Truncus subclavius dexter

Truncus jugularis sinister

Ggl. cervicale inferius

Truncus subclavius sinister

Truncus bronchomediastinalis dexter

Truncus bronchomediastinalis sinister

Aorta thoracica (descendens)

rechts/links absteigende thorakale Lymphgefäßstämme

rechter Zwerchfellschenkel

kranial

rechts ◄──► links

kaudal

Th 12

Cisterna chyli
(Zusammenfluß mehrerer Hauptäste des Lymphsystems)

Trunci lumbales dexter, sinister et intestinales

Nodi lymphatici – Caput et collum

Zirkuläre Lymphknotenkette

Nn. ll. submentales (beidseits Zuflüsse aus):
– Zungenspitze,
– Mundboden,
– Schneide- und Eckzähne des Unterkiefers,
– Unterlippe,
– Kinn.

Nn. ll. submandibulares:
– Oberlippe,
– Wange,
– Nase,
– Stirn und vordere Abschnitte der behaarten Kopfhaut,
– Zungenmitte,
– untere Backen- und Mahlzähne,
– sämtliche Zähne des Oberkiefers,
– Gl. sublingualis,
– Gl. submandibularis,
– vordere Hälfte der Nasenhöhle (Cavitas nasi) und Nasennebenhöhlen (Sinus paranasales).

Nn. ll. parotidei profundi et superficiales:
– mittlere Abschnitte der behaarten Kopfhaut,
– Kopfhaut im Bereich der Schläfe,
– Ohrmuschel,
– Ohrspeicheldrüse (Gl. parotidea),
– hintere Abschnitte der Orbita.

Nn. ll. mastoidei (retroauriculares):
– Ohrmuschel,
– hintere Abschnitte der behaarten Kopfhaut.

Nn. ll. occipitales:
– hintere Abschnitte der behaarten Kopfhaut.

Nodi lymphatici cervicales profundi

Nodus lymphaticus jugulodigastricus:
– Gaumenmandel (Tonsilla palatina),
– obere Abschnitte des Pharynx,
– Zungengrund.

Nodus jugulo-omohyoideus:
– hintere Hälfte der Nasenhöhle und der Nasennebenhöhlen,
– harter und weicher Gaumen.

Nn. ll. retropharyngeales:
– Rachen (Pharynx).

Nn. ll. paratracheales:
– Hypopharynx,
– Kehlkopf (Larynx),
– Trachea,
– Gl. thyroidea (Schilddrüse),
– Gll. parathyroideae (Nebenschilddrüsen).

Nodi lymphatici cervicales superficiales

– Haut des Halses.

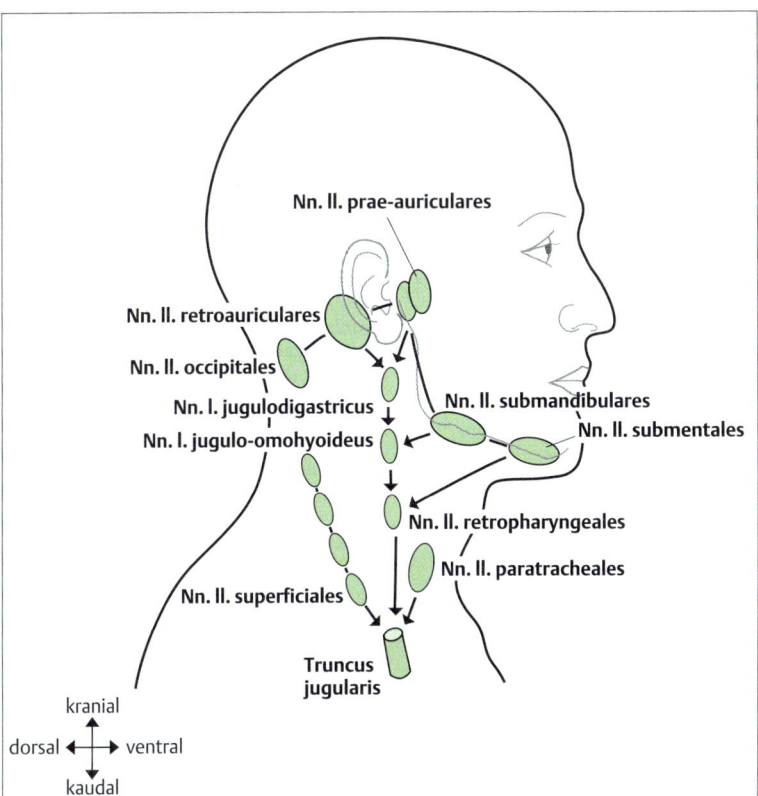

Nn. ll. prae-auriculares

Nn. ll. retroauriculares

Nn. ll. occipitales

Nn. l. jugulodigastricus

Nn. l. jugulo-omohyoideus

Nn. ll. submandibulares

Nn. ll. submentales

Nn. ll. retropharyngeales

Nn. ll. paratracheales

Nn. ll. superficiales

**Truncus
jugularis**

kranial

dorsal ◄─────► ventral

kaudal

Nodi lymphatici – Thorax

Nn. ll. praeaortici:
- mittleres Ösophagusdrittel.

Nn. ll. phrenici superiores:
- Zwerchfell,
- Zwischenräume unterhalb des Zwerchfells,
- Area nuda der Leber.

Nn. ll. tracheobronchiales:
- Herz und Perikard,
- Lunge und Pleura visceralis,
- Bronchien (außerhalb des Lungengewebes),
- Trachea,
- Thymus (gelegentlich auch Isthmus Gl. thyroideae).

Nn. ll. para-aortici:
- Brustwand,
- Pleura parietalis,
- vordere Bauchwand.

Nn. ll. parasternales:
- Brustdrüse,
- vordere Brustwand,
- obere Bauchmuskeln,
- Zwerchfell.

Die Lymphknoten der links und rechts gelegenen unteren Thoraxabschnitte entleeren sich entweder direkt über den Ductus thoracicus oder aber über einen separaten Truncus bronchomediastinalis sinister, der im hinteren oberen Mediastinum auf den Ductus thoracicus trifft, in die linke V. subclavia. Die Lymphknoten des rechten oberen Thorax werden über den Truncus bronchomediastinalis dexter abgeleitet, der entweder in den Ductus lymphaticus dexter oder direkt in die V. subclavia dextra einmündet.

Anmerkung: In der Regel wird die Brustdrüse über die vorderen (Nn. ll. pectorales) und hinteren axillären Lymphknoten (Nn. ll. subscapulares), die infraklavikulären (Nn. ll. deltopectorales) und parasternalen Lymphknotengruppen (Nn. ll. parasternales) abgeleitet. Im Falle einer pathologischen Abflußbehinderung ist ein Lymphabfluß zur kontralateralen Seite über zervikale, in der Leber, der Peritonealhöhle oder in der Leistengegend gelegene Lymphknotengruppen möglich.

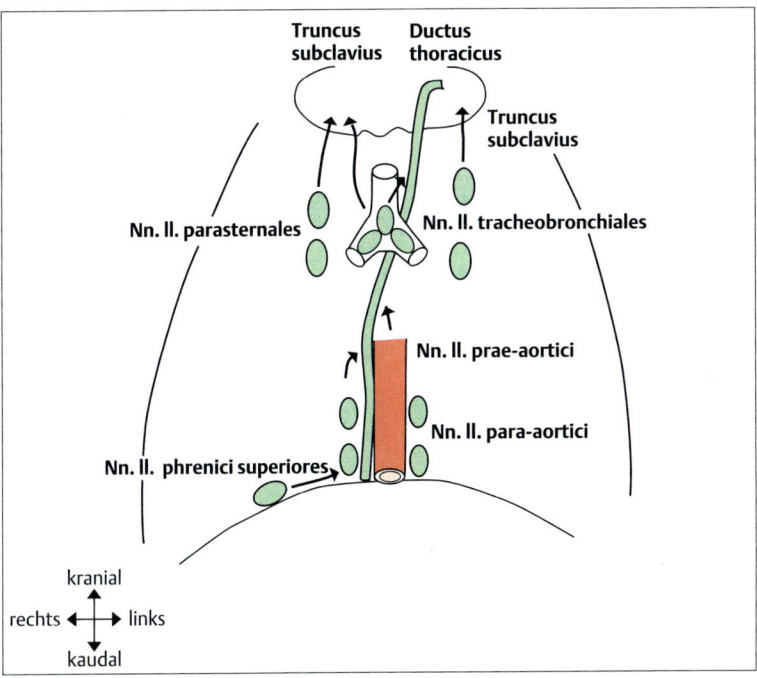

Truncus
subclavius

Ductus
thoracicus

Truncus
subclavius

Nn. ll. parasternales

Nn. ll. tracheobronchiales

Nn. ll. prae-aortici

Nn. ll. para-aortici

Nn. ll. phrenici superiores

kranial

rechts links

kaudal

Nodi lymphatici – Abdomen

Nn. ll. coeliaci
(über sie werden abgeleitet):
– das distale Ösophagusdrittel,
– Magen und Omentum majus,
– Partes superior et descendens duodeni,
– Milz,
– Pankreas,
– Leber,
– Gallenblase.

Nn. ll. mesenterici superiores:
– Partes descendens, horizontalis et ascendens duodeni,
– Jejunum,
– Ileum,
– Caecum und Appendix,
– Colon ascendens,
– Colon transversum.

Nn. ll. mesenterici inferiores:
– distaler Abschnitt des Colon transversum,
– Colon descendens,
– Colon sigmoideum,
– obere Abschnitte des Rectum und rektale Mukosa bis zur Linea dentata.

Nn. ll. para-aortici:
– untere Zwerchfellfläche,
– Nebenniere,
– Niere,
– Gonaden (einschließlich Eileiter),
– obere äußere Uterusabschnitte,
– Ureter,
– Area nuda hepatis,
– hintere Bauchwand.

Nn. ll. iliaci:
– untere Abschnitte des Rectum bis zur Linea dentata,
– Harnblase,
– Harnröhre,
– untere Abschnitte des Ureter,
– *bei der Frau:*
  • Uterus,
  • Zervix,
  • obere Abschnitte der Vagina,
  • Klitoris,
  • große Schamlippen.

– *beim Mann:*
  • Ductus deferens,
  • Samenbläschen,
  • Prostata,
  • Bulbus penis.

Lymphknoten, über die sich Strukturen entodermaler Herkunft (Entodermrohrabkömmlinge) entleeren, liegen entlang der Arterien, die diese Strukturen versorgen, und tragen den Namen der Arterie, mit der sie in Verbindung stehen, ohne eine eigene Bezeichnung zu erhalten. Ihre Anzahl und ihre genaue Lage sind sehr variabel. Lage und Flußrichtung der übergeordneten Lymphknotengruppen (wie oben angeführt) sind allerdings konstant.

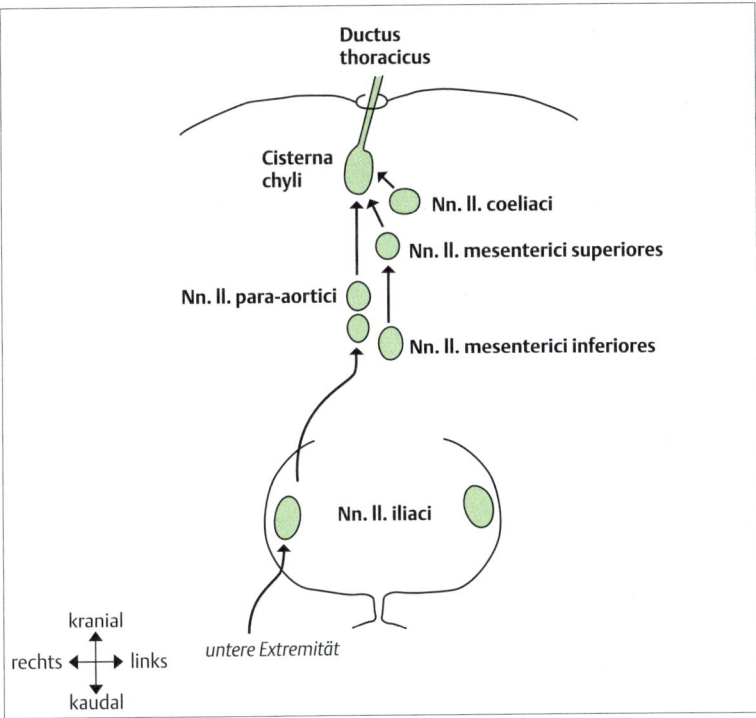

Nodi lymphatici – obere Extremität

Plexus lymphaticus axillaris

Nn. ll. pectorales (anteriores):
– Brustdrüse,
– vordere Thoraxwand,
– obere vordere Bauchwand.

Nn. ll. subscapulares (posteriores):
– hintere Thoraxwand,
– Proc. lateralis mammae (oberer äußerer Quadrant),
– obere hintere Bauchwand.

Nn. ll. axillares laterales:
– Arm,
– Unterarm,
– Hand.

Nn. ll. axillares centrales, Nn. ll. axillares apicales, Nn. ll. supratrochleares:
– Haut der ventralen Unterarmseite und der Hand.

Nn. ll. deltopectorales (infraclaviculares):
– Haut der Schulter,
– Haut des unteren Halsbereichs,
– Haut der ventralen oberen Thoraxwand,
– Brustdrüse.

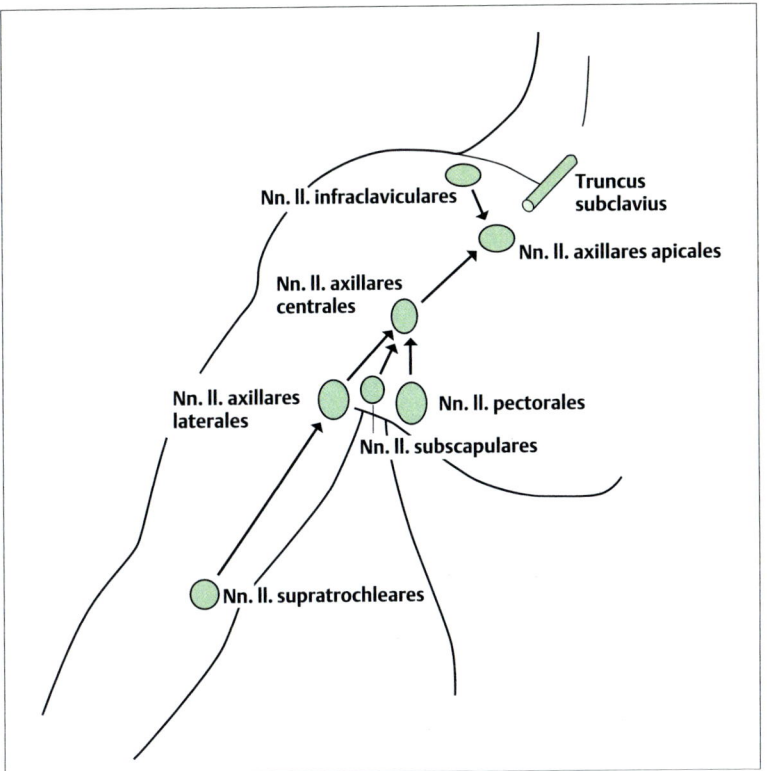

Nn. ll. infraclaviculares

Truncus subclavius

Nn. ll. axillares apicales

Nn. ll. axillares centrales

Nn. ll. axillares laterales

Nn. ll. pectorales

Nn. ll. subscapulares

Nn. ll. supratrochleares

Nodi lymphatici – untere Extremität

Nn. ll. inguinales superficiales:
– Fundus uteri/Penishaut,
– Labia minora/Scrotum,
– Haut der Gesäßregion,
– Haut der unteren Bauchwand bis zum Nabel,
– Haut von Oberschenkel, vorderer Wadenregion und Fußrücken,
– Haut der ventralen Dammregion.

Nn. ll. inguinales profundi:
– ventrale Dammregion,
– Oberschenkel,
– Unterschenkel,
– Fuß.

Nn. ll. popliteales:
– Haut der Fußsohle,
– Haut der dorsalen Wadenregion.

Anmerkung: Die Rosenmüller-Cloquet-Drüse ist der im Bereich der unteren Extremität am weitesten proximal gelegene Lymphknoten und ist in der Regel lateral des Lig. lacunare und medial der V. femoralis unter dem Leistenband im Canalis femoralis zu finden.

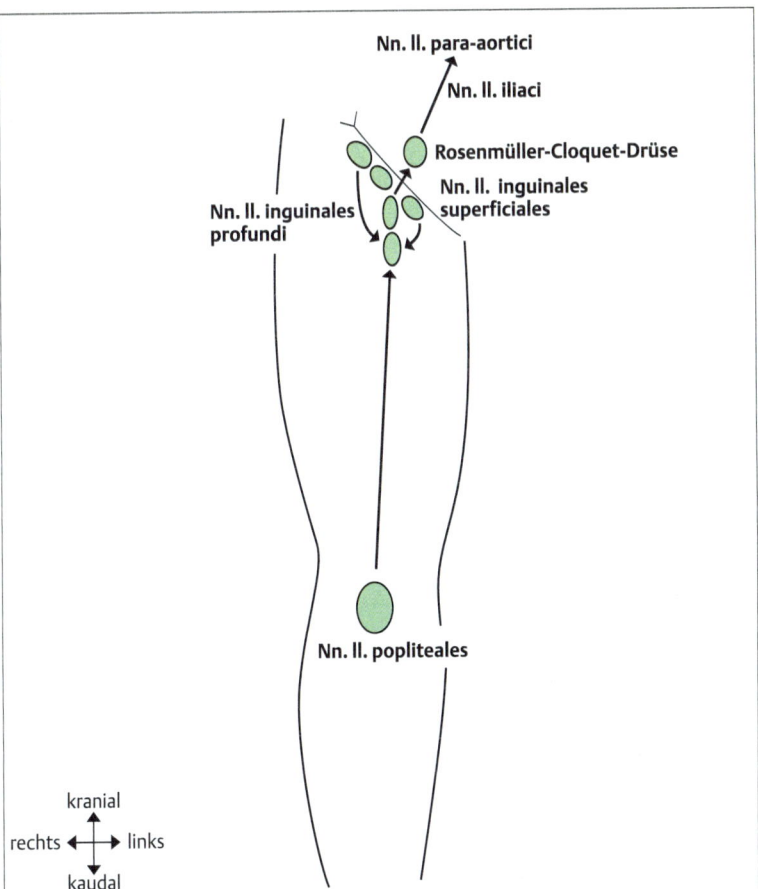

4 Vegetatives Nervensystem

Sympathikus

Im Rahmen seiner primärmotorischen Funktion vermittelt das sympathische Nervensystem im gesamten Organismus eine gefäßverengende Wirkung. Kennzeichnend für den Sympathikus sind unter anderem die Kontrolle von Schweißsekretion und Piloarrektion durch Fasern, welche über die Spinalnerven die Haut erreichen, sowie spezifische Wirkungen wie beispielsweise die Dilatation der Pupillen. Afferente Fasern des Sympathikus übertragen Informationen, die viszeralen Strukturen entstammen. Die nachfolgende Beschreibung gibt einen groben Umriß der Gliederung des sympathischen Nervensystems.

Sympathische Nervenfasern verlassen das Rückenmark ausschließlich über präganglionäre Nervenzellen, die im Bereich der Seitenhörner der Rückenmarkssegmente Th1–L2 lokalisiert sind. Zwischen diesen beiden Rückenmarksebenen treten die Rr. communicantes albi (markhaltig) aus den Vorderwurzeln in die Grenzstrangganglien. Im Lumbosakralbereich unterhalb des zweiten Lendenwirbelkörpers L2 ist zwar jeder Spinalnerv mit einem Grenzstrangganglion gepaart, der zugehörige R. communicans albus entstammt allerdings den Rückenmarkssegmenten Th1–L2 und erreicht das Ganglion über den distalen Anteil des Grenzstrangs. Oberhalb des Rückenmarksegments Th1 befinden sich drei Zervikalganglien (Ggl. cervicale superius, Ggl. cervicale medium, Ggl. cervicale inferius). Diese sichern die sympathische Versorgung von Kopf, Hals und der zervikalen somatischen Nerven über Rr. communicantes albi, die den Segmenten Th1–L2 (in der Regel aus den oberen Thorakalsegmenten) entstammen. Ist das Ggl. cervicale inferius mit dem obersten thorakalen Ganglion verschmolzen, bezeichnet man es als Ggl. stellatum (cervicothoracicum). Um innerhalb des Grenzstrangs zu einem bestimmten Ganglion zu gelangen, eröffnen sich damit den efferenten präganglionären weißen Fasern (schwarz dargestellt) folgende Möglichkeiten:

1. Sie bilden Synapsen mit den Rr. communicantes grisei (marklos, hier grün), welche auf derselben Rückenmarksebene die entsprechenden Spinalnerven mit sympathischen Fasern versorgen (gelb).
2. Sie ziehen nach kranial oder kaudal und werden auf einer anderen Rückenmarksebene, wie unter 1. beschrieben, umgeschaltet.
3. Sie ziehen als viszeraler Ast (rot) durch das Grenzstrangganglion zu einem kleineren kollateralen Ganglion, das näher an seinem Zielorgan liegt, und schalten dort auf postganglionäre Neurone um (als Beispiel sei der Plexus coeliacus genannt). Einige viszerale Äste (z. B. die Nn. cardiaci der oberen Brust- und Halsregionen) werden jedoch bereits innerhalb der Grenzstrangganglien umgeschaltet und ziehen als postganglionäre Neurone distalwärts (ebenfalls rot).
4. Sie werden innerhalb eines zervikalen Ganglions umgeschaltet und verlassen dieses als postganglionäre Gefäßfasern (grau).
5. Einige präganglionäre Fasern ziehen zur Nebenniere und stehen mit Zellen des Nebennierenmarks in Verbindung.
   Jedes Ganglion hat einen somatischen und einen viszeralen Ast. Zusätzlich besitzen die drei zervikalen Ganglien einen vaskulären Ast, welcher über die Arterien eine bessere Verteilung erlaubt als über die zervikalen somatischen Nerven.

Afferente (sensible) Fasern (hier nicht abgebildet) ziehen über den Grenzstrang zu den Rückenmarkssegmenten Th1–L2 und von dort aus über den R. communicans albus zum zugehörigen Spinalganglion, in dem sich ihre Nervenzellkörper befinden. Um zu den Grenzstrangganglien zu gelangen, begleiten diese afferenten Nervenfasern entweder Gefäße, Spinalnerven oder Sympathikusfasern, welche die einzelnen Nervenplexus versorgen. Die Rr. communicantes albi enthalten damit sowohl präganglionäre als auch afferente sympathische Fasern.

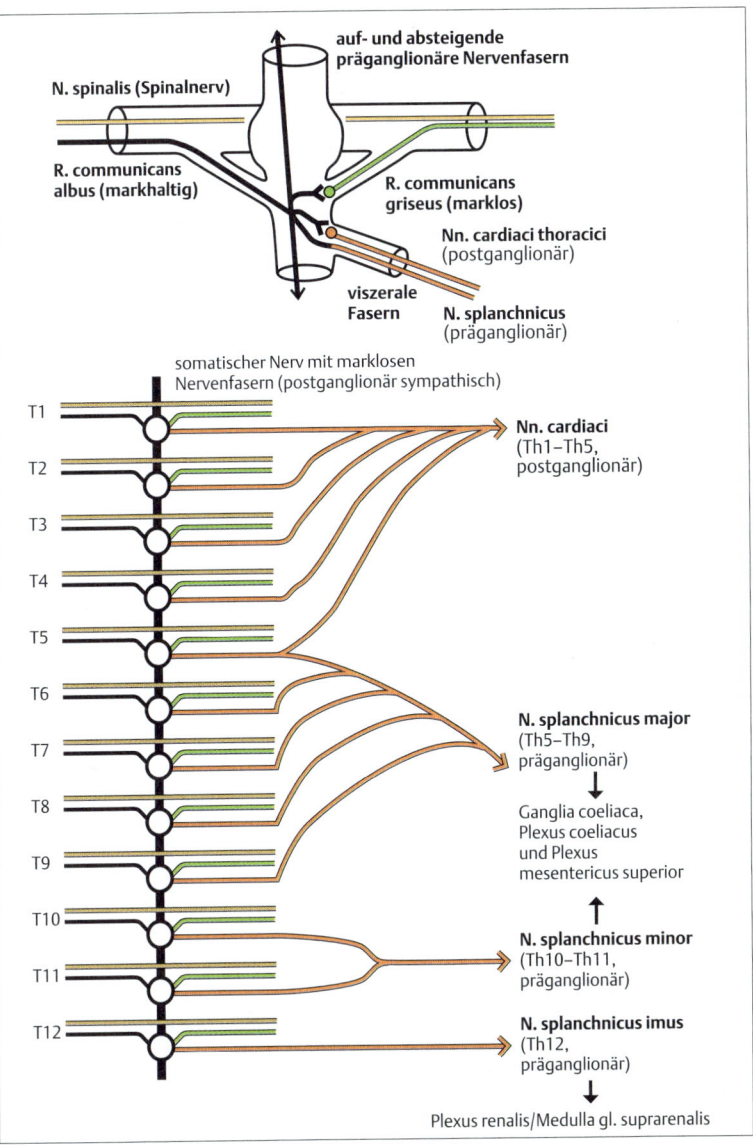

Anmerkung: Die Splanchnikusnerven enthalten präganglionäre sympathische Nervenfasern und werden in den entsprechenden abdominellen Ganglien umgeschaltet.

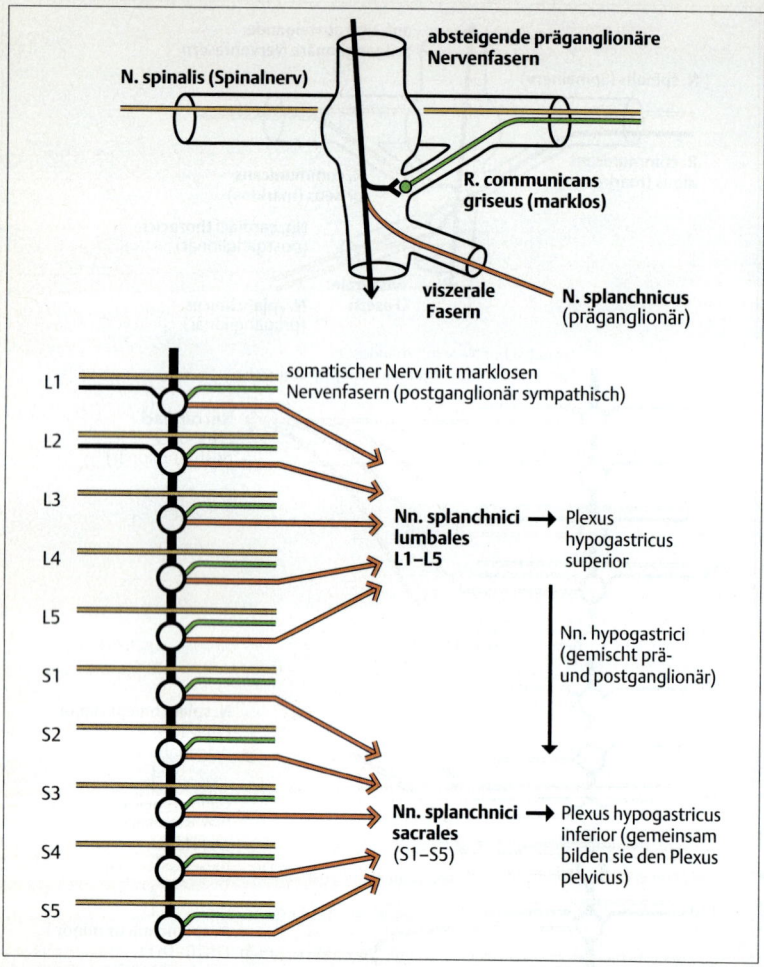

Anmerkung:
– Die Nn. splanchnici lumbales (L1 – L2) enthalten markhaltige Nervenfasern.
– Die Nn. splanchnici lumbales et sacrales enthalten präganglionäre Nervenfasern und werden entweder im Plexus hypogastricus superior oder im Plexus hypogastricus inferior umgeschaltet.

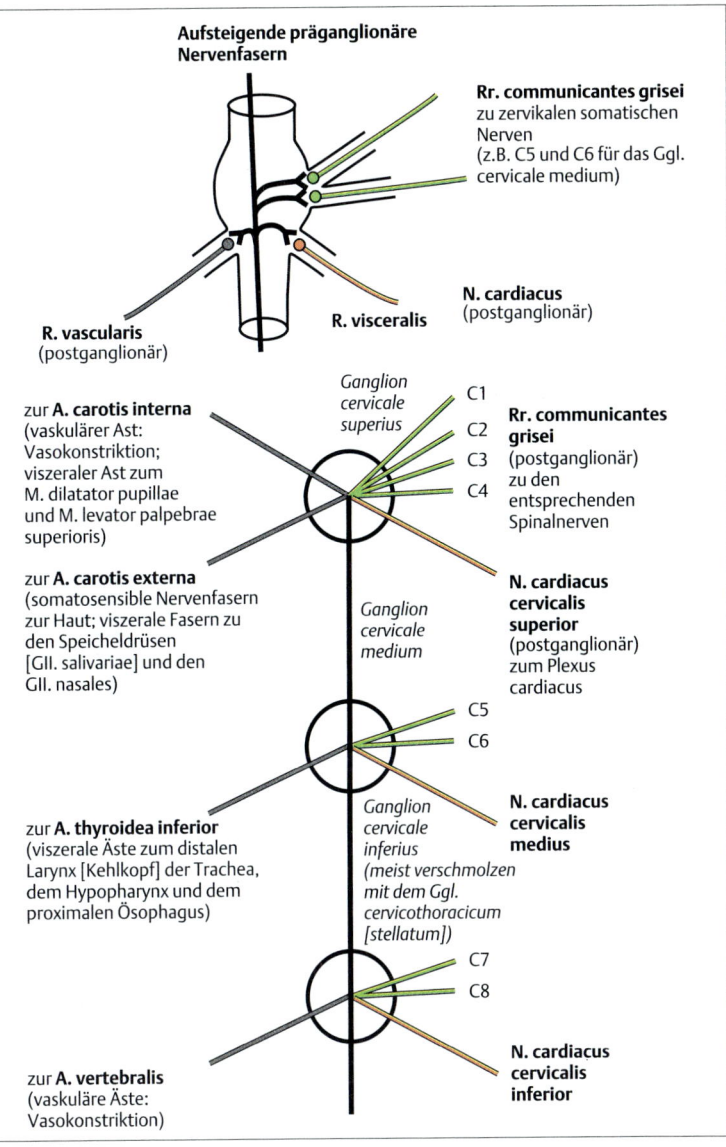

Aufsteigende präganglionäre Nervenfasern

Rr. communicantes grisei
zu zervikalen somatischen Nerven
(z.B. C5 und C6 für das Ggl. cervicale medium)

R. vascularis
(postganglionär)

R. visceralis

N. cardiacus
(postganglionär)

zur **A. carotis interna**
(vaskulärer Ast: Vasokonstriktion; viszeraler Ast zum M. dilatator pupillae und M. levator palpebrae superioris)

Ganglion cervicale superius

C1
C2
C3
C4

Rr. communicantes grisei
(postganglionär)
zu den entsprechenden Spinalnerven

zur **A. carotis externa**
(somatosensible Nervenfasern zur Haut; viszerale Fasern zu den Speicheldrüsen [Gll. salivariae] und den Gll. nasales)

Ganglion cervicale medium

N. cardiacus cervicalis superior
(postganglionär)
zum Plexus cardiacus

C5
C6

zur **A. thyroidea inferior**
(viszerale Äste zum distalen Larynx [Kehlkopf] der Trachea, dem Hypopharynx und dem proximalen Ösophagus)

Ganglion cervicale inferius (meist verschmolzen mit dem Ggl. cervicothoracicum [stellatum])

N. cardiacus cervicalis medius

C7
C8

zur **A. vertebralis**
(vaskuläre Äste: Vasokonstriktion)

N. cardiacus cervicalis inferior

Parasympathikus

Das parasympathische Nervensystem wird in erster Linie vom III., VII., IX. und X. Hirnnerven gespeist sowie aus Fasern, die den Rückenmarkssegmenten S2–S4 entstammen.

Im Bereich von Kopf und Hals verlaufen die markhaltigen präganglionären efferenten Fasern (rot) mit den Nervenfasern der entsprechenden Hirnnerven (Nn. III, VI und IX) und werden in peripher gelegenen Ganglien in der Nähe ihres Zielorgans umgeschaltet. Innerhalb dieser Ganglien werden sie mit marklosen postganglionären Neuronen verknüpft und auf das entsprechende Zielorgan verteilt (ebenfalls rot). Die Nervenfasern können dabei auf dem Weg zu ihrem Zielorgan über eine kürzere Strecke entweder separat oder in Begleitung der Fasern anderer Hirnnerven, insbesondere der verschiedenen Aufzweigungen des N. trigeminus (N. V), verlaufen. Vagale (N. X) und pelvine (S2–S4) parasympathische Fasern versorgen die Viszeralorgane unterhalb der Thoraxapertur. Sie verlaufen stets von Nachbarstrukturen getrennt und werden auf ihre Umschaltstellen in peripher gelegenen Ganglien verteilt. Die Verteilung der postganglionären Fasern erfolgt in der Regel erst kurz vor ihrem Eintritt in das viszerale Zielorgan. Dabei lassen diese Nervenfasern einen deutlich höheren Verzweigungsgrad erkennen als Fasern, die in ähnlicher Weise im Bereich von Kopf und Hals auf ihre Zielorgane verteilt werden.

Die von den vorderen zwei Dritteln der Zunge, vom Gaumen und den Valleculae epiglotticae ausgehenden Geschmacksfasern (sensorisch) stellen parasympathische Afferenzen dar und haben ihre Zellkörper – von den Valleculae epiglotticae abgesehen – im Ggl. geniculi des N. facialis (N. VII). Ohne umzuschalten ziehen sie durch das Ggl. submandibulare und das Ggl. pterygopalatinum. Die vom hinteren Zungendrittel ausgehenden Geschmacksfasern verlaufen mit dem N. glossopharyngeus (N. IX). Ihre Nervenzellkörper sind gemeinsam mit denen der parasympathischen Afferenzen (sensibel), die dem Glomus caroticum und dem Sinus caroticus entstammen, im Ggl. inferius n. glossopharyngei (N. IX) lokalisiert. Geschmacksempfindungen aus dem Bereich der Valleculae epiglotticae werden über vagale Fasern (N. X) weitergeleitet, deren Perikaryon sich im Ggl. inferius n. vagi befindet. Schließlich verlaufen mit dem N. vagus allgemeine viszerale Afferenzen aus dem Brust- und Bauchraum, die möglicherweise zum Ncl. solitarius ziehen und deren Nervenzellkörper sich ebenfalls im Ggl. inferius n. vagi befinden.

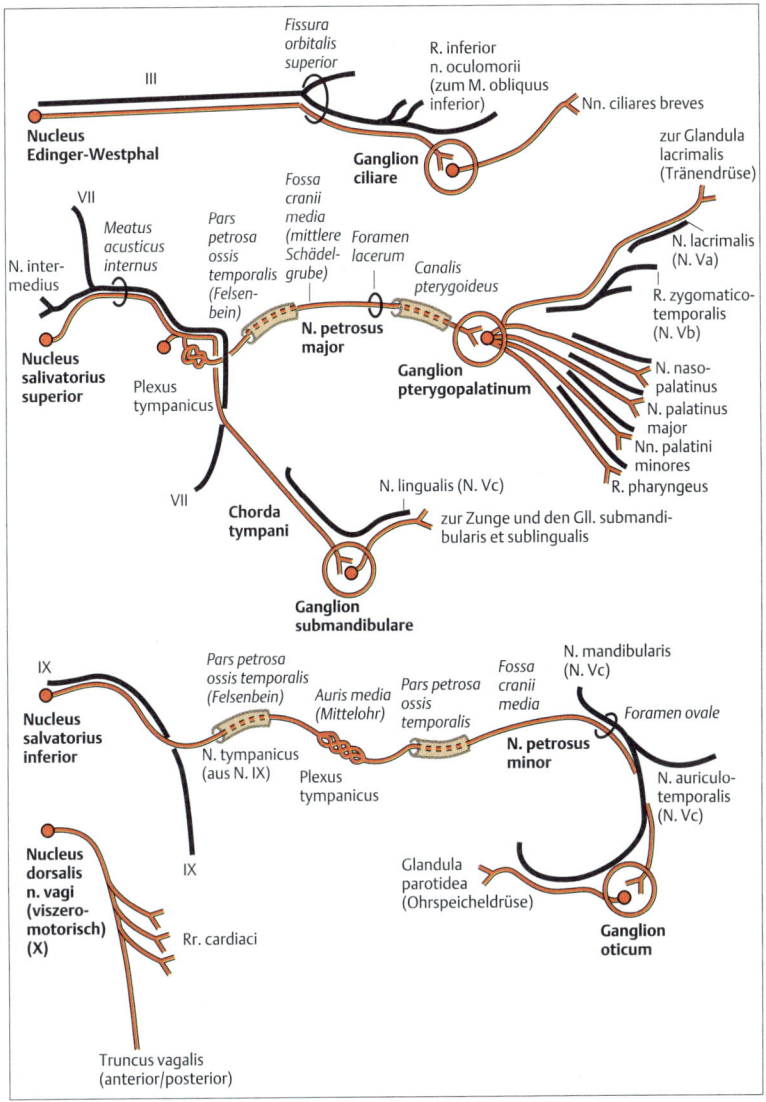

Anmerkung: Die afferenten parasympathischen Fasern wurden der besseren Übersichtlichkeit wegen in der Abbildung weggelassen.

5 Hirnnerven (Nn. craniales)

Anmerkung: Von den ersten beiden Hirnnerven (Nn. I und II) abgesehen, die eindeutig einer bestimmten sensiblen Region zugeordnet werden können und deren Fasern direkt zum Gehirn ziehen, wurde ein allgemeines Benennungssystem geschaffen, bei dem jeder Hirnnerv zentral im Gehirn seinen Ausgang nimmt und in die Peripherie zieht, unabhängig davon, ob er nun sensible, motorische oder beide Fasern mit sich führt. *In den Abbildungen verwendeter Farbcode:*

- somatomotorische Fasern – schwarz,
- somatosensible Fasern – schwarz,
- spezielle viszeromotorische Fasern (Kiemenbogenmuskulatur) – blau,
- spezielle viszerosensible Fasern (Geschmack und arterielle Gefäßrezeptoren) – grün,
- allgemeine viszeromotorische Fasern (parasympathisch) – rot,
- allgemeine viszerosensible Fasern (parasympathisch) – grün,
- spezielle Sinnesfunktionen – schwarz.

Nn. olfactorii (N. I)

Ursprung: Riechepithel
Verlauf: zu den kortikalen Riechzentren
Inhalt: Fasern der speziellen
Sinneswahrnehmung (Geruch)

Die Riechschleimhaut kleidet das Dach der oberen Nasenmuschel (Concha nasalis superior) aus sowie den medialen oberen Bereich der Nasenscheidewand (Septum nasale) und die Unterfläche der Siebbeinplatte (Lamina cribrosa ossis ethmoidalis). Als Fila olfactoria verlaufen die Riechzellen in der Submukosa, ziehen durch die Siebbeinplatte und werden im Bulbus olfactorius an der oberen Siebbeinfläche umgeschaltet. Der Bulbus olfactorius geht occipital in den Tractus olfactorius über, welcher an der Unterfläche des Frontallappens in der vorderen Schädelgrube (Fossa cranii media) liegt, und führt Fasern zum Ncl. olfactorius anterior (im hinteren Abschnitt des Bulbus olfactorius gelegen), zur kortikal gelegenen Area praepiriformis, zur Substantia perforata anterior und in den Bereich der Area septalis (subcallosa).

N. opticus (N. II)

Ursprung: Retina
Verlauf: zum Corpus geniculatum laterale
Inhalt: Fasern der speziellen
Sinneswahrnehmung (Visus)

Fasern retinaler Ganglienzellen verlassen über den Discus n. optici den Augapfel und gehen in den N. opticus über, der von einer Durascheide umkleidet zwischen den trichterförmig angeordneten Augenmuskeln verläuft. Der Sehnerv zieht durch den im Keilbein gelegenen Canalis opticus in die mittlere Schädelgrube (Fossa cranii media) und liegt dort medial des Proc. clinoideus anterior. Die A. ophthalmica verläuft bei ihrem Durchtritt durch den Canalis opticus unter dem N. opticus, zieht nach rostral und durchsetzt etwa 1 cm hinter dem Augapfel medial unterhalb des Sehnervs die Dura. Der Sehnerv zieht nach hinten und liegt dabei zunächst lateral und dann oberhalb des Türkensattels (Sella turcica), wo er das Chiasma opticum bildet. In jedem Tractus opticus finden sich Nervenfasern beider Augen, wobei die jeweils medial gelegenen Fasern zur Gegenseite (temporales Sehfeld) kreuzen. Jeder Tractus opticus liegt dem Hypophysenstiel lateral an und zieht ausgehend vom dorsolateralen Chiasmaabschnitt lateral vom Hirnstiel (Pedunculus cerebri) und medial des Uncus lobi temporalis zum Corpus geniculatum laterale.

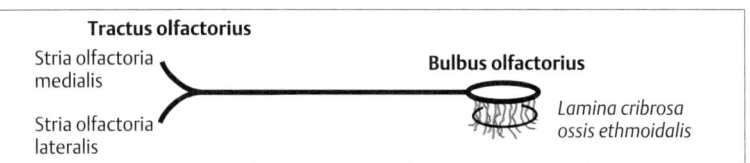

Tractus olfactorius

Stria olfactoria
medialis

Stria olfactoria
lateralis

Bulbus olfactorius

*Lamina cribrosa
ossis ethmoidalis*

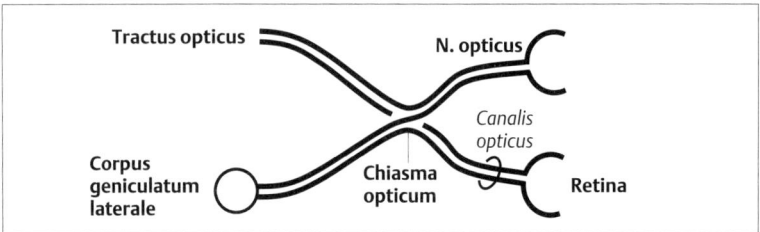

Tractus opticus

N. opticus

**Corpus
geniculatum
laterale**

**Chiasma
opticum**

*Canalis
opticus*

Retina

N. oculomotorius (N. III)

Ursprung: Nucleus n. oculomotorii (somatomotorisch), Nucleus Edinger-Westphal (allgemein viszeromotorisch). (Lokalisation beider Kerne: Mittelhirn, ventral des kranialen Aquaeductus cerebri.)

Verlauf: Aufzweigung in seine Endäste

Inhalt: somatomotorische und allgemeine viszeromotorische Fasern

Der N. oculomotorius nimmt im Bereich der Fossa interpeduncularis medial des Hirnstiels (Pedunculus cerebri) seinen Ursprung und zieht unter dem Rand des Tentorium cerebelli lateral dicht an der A. communicans posterior vorbei nach rostral in die mittlere Schädelgrube (Fossa cranii media). Der N. oculomotorius tritt am Proc. clinoideus posterior lateral durch die Dura mater in den Sinus cavernosus, verläuft dort zunächst kraniolateral an dessen Wand entlang und zieht dann medial abwärts über den N. trochlearis und den N. nasociliaris, welcher dem N. ophthalmicus (N. Va) entstammt. Im Bereich der vorderen Begrenzung des Sinus cavernosus teilt sich der N. oculomotorius in einen oberen und einen unteren Ast auf und gelangt über die Fissura orbitalis superior durch den Anulus tendineus in die Orbita. Der R. superior verläuft an der Unterfläche des M. rectus superior lateral am Sehnerv entlang, tritt dann von unten in den M. rectus superior ein und endet schließlich im M. levator palpebrae superioris, den er mit sympathischen Nervenfasern aus dem Plexus caroticus internus versorgt. Der R. inferior teilt sich dagegen bereits kurz nach seinem Durchtritt durch den Anulus tendineus in seine Endäste auf. Dabei führt der Zweig zum M. obliquus inferior die allgemein viszeromotorischen Fasern (parasympathisch) zum etwas weiter hinten und lateral unter dem N. opticus in der Ortbita gelegenen Ggl. ciliare.

N. trochlearis (N. IV)

Ursprung: Nucleus n. trochlearis (Lokalisation: Mittelhirn, unter dem Boden des Aquaeductus cerebri in Höhe der kranialen Anteile der unteren Vierhügel [Colliculi inferiores])

Verlauf: Aufzweigung in seine Endäste

Inhalt: somatomotorische Fasern

Die Fasern des N. trochlearis kreuzen innerhalb des Mittelhirns zur Gegenseite und kommen an der Rückfläche des Mittelhirns zum Vorschein. Der N. trochlearis zieht dann lateral am oberen Kleinhirnschenkel (Pedunculus cerebellaris superior) vorbei, um die seitlichen Mittelhirnanteile herum und erreicht am oberen Brückenrand die mittlere Schädelgrube (Fossa cranii media). Er zieht dann unter dem Tentoriumrand zwischen A. cerebri posterior und A. cerebelli superior nach vorn, tritt von lateral in den Sinus cavernosus, wird dort vom weiter medial gelegenen und von oben kommenden N. oculomotorius überkreuzt und gelangt über die Fissura orbitalis superior lateral des Anulus tendineus in die Orbita. Dort zieht er auf dem M. levator palpebrae superioris nach medial und endet schließlich im M. obliquus superior.

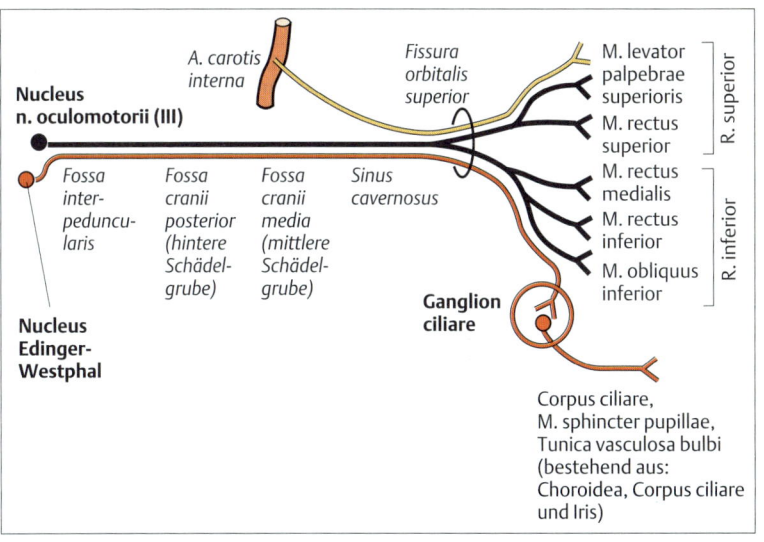

Nucleus n. oculomotorii (III)

A. carotis interna

Fissura orbitalis superior

M. levator palpebrae superioris

M. rectus superior

R. superior

Fossa interpeduncularis

Fossa cranii posterior (hintere Schädelgrube)

Fossa cranii media (mittlere Schädelgrube)

Sinus cavernosus

M. rectus medialis

M. rectus inferior

M. obliquus inferior

R. inferior

Ganglion ciliare

Nucleus Edinger-Westphal

Corpus ciliare, M. sphincter pupillae, Tunica vasculosa bulbi (bestehend aus: Choroidea, Corpus ciliare und Iris)

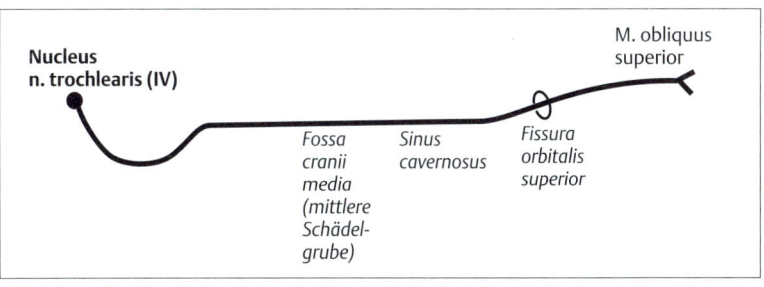

Nucleus n. trochlearis (IV)

M. obliquus superior

Fossa cranii media (mittlere Schädelgrube)

Sinus cavernosus

Fissura orbitalis superior

N. trigeminus –
N. ophthalmicus (N. Va)

Ursprung:	Nucleus sensorius principalis n. trigemini (Berührung), Nucleus tractus mesencephalicus n. trigemini (Propriozeption), Nucleus spinalis n. trigemini (Schmerz, Temperatur). (Lokalisation: Pons, Mittelhirn, Medulla oblongata, oberer Zervikalkanal.)
Verlauf:	Aufzweigung in seine Endäste
Inhalt:	somatosensible Nervenfasern

Die sensible Trigeminuswurzel kommt ventral im oberen Ponsbereich zum Vorschein und erreicht über die mittlere Schädelgrube das Ggl. trigeminale (Gasseri), welches im Cavum trigeminale (Meckeli) im Bereich der Felsenbeinspitze (Apex partis petrosae ossis temporalis) von einer Duratasche umschlossen wird. Der N. ophthalmicus zieht aus dem Ggl. trigeminale unter dem N. trochlearis an der lateralen Wand des Sinus cavernosus entlang nach rostral und überkreuzt dabei medial den N. oculomotorius. Er teilt sich in drei Endäste auf, welche getrennt durch die Fissura orbitalis superior treten.

Anmerkung: Der Nucleus mesencephalicus nimmt insofern eine Sonderstellung ein, als er Fasern primärer Neurone empfängt, deren Zellkörper nicht im Ggl. trigeminale, sondern im Nucleus mesencephalicus selbst zu finden sind.

Der **N. frontalis** tritt lateral oberhalb des Anulus tendineus in die Orbita, zieht medial über den M. levator palpebrae superioris nach vorn und teilt sich in seine Endäste auf, welche die Augenhöhle am oberen Orbitarand über gleichnamige Strukturen verlassen.

Der **N. lacrimalis** gelangt lateral vom Anulus tendineus in die Orbita und zieht – in enger Nachbarschaft zum Periost des orbitalen Stirnbeinanteils (Pars orbitalis ossis frontalis) – lateral zur Tränendrüse und der angrenzenden Konjunktiva. Dabei verlassen einzelne Nervenfasern die Augenhöhle über den oberen Orbitarand. Auf seinem Weg zur Tränendrüse führt der N. lacrimalis zeitweise allgemeine viszeromotorische Fasern mit, die dem R. zygomaticotemporalis des N. maxillaris (Vb) entstammen.

Der **N. nasociliaris** tritt zwischen dem oberen und dem unteren Ast des N. oculomotorius durch den Anulus tendineus communis, zieht von oben über den Sehnerv nach medial und liegt dann auf dem M. rectus medialis. Bei Verlassen des pyramidenförmigen Augenmuskelkegels gibt der N. nasociliaris noch einige Endäste ab und tritt dann als N. ethmoidalis anterior durch das im Bereich des Siebbeins (Os ethmoidale) an der medialen Orbitawand gelegene Foramen ethmoidale anterius, durchquert den Sinus ethmoidalis anterior und tritt durch dessen Dach unter die Dura der vorderen Schädelgrube an die Oberfläche der Siebbeinplatte und liegt damit extradural. Der N. ethmoidalis anterior tritt nun lateral der Crista galli ein weiteres Mal durch die Lamina cribrosa und erreicht die mediale Nasenwand. Dabei versorgt er zunächst die Lamina perpendicularis ossis ethmoidalis und dann die Innenfläche des Nasenbeins (Os nasale). Unterhalb des unteren Nasenbeinrandes endet der N. ethmoidalis anterior als R. nasalis externus in der Haut der Nase. Die 2 – 3 dem N. nasociliaris entstammenden Nn. ciliares longi enthalten sympathische Nervenfasern und bewirken eine Dilatation der Pupillen.

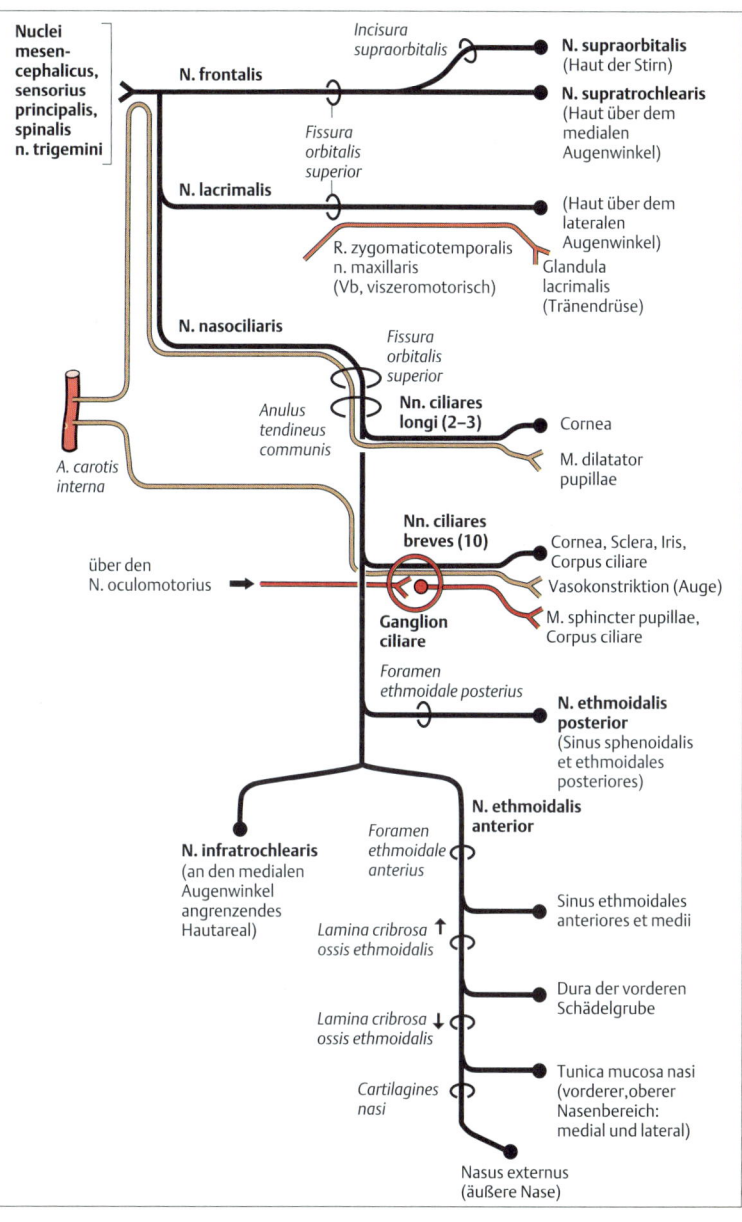

Nuclei mesencephalicus, sensorius principalis, spinalis n. trigemini

N. frontalis

Incisura supraorbitalis

N. supraorbitalis (Haut der Stirn)

N. supratrochlearis (Haut über dem medialen Augenwinkel)

Fissura orbitalis superior

N. lacrimalis

(Haut über dem lateralen Augenwinkel)

R. zygomaticotemporalis n. maxillaris (Vb, viszeromotorisch)

Glandula lacrimalis (Tränendrüse)

N. nasociliaris

Fissura orbitalis superior

Anulus tendineus communis

Nn. ciliares longi (2–3)

Cornea

M. dilatator pupillae

A. carotis interna

Nn. ciliares breves (10)

Cornea, Sclera, Iris, Corpus ciliare

über den N. oculomotorius

Vasokonstriktion (Auge)

M. sphincter pupillae, Corpus ciliare

Ganglion ciliare

Foramen ethmoidale posterius

N. ethmoidalis posterior (Sinus sphenoidalis et ethmoidales posteriores)

N. ethmoidalis anterior

N. infratrochlearis (an den medialen Augenwinkel angrenzendes Hautareal)

Foramen ethmoidale anterius

Sinus ethmoidales anteriores et medii

Lamina cribrosa ossis ethmoidalis ↑

Dura der vorderen Schädelgrube

Lamina cribrosa ossis ethmoidalis ↓

Tunica mucosa nasi (vorderer, oberer Nasenbereich: medial und lateral)

Cartilagines nasi

Nasus externus (äußere Nase)

N. trigeminus –
N. maxillaris (N. Vb)

Ursprung: Nucleus sensorius principalis n. trigemini (Berührung), Nucleus tractus mesencephalicus n. trigemini (Propriozeption), Nucleus spinalis n. trigemini (Schmerz, Temperatur). (Lokalisation: Pons, Mittelhirn, Medulla oblongata, oberer Zervikalkanal.)

Verlauf: Aufzweigung in seine Endäste (Verlauf bis zum Ggl. trigeminale – vgl. N. ophthalmicus)

Inhalt: somatosensible Nervenfasern

Der N. maxillaris tritt ausgehend vom Ggl. trigeminale in den Sinus cavernosus, zieht in der Tiefe an seiner lateralen Wand entlang und erreicht den Boden der mittleren Schädelgrube. Von dort aus gelangt er über das im großen Keilbeinflügel gelegene Foramen rotundum in den oberen Abschnitt der Fossa pterygopalatina, verteilt über das Ggl. pterygopalatinum einzelne Äste in die Peripherie, tritt über die Fissura orbitalis inferior in die Orbita und wird fortan N. infraorbitalis genannt. Das Ggl. pterygopalatinum hängt über 1 – 2 Wurzelfasern am N. maxillaris und empfängt in der Fossa pterygopalatina über den N. petrosus major allgemeine viszeromotorische Fasern, die auf die einzelnen Endäste verteilt werden.

Der **N. infraorbitalis** zieht lateral über die hinteren Abschnitte von Gaumenbein (Os palatinum) und Oberkiefer, erreicht über die Fissura orbitalis inferior an der orbitalen Fläche des Oberkiefers den Canalis infraorbitalis und gibt nach Durchtritt durch das Foramen infraorbitale, welches die eigentliche Fortsetzung des Canalis infraorbitalis darstellt, seine Endäste in die Haut des Gesichts ab.

Der **N. zygomaticus** verläßt die Fossa pterygopalatina nach oben durch die Fissura orbitalis inferior, zieht außerhalb des Augenmuskelkegels an der lateralen Wand der Orbita entlang und teilt sich in seine Endäste, auf (R. zygomaticofacialis und R. zygomaticotemporalis). Diese erreichen durch nicht näher bezeichnete Jochbeinkanälchen die Haut im Bereich des Jochbeins (Os zygomaticum) und der unbehaarten Schläfe.

Der **N. nasopalatinus** (vormals N. sphenopalatinus) zieht durch das Foramen sphenopalatinum in den hinteren oberen Nasenhöhlenbereich und zweigt sich in seine Endästchen auf.

Anmerkung: Weitere Maxillarisäste ziehen, wie nebenstehend skizziert, durch entsprechend gekennzeichnete Foramina.

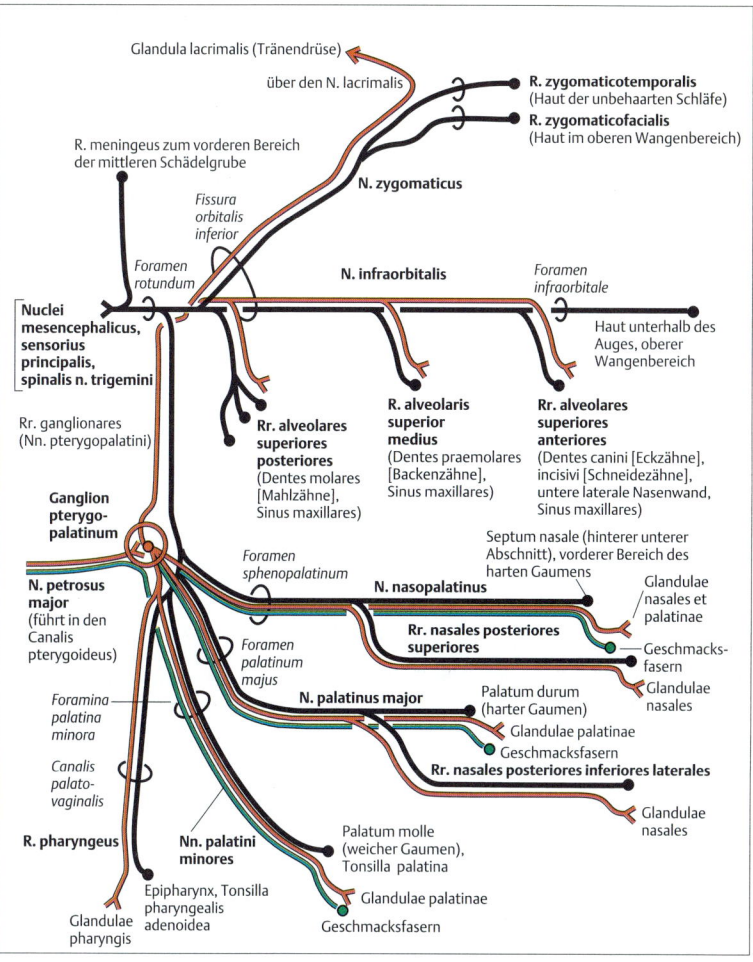

Glandula lacrimalis (Tränendrüse)

über den N. lacrimalis

R. zygomaticotemporalis
(Haut der unbehaarten Schläfe)

R. zygomaticofacialis
(Haut im oberen Wangenbereich)

R. meningeus zum vorderen Bereich
der mittleren Schädelgrube

N. zygomaticus

*Fissura
orbitalis
inferior*

*Foramen
rotundum*

N. infraorbitalis

*Foramen
infraorbitale*

**Nuclei
mesencephalicus,
sensorius
principalis,
spinalis n. trigemini**

Haut unterhalb des
Auges, oberer
Wangenbereich

Rr. ganglionares
(Nn. pterygopalatini)

**Rr. alveolares
superiores
posteriores**
(Dentes molares
[Mahlzähne],
Sinus maxillares)

**R. alveolaris
superior
medius**
(Dentes praemolares
[Backenzähne],
Sinus maxillares)

**Rr. alveolares
superiores
anteriores**
(Dentes canini [Eckzähne],
incisivi [Schneidezähne],
untere laterale Nasenwand,
Sinus maxillares)

**Ganglion
pterygo-
palatinum**

*Foramen
sphenopalatinum*

Septum nasale (hinterer unterer
Abschnitt), vorderer Bereich des
harten Gaumens

**N. petrosus
major**
(führt in den
Canalis
pterygoideus)

N. nasopalatinus

**Rr. nasales posteriores
superiores**

Glandulae
nasales et
palatinae

Geschmacks-
fasern

Glandulae
nasales

*Foramen
palatinum
majus*

N. palatinus major

Palatum durum
(harter Gaumen)

*Foramina
palatina
minora*

Glandulae palatinae

Geschmacksfasern

*Canalis
palato-
vaginalis*

Rr. nasales posteriores inferiores laterales

Glandulae
nasales

R. pharyngeus

**Nn. palatini
minores**

Palatum molle
(weicher Gaumen),
Tonsilla palatina

Epipharynx, Tonsilla
pharyngealis
adenoidea

Glandulae palatinae

Glandulae
pharyngis

Geschmacksfasern

N. trigeminus –
N. mandibularis (N. Vc)

Ursprung: Nucleus sensorius principalis n. trigemini (Berührung), Nucleus tractus mesencephalicus n. trigemini (Propriozeption), Nucleus spinalis n. trigemini (Schmerz, Temperatur). (Lokalisation: Pons, Mittelhirn, Medulla oblongata, oberer Zervikalkanal. Lokalisation des Nucleus motorius n. trigemini [Kiemenbogenmuskulatur]: Pons.)

Verlauf: Aufzweigung in seine Endäste (Verlauf bis zum Ggl. trigeminale, vgl. N. ophthalmicus)

Inhalt: somatosensible und spezielle viszeromotorische Fasern

Die in ihrem Durchmesser deutlich kleinere motorische Wurzel tritt medial vor der sensiblen Trigeminuswurzel aus der ventralen Brückenfläche. Die sensible Wurzel verläßt das Ggl. trigeminale lateral und tritt nach kurzer Strecke auf dem großen Keilbeinflügel (Ala major ossis sphenoidalis) durch das Foramen ovale, während die motorische Wurzel unter dem Ggl. trigeminale hindurchtritt und sich kurz hinter dem Foramen ovale mit den sensiblen Wurzelfasern vereinigt. Der auf diese Weise entstandene Nerv tritt zwischen dem M. tensor veli palatini und dem M. pterygoideus lateralis in die Fossa infratemporalis. Er teilt sich nach einer kurzen Strecke von etwa 3–4 mm in einen vorderen und in einen hinteren Schenkel auf, die sich ihrerseits in eine Reihe von Endästen aufzweigen.

Vorderer Schenkel

Die **Nn. temporales profundi** (i. d. R. zwei Äste) ziehen über den M. pterygoideus lateralis, biegen um die Crista infratemporalis und treten über die Pars squamosa ossis temporalis und den großen Keilbeinflügel von unten in den M. temporalis. In Beglei-

tung ihrer entsprechenden Gefäße sind die Nn. temporales profundi in der Tiefe der Schläfengrube (Fossa temporalis) zu finden.

Die **Nn. pterygoidei** laterales treten direkt in den Muskel ein und versorgen ihn motorisch.

Der **N. massetericus** verläuft lateral über den M. pterygoideus lateralis, zieht durch die Incisura mandibulae und versorgt den M. masseter motorisch von innen über den tiefen Muskelanteil (Pars profunda).

Der **N. buccalis** zieht über den M. pterygoideus lateralis nach vorn. Dabei liegt er hinter dem M. temporalis, der Mandibula und dem M. masseter. Der Nerv enthält ausschließlich sensible Fasern und versorgt ein kleines, über dem M. buccinator gelegenes Hautareal.

Hinterer Schenkel

Der **N. auriculotemporalis** zieht nach occipital. Seine Wurzelfasern weichen kurz nach seinem Abgang auseinander, umgreifen die A. meningea media und ziehen nach Wiedervereinigung der Nervenfasern als gemeinsamer Nerv zwischen dem Collum mandibulae und dem Lig. sphenomandibulare hindurch. Sie winden sich dann um das Collum mandibulae herum nach lateral und ziehen anschließend unter der Ohrspeicheldrüse (Gl. parotidea) zwischen Kiefergelenk (Articulatio temporomandibularis) und äußerem Gehörgang (Meatus acusticus externus) nach oben. In der Region um den oberen Rand der Ohrspeicheldrüse fächert sich der N. auriculotemporalis in seine terminalen Ausläufer auf. Der N. auriculotemporalis nimmt über das Ggl. oticum, welches ihm über zwei Wurzelfasern nahe an seinem Ursprung im Bereich des Foramen ovale anhängt, allgemeine viszeromotorische Nervenfasern auf, die dem N. petrosus entstammen.

Der **N. lingualis** ist in seinem Verlauf nach vorne unten gerichtet. Dabei liegt er zunächst zwischen dem M. pterygoideus lateralis und dem M. tensor veli palatini, anschließend zwischen dem M. pterygoideus medialis und dem R. mandibulae und ist dann medial hinter dem 3. Molaren dicht un-

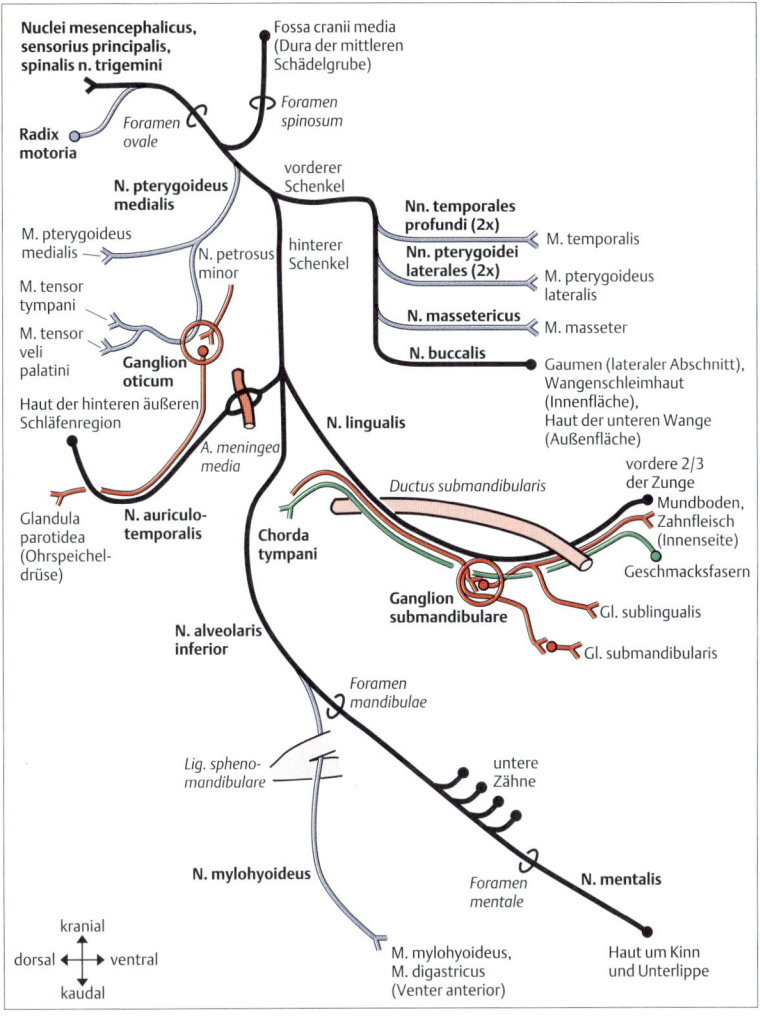

Nuclei mesencephalicus, sensorius principalis, spinalis n. trigemini

Fossa cranii media (Dura der mittleren Schädelgrube)

Foramen ovale

Foramen spinosum

Radix motoria

vorderer Schenkel

N. pterygoideus medialis

M. pterygoideus medialis

hinterer Schenkel

N. petrosus minor

M. tensor tympani

M. tensor veli palatini

Ganglion oticum

Haut der hinteren äußeren Schläfenregion

Nn. temporales profundi (2x) — M. temporalis

Nn. pterygoidei laterales (2x) — M. pterygoideus lateralis

N. massetericus — M. masseter

N. buccalis

Gaumen (lateraler Abschnitt), Wangenschleimhaut (Innenfläche), Haut der unteren Wange (Außenfläche)

N. lingualis

A. meningea media

Ductus submandibularis

vordere 2/3 der Zunge

Mundboden, Zahnfleisch (Innenseite)

Geschmacksfasern

Glandula parotidea (Ohrspeicheldrüse)

N. auriculo-temporalis

Chorda tympani

Ganglion submandibulare

Gl. sublingualis

Gl. submandibularis

N. alveolaris inferior

Foramen mandibulae

Lig. spheno-mandibulare

untere Zähne

N. mylohyoideus

Foramen mentale

N. mentalis

kranial

dorsal ← → ventral

kaudal

M. mylohyoideus, M. digastricus (Venter anterior)

Haut um Kinn und Unterlippe

ter der Mundschleimhaut zu finden. Er zieht lateral an den Mm. styloglossus et hyoglossus vorbei, liegt erst lateral, dann unterhalb und schließlich medial des Ductus submandibularis und endet im lateralen Bereich der vorderen $2/3$ der Zunge. Etwa 2 cm rostral unter dem Foramen ovale empfängt der N. lingualis über die Chorda tympani allgemeine viszeromotorische und spezielle viszerosensible Fasern, welche zum Ggl. submandibulare ziehen. Dieses liegt seinerseits über der Gl. submandibularis auf dem M. hyoglossus und hängt über zwei Wurzelfasern am N. lingualis.

Der **N. alveolaris inferior** zieht unter dem M. pterygoideus lateralis zwischen dem Lig. sphenomandibulare und dem R. mandibulae hindurch und tritt über das Foramen mandibulae in den Unterkieferknochen. Seine Endausläufer kommen als kutane Äste am Foramen mentale, welches sich im vorderen Abschnitt der Mandibula befindet, wieder zum Vorschein. Der N. alveolaris inferior gibt kurz vor seinem Eintritt in das Foramen mandibulae den N. mylohyoideus ab. Dieser durchsetzt das Lig. sphenomandibulare und zieht unter dem M. mylohyoideus durch den Sulcus mylohoyideus an der medialen Fläche der Mandibula entlang nach vorn.

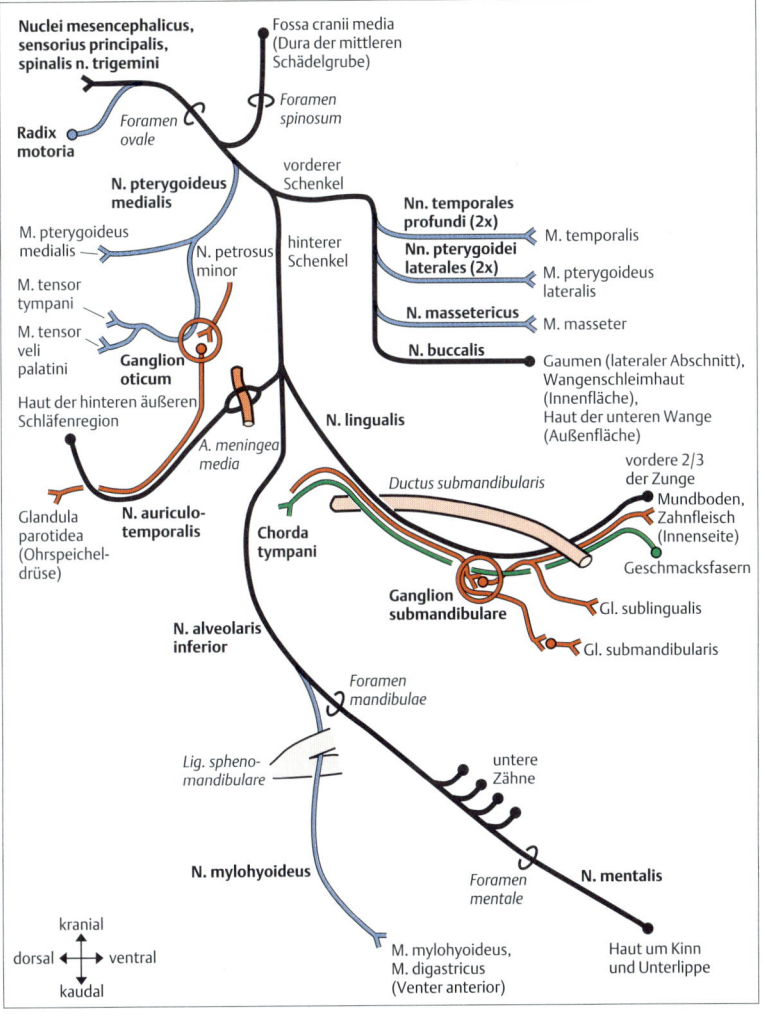

Nuclei mesencephalicus, sensorius principalis, spinalis n. trigemini

Fossa cranii media (Dura der mittleren Schädelgrube)

Radix motoria

Foramen ovale

Foramen spinosum

vorderer Schenkel

N. pterygoideus medialis

M. pterygoideus medialis

N. petrosus minor

hinterer Schenkel

M. tensor tympani

M. tensor veli palatini

Ganglion oticum

Haut der hinteren äußeren Schläfenregion

A. meningea media

Nn. temporales profundi (2x) — M. temporalis

Nn. pterygoidei laterales (2x) — M. pterygoideus lateralis

N. massetericus — M. masseter

N. buccalis

Gaumen (lateraler Abschnitt), Wangenschleimhaut (Innenfläche), Haut der unteren Wange (Außenfläche)

N. lingualis

Ductus submandibularis

vordere 2/3 der Zunge

Mundboden, Zahnfleisch (Innenseite)

Geschmacksfasern

Glandula parotidea (Ohrspeicheldrüse)

N. auriculotemporalis

Chorda tympani

Ganglion submandibulare

Gl. sublingualis

Gl. submandibularis

N. alveolaris inferior

Foramen mandibulae

Lig. sphenomandibulare

untere Zähne

N. mylohyoideus

Foramen mentale

N. mentalis

kranial
dorsal ↔ ventral
kaudal

M. mylohyoideus, M. digastricus (Venter anterior)

Haut um Kinn und Unterlippe

N. abducens (N. VI)

Ursprung: Nucleus n. abducentis
(Lokalisation: kaudaler Pons,
unter dem Boden des 4.
Ventrikels)

Verlauf: Aufzweigung in seine Endäste

Inhalt: somatomotorische Fasern

Die Fasern des N. abducens treten am unteren Brückenrand oberhalb der Pyramiden (Pyramides medullae oblongatae) aus dem Pons, ziehen durch die Cisterna pontis nach vorn und durchbrechen auf dem Clivus hinter dem Dorsum sellae die Dura mater. Sie ziehen dann bogenförmig über die obere Felsenbeinkante (Margo superior partis petrosae ossis temporalis) nach vorn, treten durch die mediale Wand des Sinus petrosus inferior unter die Plica petroclinoidea und erreichen die mediale Wand des Sinus cavernosus. Hier liegt der N. abducens lateral der A. carotis interna unmittelbar an, tritt über die Fissura orbitalis superior und durch den Anulus tendineus in die Orbita. Er zieht dann an der lateralen Orbitawand entlang nach vorn und innerviert den M. rectus lateralis über seine mediale Muskelfläche.

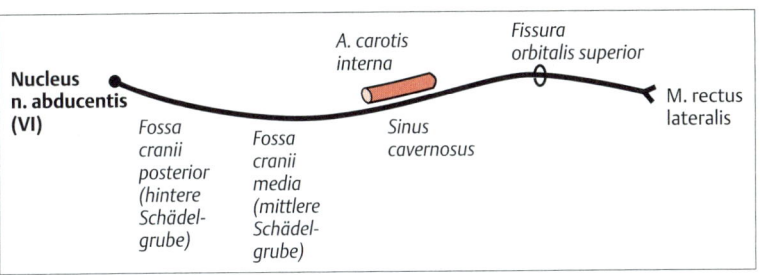

N. facialis (N. VII)

Ursprung: Nucleus n. facialis (Lokalisation: kaudaler Pons unter der Formatio reticularis – motorisch), Nucleus salivatorius superior (Lokalisation: distal des motorischen Fazialiskerns – allgemein viszeromotorisch), Nucleus gustatorius (Lokalisation: oberer Anteil des Nucleus solitarius in der Medualla oblongata – Geschmacksfasern), sensible Trigeminuskerne

Verlauf: Aufzweigung in seine Endäste
Inhalt: Somatosensible, spezielle viszerosensible, viszeromotorische und allgemeine viszeromotorische Fasern.

Der N. facialis tritt in Form zweier Nervenfaserstränge (motorische Fazialiswurzel und N. intermedius) medial des N. vestibulocochlearis (N. VIII) im Kleinhirnbrückenwinkel aus dem Pons. Der N. intermedius enthält spezielle viszerosensible, allgemeine viszeromotorische und somatosensible Fasern, die zum Nucleus gustatorius, zum Nucleus salivatorius superior und zu den sensiblen Trigeminuskernen führen. Gemeinsam ziehen die beiden Wurzelstränge durch den Subarachnoidalraum, treten in den Meatus acusticus internus, verlaufen an seiner lateralen Wand entlang und erreichen schließlich den Fazialiskanal, wo sie sich zu einem einzigen Nerv vereinigen. Der N. facialis zieht dann nach lateral zur medialen Wand des Mittelohrs und biegt im Bereich des Ggl. geniculi um 90° nach hinten. Er setzt seinen Verlauf nach hinten fort und gelangt über das Promontorium der Paukenhöhle an der Fenestra vestibuli (ovalis) vorbei hinter den Canalis semicirculares lateralis und zieht dann im rechten Winkel der medialen Wand des Eingangs zum Antrum mastoideum entlang nach unten. Der N. facialis verläßt das Mittelohr über das Foramen stylomastoideum und tritt zwischen Warzenfortsatz (Proc. mastoideus) und Anulus tympanicus zwischen den oberflächlichen und den tiefen Lappen der Gl. parotidea. Innerhalb der Ohrspeicheldrüse liegt der N. facialis dem Proc. styloideus, der V. retromandibularis und der A. carotis externa auf und fächert sich dann in seine terminalen Fasern auf, die am vorderen Rand der Gl. parotidea zum Vorschein kommen.

Der **N. petrosus major** geht im Ggl. geniculi aus dem N. facialis hervor, zieht nach medial durch das Felsenbein und liegt dann im Sulcus n. petrosi majoris an dessen Vorderfläche unter der Dura mater im Bereich der mittleren Schädelgrube. Er zieht dann unter dem Ggl. trigeminale hindurch nach ventromedial und tritt durch das Foramen lacerum. Hier vereinigt er sich mit dem N. petrosus profundus (sympathisch) zum N. canalis pterygoidei und zieht durch den Canalis pterygoideus (Vidian) in die Fossa pterygopalatina und in den hinteren Abschnitt des Ggl. pterygopalatinum, dessen Fasern mit Ästen des N. maxillaris (Vb) in die Peripherie ziehen.

Die **Chorda tympani** wird beim Abstieg des N. facialis entlang der medialen Wand des Mittelohrs im Fazialiskanal abgegeben, zieht rückläufig an die hintere Wand der Paukenhöhle und steuert dann nach vorn, wo sie im Bereich der Pars flaccida des Trommelfells oberhalb des Hammergriffs (Manubrium mallei) von der vorderen und der hinteren Hammerfalte (Plicae malleares anterior et posterior) umschlossen wird. Die Chorda tympani verläßt die Paukenhöhle über das Felsenbein, kommt in der Fissura petrotympanica (Glaser-Spalte) wieder zum Vorschein und erreicht über eine Mulde medial der Spina ossis sphenoidalis die Fossa infratemporalis. Sie zieht dann unter dem M. pterygoideus lateralis nach vorne unten und vereinigt sich etwa 2 cm von der Schädelbasis entfernt mit dem N. lingualis, der seinerseits dem N. mandibularis (Vc) entstammt.

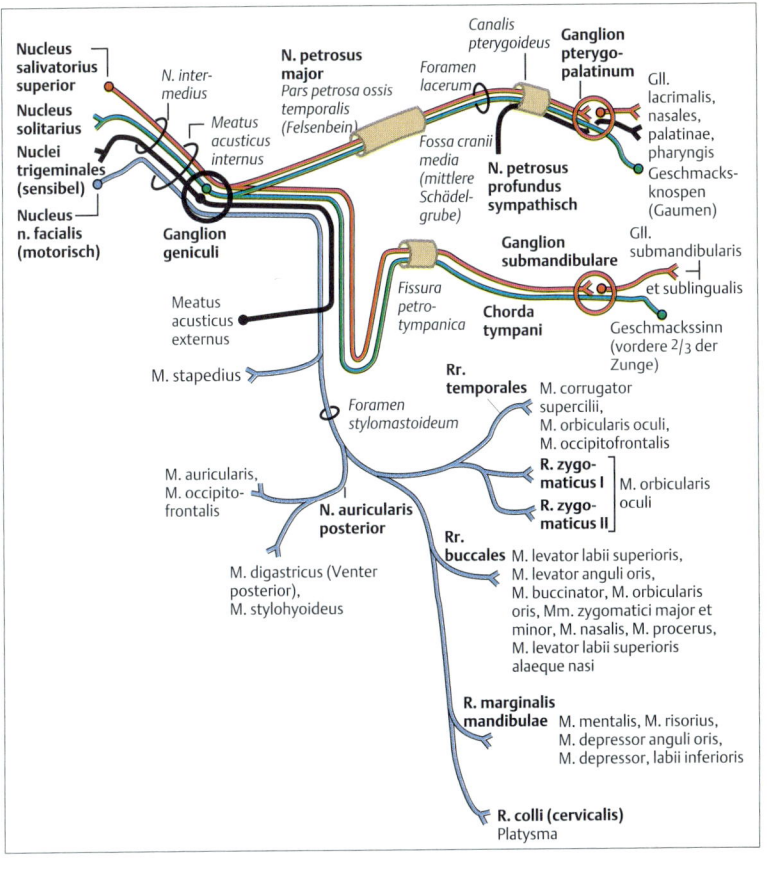

Nucleus salivatorius superior

Nucleus solitarius

Nuclei trigeminales (sensibel)

Nucleus n. facialis (motorisch)

N. inter-medius

Meatus acusticus internus

N. petrosus major
Pars petrosa ossis temporalis (Felsenbein)

Canalis pterygoideus

Foramen lacerum

Ganglion pterygo-palatinum

Gll. lacrimalis, nasales, palatinae, pharyngis

Geschmacks-knospen (Gaumen)

Fossa cranii media (mittlere Schädel-grube)

N. petrosus profundus sympathisch

Ganglion geniculi

Meatus acusticus externus

Fissura petro-tympanica

Chorda tympani

Ganglion submandibulare

Gll. submandibularis et sublingualis

Geschmackssinn (vordere 2/3 der Zunge)

M. stapedius

Foramen stylomastoideum

Rr. temporales
M. corrugator supercilii,
M. orbicularis oculi,
M. occipitofrontalis

R. zygo-maticus I
R. zygo-maticus II
M. orbicularis oculi

M. auricularis,
M. occipito-frontalis

N. auricularis posterior

Rr. buccales
M. levator labii superioris,
M. levator anguli oris,
M. buccinator, M. orbicularis oris, Mm. zygomatici major et minor, M. nasalis, M. procerus, M. levator labii superioris alaeque nasi

M. digastricus (Venter posterior),
M. stylohyoideus

R. marginalis mandibulae
M. mentalis, M. risorius,
M. depressor anguli oris,
M. depressor, labii inferioris

R. colli (cervicalis)
Platysma

N. vestibulocochlearis (N. VIII)

Ursprung: Nuclei vestibulares et cochleares
(Lokalisation: Pons, unter dem
Boden des 4. Ventrikels)
Verlauf: zum Innenohr
Inhalt: Fasern der speziellen
Sinneswahrnehmung (Gehör,
Gleichgewicht)

Der N. vestibulocochlearis kommt als Einzel-
nerv im Bereich des Kleinhirnbrückenwin-
kels zum Vorschein und zieht durch den Subarachnoidalraum in den inneren Gehörgang
(Meatus acusticus internus). Hier trennt sich
der N. cochlearis von ihm, erreicht durch den
vorderen unteren Quadranten des Schläfenbeins die Schneckenspindel (Modiolus) und
fächert sich in seine Endfasern auf. Der N. vestibularis teilt sich in einen oberen und in einen unteren Abschnitt auf, welche im hinteren oberen bzw. im hinteren unteren Quadranten durch das Os temporale treten. Die
Pars superior n. vestibularis versorgt die Bo-
gengänge (Ductus semicirculares) und den
Utriculus, die Pars inferior den Sacculus.

N. glossopharyngeus (N. IX)

Ursprung: sensible Trigeminuskerne (s. N.
trigeminus), Nucleus solitarius
(Lokalisation: Medulla oblongata
– Geschmack), Nucleus
ambiguus (Lokalisation: Medulla
oblongata –
Kiemenbogenmuskulatur) und
Nucleus salivatorius inferior
(Lokalisation: kaudaler Pons –
sekretorische Fasern)
Inhalt: somatosensible, allgemeine und
spezielle viszeromotorische und
viszerosensible Fasern

Der N. glossopharyngeus tritt in Form von 3
bzw. 4 Wurzelfaserbündeln, die sich rasch zu
einem gemeinsamen Nerv vereinigen, hinter
der Olive aus der Medulla oblongata und
zieht seitlich zum vorderen Abschnitt des
Foramen jugulare (zwischen Felsenbein und
Hinterhauptsbein). Er liegt dem Sinus petrosus inferior medial an, welcher ihn vom N.
vagus (N. X) und dem N. accessorius (N. XI)
trennt. Der N. glossopharyngeus verläßt
dann durch das Foramen jugulare die hintere
Schädelgrube, bildet das Ggl. superius (intra-
craniale) und das Ggl. inferius (extracrania-
le) und liegt nach seinem Durchtritt zwischen der V. jugularis interna und der A. carotis interna. Er zieht dann weiter abwärts,
biegt um den oberen Rand des M. stylopharyngeus und tritt unter den M. hyoglossus,
um schließlich mit seinen terminalen Ästen
in der Zunge und im Rachen zu enden.

Die **Rr. sinus carotici** entspringen dem N.
glossopharyngeus unterhalb seiner Ganglien
und ziehen in enger Nachbarschaft zur A. carotis interna innerhalb der Vagina carotica
zum Sinus caroticus und dem Glomus caroticum.

N. petrosus minor. Der N. tympanicus
zweigt vom Ggl. inferius n. glossopharyngei
ab und zieht über das Felsenbein in die Paukenhöhle. Dort empfängt er im Bereich der
medialen Wand auf dem Promontorium parasympathische Fasern vom N. facialis (N.
VII) sowie sympathische Fasern vom Plexus
caroticus internus und bildet den **N. petrosus minor.** Dieser verläßt die Paukenhöhle
über den medialen Abschnitt des Pauken-
höhlendaches und tritt durch das Felsenbein
in die mittlere Schädelgrube. Dort zieht er
unter der Dura mater zum rostral gelegenen
Foramen ovale. Nach dessen Durchtritt wird
er im Ggl. oticum, welches sich im Bereich
der Fossa infratemporalis befindet, umgeschaltet und bildet die Jacobson-Anastomo-
se aus. Seine Endfasern werden mit den
Ästen des N. auriculotemporalis, der aus dem
N. mandibularis (Vc) hervorgeht, in der Peripherie verteilt.

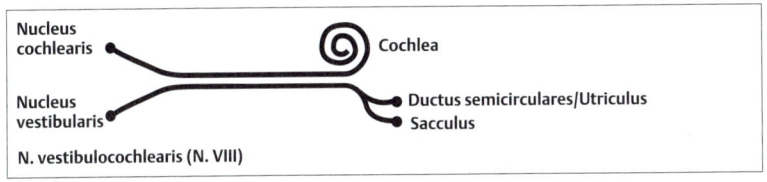

Nucleus cochlearis — Cochlea

Nucleus vestibularis — Ductus semicirculares/Utriculus — Sacculus

N. vestibulocochlearis (N. VIII)

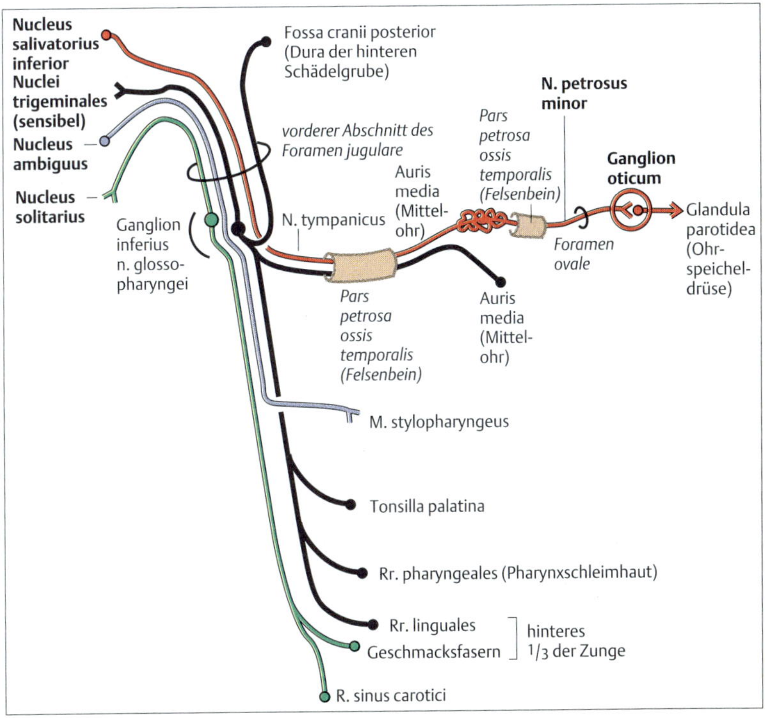

Nucleus salivatorius inferius

Nuclei trigeminales (sensibel)

Nucleus ambiguus

Nucleus solitarius

Ganglion inferius n. glosso-pharyngei

Fossa cranii posterior (Dura der hinteren Schädelgrube)

vorderer Abschnitt des Foramen jugulare

N. tympanicus

Auris media (Mittel-ohr)

Pars petrosa ossis temporalis (Felsenbein)

Auris media (Mittel-ohr)

Pars petrosa ossis temporalis (Felsenbein)

N. petrosus minor

Ganglion oticum

Foramen ovale

Glandula parotidea (Ohr-speichel-drüse)

M. stylopharyngeus

Tonsilla palatina

Rr. pharyngeales (Pharynxschleimhaut)

Rr. linguales

Geschmacksfasern ⎱ hinteres 1/3 der Zunge

R. sinus carotici

N. vagus (N. X)

Ursprung: Nucleus dorsalis n. vagi (Lokalisation: kaudale Medulla oblongata – allgemein viszeromotorisch), Nucleus ambiguus (Lokalisation: Medulla oblongata – motorisch [Kiemenbogenmuskulatur]), Nucleus solitarius (Lokalisation: Medulla oblongata – allgemein viszerosensibel, Geschmacksfasern), sensible Trigeminuskerne (s. N. trigeminus)

Verlauf: Aufzweigung in seine Endäste

Inhalt: somatosensible, allgemeine und spezielle viszeromotorische und viszerosensible Fasern

Die Fasern des N. vagus treten in Form mehrerer Wurzelfaserstränge hinter der Olive zwischen den Wurzelfasern des N. glossopharyngeus und der Radices craniales des N. accessorius aus der Medulla und vereinigen sich zu einem einzigen, gemeinsamen Nerv, der zum mittleren Abschnitt des Foramen jugulare zieht. Kaudal des Foramen bildet der N. vagus ein Ggl. superius (Ggl. jugulare) sowie ein Ggl. inferius (Ggl. nodosum) und empfängt im weiteren Verlauf Fasern aus dem kranialen Anteil des N. accessorius. Er zieht dann zwischen der A. carotis interna und der V. jugularis interna in einer gemeinsamen Bindgewebshülle (Vagina carotica) senkrecht nach kaudal.

Die **Rr. pharyngei** werden im Bereich des Ggl. inferius vom N. vagus abgegeben und ziehen zwischen der A. carotis interna und der A. carotis externa an die laterale Rachenwand. Diese Nervenfasern entstammen im wesentlichen den Radices craniales n. accessorii

Der **N. laryngeus superior** tritt aus dem Ggl. inferius und verläuft zunächst hinter und dann medial der A. carotis interna steil nach unten und etwas nach vorn. Er bohrt sich durch die Karotisscheide (Vagina carotica) und zieht außen an der Rachenwand entlang zum großen Zungenbeinhorn (Cornu majus ossis hyoidei), wo er sich in einen R. internus und in einen R. externus aufteilt.

Der *R. internus* des N. laryngeus superior zieht etwas weiter ventral abwärts und erreicht die Membrana thyroidea, die er in Höhe der Valleculae epiglotticae durchbohrt. Seine Endäste versorgen die Schleimhaut des Kehlkopfes bis zu den Stimmlippen hinab.

Der *R. externus* des N. laryngeus superior wird von der A. thyroidea superior begleitet und zieht über den M. constrictor pharyngis inferior zum M. cricothyroideus.

Der Verlauf des **N. laryngeus recurrens** ist im Hals auf beiden Seiten noch derselbe: Er zieht in der Rinne zwischen Ösophagus und Trachea nach kranial, liegt medial des Schilddrüsenseitenlappens in enger Nachbarschaft zur A. thyroidea inferior, tritt um den unteren Rand bzw. durch die Pars cricopharyngea des M. constrictor pharyngis inferior und innerviert die Schleimhaut des Kehlkopfes bis hoch zu den Stimmlippen. Auf der rechten Seite wird der N. laryngeus recurrens vom N. vagus ventral der A. subclavia abgegeben. In einer Schlinge tritt er hinter die Arterie und steigt medial in der Rinne zwischen Ösophagus und Trachea nach oben. Auf der linken Seite wird der N. laryngeus recurrens inferolateral des Aortenbogens abgegeben und zieht hinter dem Lig. arteriosum unter dem Aortenbogen hindurch nach hinten und an seine rechte Seite. Er tritt dann an die linke Seite der Luftröhre und erreicht die bereits beschriebene tracheo-ösophageale Rinne.

Die **Rr. cardiaci cervicales superiores** werden vom N. vagus unterhalb des Ggl. inferius abgegeben, die Rr. cardiaci cervicales inferiores entstammen dem Hauptstrang des N. vagus im Hals. Auf der rechten Seite ziehen sie vor dem Truncus brachiocephalicus, auf der linken Seite über den Aortenbogen nach kaudal in die kardialen Plexus.

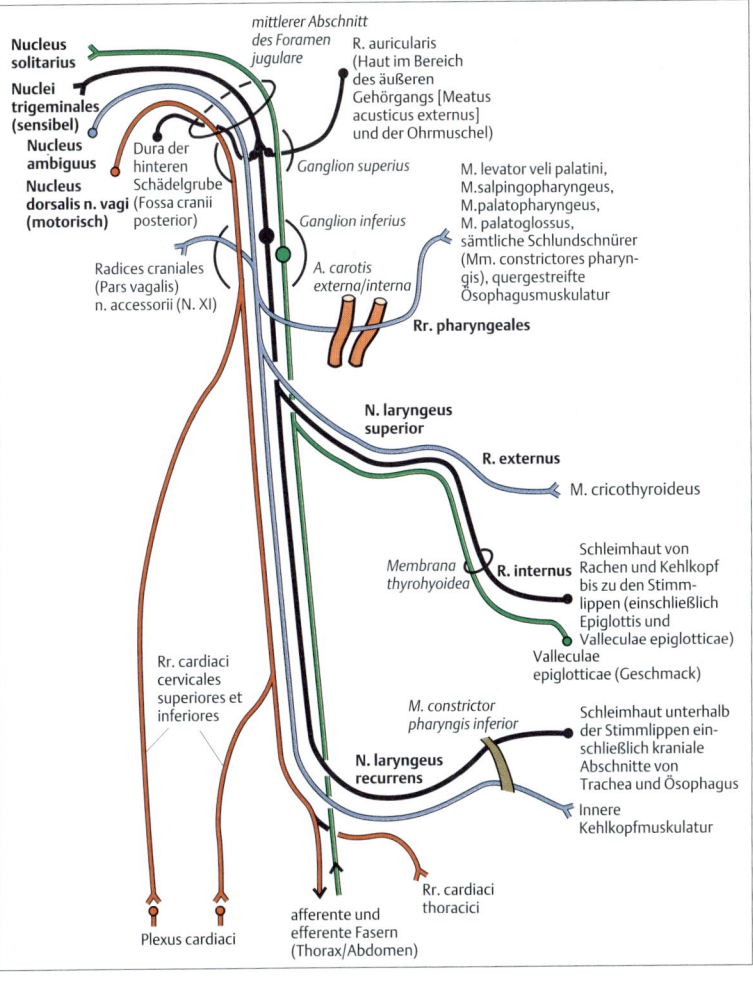

Nucleus solitarius

Nuclei trigeminales (sensibel)

Nucleus ambiguus

Nucleus dorsalis n. vagi (motorisch)

mittlerer Abschnitt des Foramen jugulare

R. auricularis (Haut im Bereich des äußeren Gehörgangs [Meatus acusticus externus] und der Ohrmuschel)

Dura der hinteren Schädelgrube (Fossa cranii posterior)

Ganglion superius

Ganglion inferius

M. levator veli palatini, M.salpingopharyngeus, M.palatopharyngeus, M. palatoglossus, sämtliche Schlundschnürer (Mm. constrictores pharyngis), quergestreifte Ösophagusmuskulatur

Radices craniales (Pars vagalis) n. accessorii (N. XI)

A. carotis externa/interna

Rr. pharyngeales

N. laryngeus superior

R. externus

M. cricothyroideus

Membrana thyrohyoidea

R. internus

Schleimhaut von Rachen und Kehlkopf bis zu den Stimmlippen (einschließlich Epiglottis und Valleculae epiglotticae)

Valleculae epiglotticae (Geschmack)

Rr. cardiaci cervicales superiores et inferiores

M. constrictor pharyngis inferior

N. laryngeus recurrens

Schleimhaut unterhalb der Stimmlippen einschließlich kraniale Abschnitte von Trachea und Ösophagus

Innere Kehlkopfmuskulatur

Rr. cardiaci thoracici

Plexus cardiaci

afferente und efferente Fasern (Thorax/Abdomen)

N. accessorius (N. XI)

Ursprung: kraniale Wurzelfasern (Radices craniales): Nucleus ambiguus (Lokalisation: Medulla oblongata – Innervation der Kiemenbogenmuskulatur); *spinale Wurzelfasern (Radices spinales):* Nucleus spinalis n. accessorii (Lokalisation: Segmente C1–C5)

Verlauf: Aufzweigung in seine Endäste

Inhalt: somatomotorische Fasern (spinale Wurzelfasern) und spezielle viszeromotorische Fasern (kraniale Wurzelfasern)

Die **kranialen Wurzelfasern des N. accessorius** treten in Form von 4–6 Wurzelfasersträngen hinter der Olive unmittelbar unterhalb der Wurzelfasern des N. vagus aus der Medulla und verschmelzen zu einem einzigen gemeinsamen Nerv. Die spinalen Wurzelfasern ziehen durch das Foramen magnum nach oben, vereinigen sich mit den kranialen Wurzelfasern (vgl. Plexus cervicalis S. 112–113) und verlassen die hintere Schädelgrube hinter dem N. vagus (N. X) und vor der V. jugularis interna gemeinsam durch den mittleren Abschnitt des Foramen jugulare. Nach Durchtritt durch das Foramen jugulare zieht der kraniale Accessoriusanteil medial abwärts und verschmilzt mit dem N. vagus, der dadurch spezielle viszeromotorische Fasern hinzugewinnt.

Die **spinalen Wurzelfasern des N. accessorius** ziehen in der Regel hinter der V. jugularis interna seitlich nach hinten, verlaufen über die Massa lateralis atlantis (C1) und treten unter der A. occipitalis von unten in den M. sternocleidomastoideus. Der N. accessorius zieht dann vom proximalen Drittel des hinteren Sternokleidomastoideusrandes zum distalen Drittel des vorderen Trapeziusrandes durch das laterale Halsdreieck (Regio cervicalis lateralis) und endet dort.

N. hypoglossus (N. XII)

Ursprung: Nucleus. n. hypoglossi (Lokalisation: Medulla oblongata, unter dem Boden des 4. Ventrikels)

Verlauf: Aufzweigung in seine Endäste

Inhalt: somatomotorische Fasern

Er zieht mit 5–10 Wurzelfäden, die sich zu zwei Nervenbündeln vereinigen, zwischen Olive und Pyramide lateral aus der Vorderfläche der Medulla oblongata und tritt hinter der A. vertebralis in den Canalis hypoglossi, wo die beiden Nervenfaserbündel zu einem einzigen Nerv verschmelzen. Der N. hypoglossus verläßt die Schädelbasis durch den Canalis hypoglossi und zieht lateral an der A. occipitalis, den Karotiden und der A. lingualis vorbei nach vorne unten und tritt über die Spitze des großen Zungenbeinhorns. Im weiteren Verlauf schlingt er sich unter dem M. mylohyoideus und über den M. hyoglossus nach vorn und endet mit seinen terminalen Ausläufern unter der Gl. submandibularis.

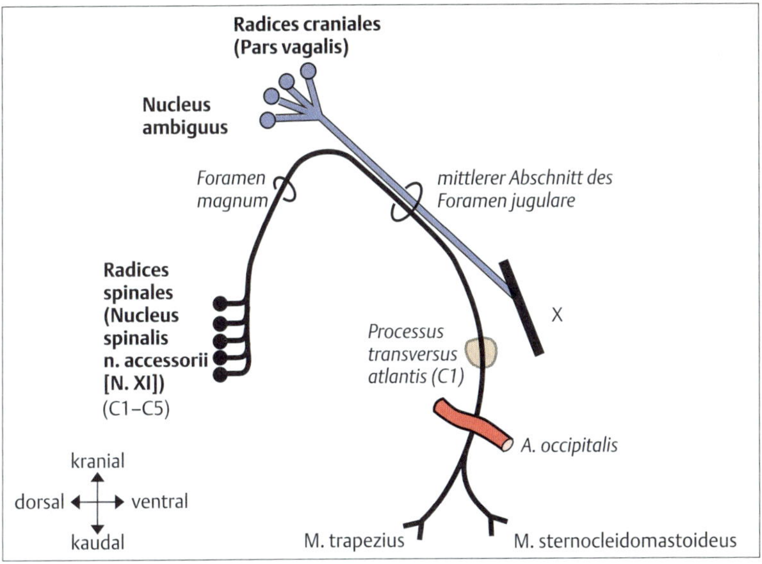

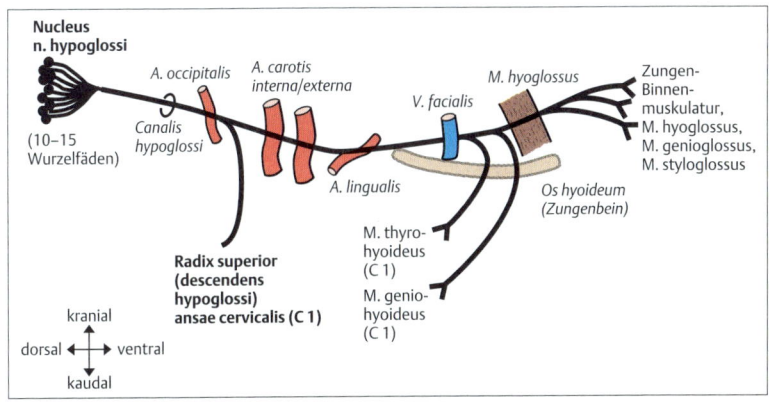

**Radices craniales
(Pars vagalis)**

**Nucleus
ambiguus**

*Foramen
magnum*

*mittlerer Abschnitt des
Foramen jugulare*

**Radices
spinales
(Nucleus
spinalis
n. accessorii
[N. XI])**
(C1–C5)

*Processus
transversus
atlantis (C1)*

X

A. occipitalis

kranial

dorsal ◄──┼──► ventral

kaudal

M. trapezius

M. sternocleidomastoideus

**Nucleus
n. hypoglossi**

A. occipitalis

*A. carotis
interna/externa*

M. hyoglossus

V. facialis

Zungen-
Binnen-
muskulatur,
M. hyoglossus,
M. genioglossus,
M. styloglossus

(10–15
Wurzelfäden)

*Canalis
hypoglossi*

A. lingualis

*Os hyoideum
(Zungenbein)*

**Radix superior
(descendens
hypoglossi)
ansae cervicalis (C 1)**

M. thyro-
hyoideus
(C 1)

M. genio-
hyoideus
(C 1)

kranial

dorsal ◄──┼──► ventral

kaudal

6 Periphere Nerven

Plexus cervicalis (C1 – C5)

Ursprung: zervikale Spinalnervenäste
(C1 – C5)
Verlauf: vgl. Abbildung

Der Plexus cervicalis wird aus den ventralen Ästen der zervikalen Spinalnerven gebildet und ist im Bereich der Halswirbelkörper C1 – C4 in der Tiefe zwischen M. scalenus medius und M. scalenus anterior (hintere Skalenuslücke) zu finden. Dabei liegt er unter dem M. sternocleidomastoideus und wird vom tiefen Blatt der Halsfaszie (Lamina praevertebralis fasciae cervicalis) bedeckt. Die Hautäste des Plexus cervicalis treten durch das tiefe Blatt der Halsfaszie in das laterale Halsdreieck, ziehen durch die aufliegenden Weichteilschichten und enden im subkutanen Bindegewebe.

Ansa cervicalis (C1 – C3). Die obere Schlingenwurzel (Radix superior – aus den ventralen Ästen des Spinalnervs C1) zieht zwischen M. rectus capitis anterior und M. rectus capitis lateralis direkt zum N. hypoglossus (N. XII), verläßt diesen aber wieder lateral der A. occipitalis und vereinigt sich vor der A. carotis interna bzw. der A. carotis communis mit der unteren Schlingenwurzel der Ansa cervicalis (Radix inferior). Die untere Schlingenwurzel wird aus den ventralen Ästen der Spinalnerven C2 – C3 gebildet und windet sich nach Durchtritt durch das tiefe Blatt der Halsfaszie in Höhe C2 – C3 lateral um die V. jugularis interna. In einer großen Schleife reicht die untere Schlingenwurzel ventral nach unten und trifft vor der A. carotis communis auf die Radix superior der Ansa cervicalis.

Der **N. suboccipitalis** (dorsaler Ast des Spinalnervs C1) tritt durch die Dura mater und zieht unter der A. vertebralis über den hinteren Atlasbogen (C1). Dabei zieht er zwischen dem M. obliquus capitis superior und dem M. rectus capitis posterior major durch die Membrana atlanto-occipitalis posterior in das Trigonum a. vertebralis und innerviert die kurzen Nackenmuskeln.

Der **N. occipitalis major** (dorsale Äste der Spinalnervs C2 und C3) tritt im Bereich des Foramen intervertebrale aus den hinteren Anteilen der spinalen Dura und zieht über den Proc. transversus des zweiten zervikalen Wirbelkörpers (Axis, C2) unter den M. obliquus capitis inferior, windet sich um diesen herum und zieht unter dem M. semispinalis capitis nach oben. Im weiteren Verlauf durchbohrt er den M. semispinalis capitis und den M. trapezius im Bereich ihrer Insertionsstellen an der Linea nuchae superior. Er endet schließlich in Begleitung von Ästen der A. occipitalis mit seinen terminalen Fasern in der Haut des Hinterhauptes.

Die **Pars spinalis n. accessorii** (Radices spinales, laterale Wurzeln C1 – C5 [N. XI]) wird aus den einzelnen Wurzelfäden im Bereich der Zervikalsegmente C1 – C5 gebildet. Sie zieht im Subarachnoidalraum seitlich am Rückenmark nach oben und hinter der A. vertebralis durch das Foramen magnum, wo sie auf die kranialen Wurzelfasern des N. accessorius trifft.

N. phrenicus (s. S. 124 – 125)

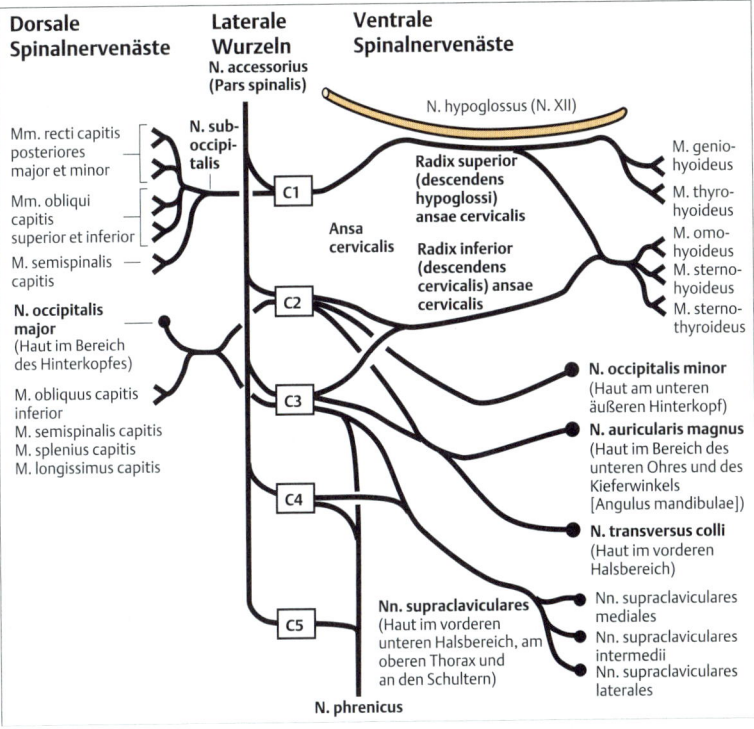

Dorsale Spinalnervenäste

Laterale Wurzeln
N. accessorius
(Pars spinalis)

Ventrale Spinalnervenäste

N. hypoglossus (N. XII)

N. sub-occipi-talis

Mm. recti capitis posteriores major et minor

Mm. obliqui capitis superior et inferior

M. semispinalis capitis

C1

Radix superior (descendens hypoglossi) ansae cervicalis

M. genio-hyoideus

M. thyro-hyoideus

M. omo-hyoideus

M. sterno-hyoideus

M. sterno-thyroideus

Ansa cervicalis

Radix inferior (descendens cervicalis) ansae cervicalis

N. occipitalis major
(Haut im Bereich des Hinterkopfes)

C2

M. obliquus capitis inferior
M. semispinalis capitis
M. splenius capitis
M. longissimus capitis

C3

N. occipitalis minor
(Haut am unteren äußeren Hinterkopf)

N. auricularis magnus
(Haut im Bereich des unteren Ohres und des Kieferwinkels [Angulus mandibulae])

C4

N. transversus colli
(Haut im vorderen Halsbereich)

Nn. supraclaviculares
(Haut im vorderen unteren Halsbereich, am oberen Thorax und an den Schultern)

C5

Nn. supraclaviculares mediales

Nn. supraclaviculares intermedii

Nn. supraclaviculares laterales

N. phrenicus

Plexus brachialis (C5 – Th1)

Ursprung: ventrale Äste der Spinalnerven
C5 – Th1
Verlauf: Aufzweigung in die Nn.
musculocutaneus, medianus,
ulnaris et radialis

Der Plexus brachialis wird aus den ventralen Ästen der Spinalnerven C5 – Th1 gebildet und ist zwischen den Mm. scaleni anterior und medius in der Tiefe des lateralen Halsdreiecks zu finden. Hier lassen sich seine Primärstränge auch ertasten; sie ziehen hinter dem lateralen Abschnitt der A. subclavia hinter dem Schlüsselbein über die 1. Rippe hinweg nach kaudal. Hinter dem mittleren Drittel des Schlüsselbeins teilen sich die Primärstränge (Trunci) in 3 ventrale und 3 dorsale Abschnitte (Divisiones) auf. Diese liegen den kranialen Fasern des M. serratus auf und verschmelzen ihrerseits um die A. axillaris herum zu 3 Sekundärsträngen (Faszikeln). Die Faszikel liegen hinter dem M. pectoralis minor in der Achselhöhle (Axilla) und werden unter Berücksichtigung der Lagebeziehung der Sekundärstränge zum 2. (mittleren) Abschnitt der A. axillaris als *medialer, lateraler* und *posteriorer* Faszikel bezeichnet. Die Endäste werden schließlich im Bereich des 3. (lateralen) Abschnitts der A. axillaris hinter den unteren Muskelfaserabschnitten des M. pectoralis major gebildet.

Der **N. axillaris** (C5 – C6) wird hinter dem 3. (distalen) Abschnitt der A. axillaris vom Plexus brachialis abgegeben und zieht zum M. subscapularis nach hinten, um gemeinsam mit der A. circumflexa humeri posterior durch die viereckige laterale Achselmuskellücke zu treten. Dabei ist der N. axillaris dem medialen Abschnitt des Collum chirurgicum humeri eng benachbart und verläuft unter dem M. deltoideus nach lateral, um sich in ventrale und dorsale Endfasern aufzuteilen.

Der **N. thoracodorsalis** (C5 – C7) zieht gemeinsam mit der A. subscapularis am medialen Rand des Schulterblattes über den M. teres major nach unten und versorgt den M. latissimus dorsi.

Der **N. thoracicus longus** (C5 – C7) zieht hinter den Primärsträngen des Plexus brachialis und dem 1. (proximalen) Abschnitt der A. axillaris zum lateralen Abschnitt des M. serratus anterior hinab, welcher im Bereich der medialen Begrenzung der Achselhöhle gelegen ist.

Der **N. suprascapularis** (C5 – C6) geht im lateralen Halsdreieck aus dem Plexus brachialis hervor, zieht unter dem M. trapezius und dem M. omohyoideus nach dorsolateral und tritt über die Incisura scapulae in die Fossa supraspinata und um die Spina scapulae in die Fossa infraspinata.

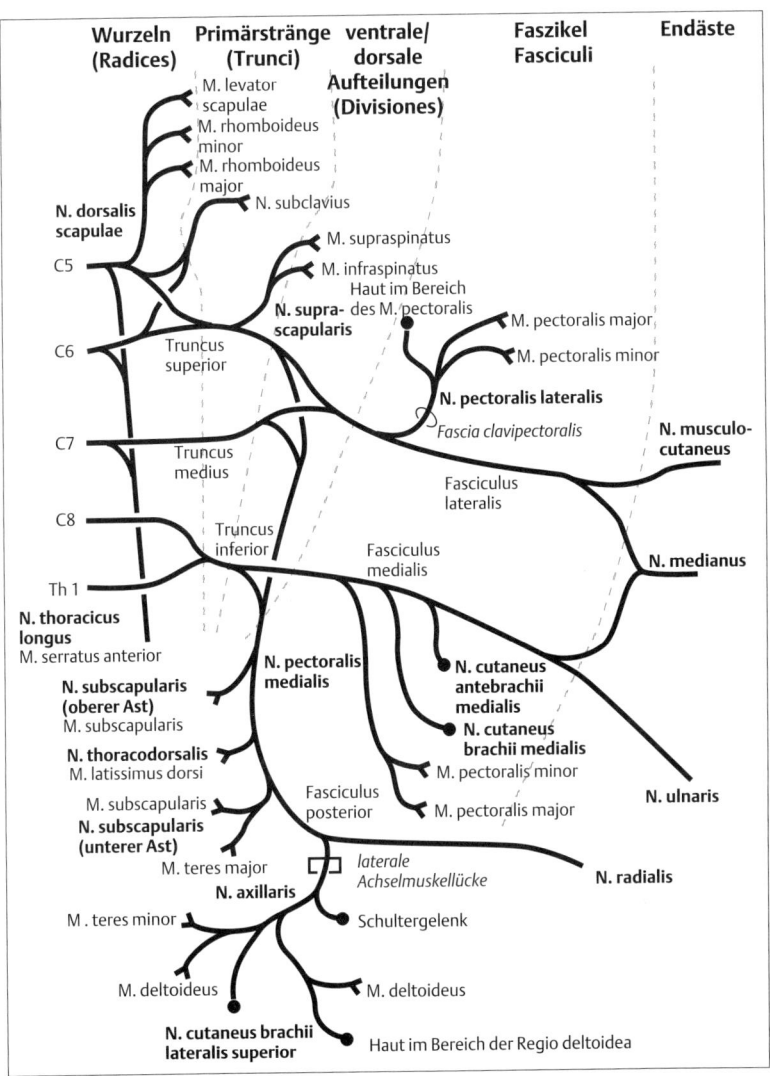

Wurzeln (Radices)	Primärstränge (Trunci)	ventrale/ dorsale Aufteilungen (Divisiones)	Faszikel Fasciculi	Endäste

M. levator scapulae

M. rhomboideus minor

M. rhomboideus major

N. subclavius

N. dorsalis scapulae

M. supraspinatus

C5

M. infraspinatus

Haut im Bereich des M. pectoralis

N. supra-scapularis

M. pectoralis major

M. pectoralis minor

Truncus superior

C6

N. pectoralis lateralis

Fascia clavipectoralis

N. musculo-cutaneus

C7

Truncus medius

Fasciculus lateralis

C8

Truncus inferior

Fasciculus medialis

N. medianus

Th 1

N. thoracicus longus

M. serratus anterior

N. subscapularis (oberer Ast)

M. subscapularis

N. pectoralis medialis

N. cutaneus antebrachii medialis

N. thoracodorsalis

M. latissimus dorsi

N. cutaneus brachii medialis

M. pectoralis minor

M. subscapularis

Fasciculus posterior

M. pectoralis major

N. ulnaris

N. subscapularis (unterer Ast)

M. teres major

laterale Achselmuskellücke

N. radialis

N. axillaris

Schultergelenk

M . teres minor

M. deltoideus

M. deltoideus

N. cutaneus brachii lateralis superior

Haut im Bereich der Regio deltoidea

N. radialis (C5 – Th1)

Ursprung: Fasciculus posterior des Plexus brachialis
Verlauf: Aufzweigung in seine Endäste

Der N. radialis stellt die unmittelbare Fortsetzung des Fasciculus posterior des Plexus brachialis dar und zieht hinter der A. axillaris und der A. brachialis nach distal. Dabei überkreuzt er die Sehnen des M. latissimus dorsi und des M. teres major und tritt gemeinsam mit der A. profunda brachii in eine vom Caput longum und dem Caput mediale des M. triceps brachii gebildete dreieckige Muskellücke. Vor Verlassen der Achselhöhle gibt der N. radialis den N. cutaneus brachii posterior ab. Er zieht dann zwischen dem medialen und dem lateralen Kopf des M. triceps brachii in den Sulcus n. radialis (spiralis) humeri und gibt vor Eintritt ins Septum intermusculare brachii laterale etwa in der Mitte des Humerus muskuläre und kutane Äste ab. Anschließend zieht er auf die Flexorenseite (Regio brachialis anterior). Dabei verläuft er erst unter den proximalen Faseranteilen des M. brachialis und dann unter dem M. brachioradialis, um schließlich in den lateralen Abschnitt der Fossa cubitalis zu treten. Hier zieht er über den Epicondylus lateralis und teilt sich in seine Endäste auf.

Der **R. superificialis n. radialis** zieht über den M. supinator, den M. pronator teres und den M. flexor digitorum superficialis. Dabei verläuft er unter dem M. brachioradialis und liegt im Bereich der beiden distalen Unterarmdrittel der A. radialis lateral an. Im weiteren Verlauf zieht er unter der Sehne des M. brachioradialis nach distal, biegt um den Proc. styloideus radii und tritt über die Sehnen der Tabatière. Hier teilt er sich in seine terminalen kutanen Äste auf und versorgt den Handrücken.

Der **N. interosseus posterior** tritt etwa 3 Querfinger unterhalb des Radiusköpfchens zwischen den beiden Köpfen des M. supinator hindurch nach hinten an die Extensorenseite, wo er sich zwischen der oberflächlichen und der tiefen Muskelschicht in seine terminalen Rr. musculares aufteilt.

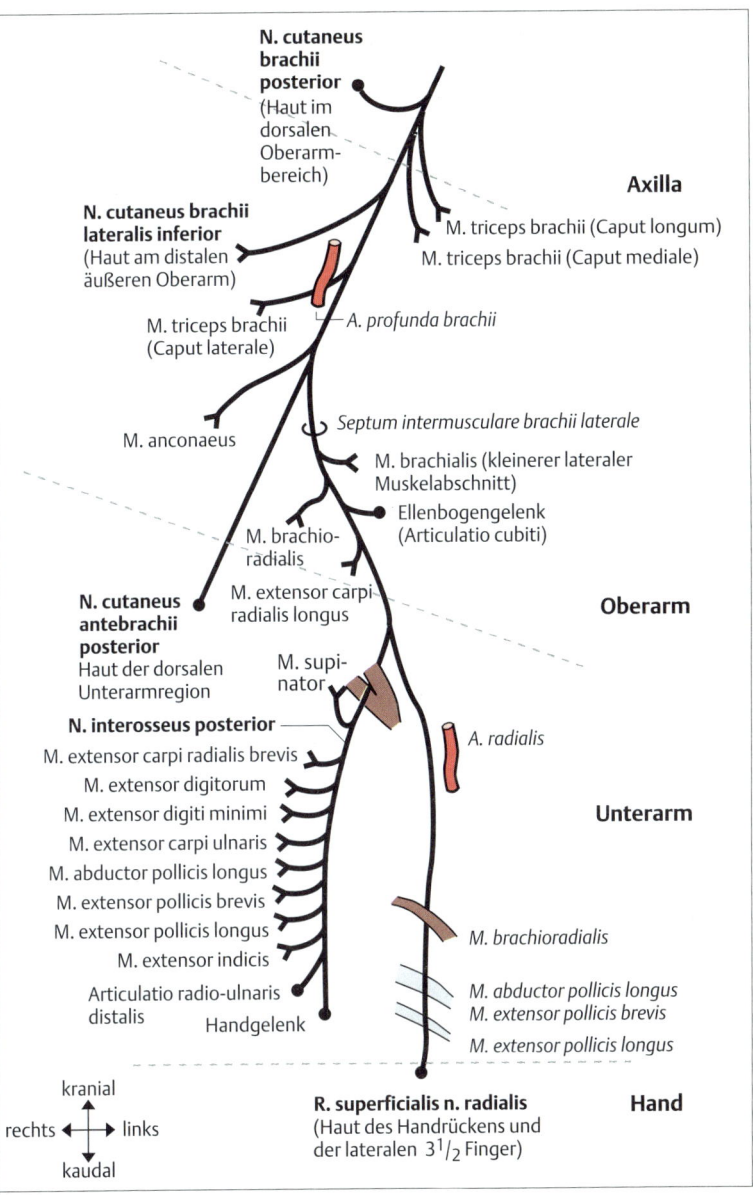

N. cutaneus brachii posterior
(Haut im dorsalen Oberarmbereich)

Axilla

N. cutaneus brachii lateralis inferior
(Haut am distalen äußeren Oberarm)

M. triceps brachii (Caput longum)

M. triceps brachii (Caput mediale)

M. triceps brachii (Caput laterale)

A. profunda brachii

M. anconaeus

Septum intermusculare brachii laterale

M. brachialis (kleinerer lateraler Muskelabschnitt)

Ellenbogengelenk (Articulatio cubiti)

M. brachioradialis

Oberarm

M. extensor carpi radialis longus

N. cutaneus antebrachii posterior
Haut der dorsalen Unterarmregion

M. supinator

N. interosseus posterior

M. extensor carpi radialis brevis

M. extensor digitorum

M. extensor digiti minimi

M. extensor carpi ulnaris

M. abductor pollicis longus

M. extensor pollicis brevis

M. extensor pollicis longus

M. extensor indicis

Articulatio radio-ulnaris distalis

Handgelenk

A. radialis

Unterarm

M. brachioradialis

M. abductor pollicis longus
M. extensor pollicis brevis
M. extensor pollicis longus

kranial

rechts ◄──► links

kaudal

R. superficialis n. radialis
(Haut des Handrückens und der lateralen 3$\frac{1}{2}$ Finger)

Hand

N. musculocutaneus (C5 – C7)

Ursprung: Fasciculus lateralis des Plexus
brachialis
Verlauf: Aufzweigung in seine Endäste

Der N. musculocutaneus tritt schräg hinter
den unteren Faseranteilen des M. pectoralis
minor lateral der A. axillaris hervor und zieht
lateral des M. coracobrachialis an der Unterfläche des M. biceps brachii in enger Nachbarschaft zum M. brachialis nach distal. Er
endet mit dem N. cutaneus antebrachii lateralis im Unterarm.

Der **N. cutaneus antebrachii lateralis**
wird in der Fossa cubitalis lateral der Bizepssehne abgegeben, tritt unterhalb des Ellenbogens mit seinen Ästen durch die Fascia antebrachii und zieht lateral den Unterarm entlang nach distal, wo er mit seinen terminalen
Fasern am Handgelenk in einem Hautareal
über der A. radialis endet.

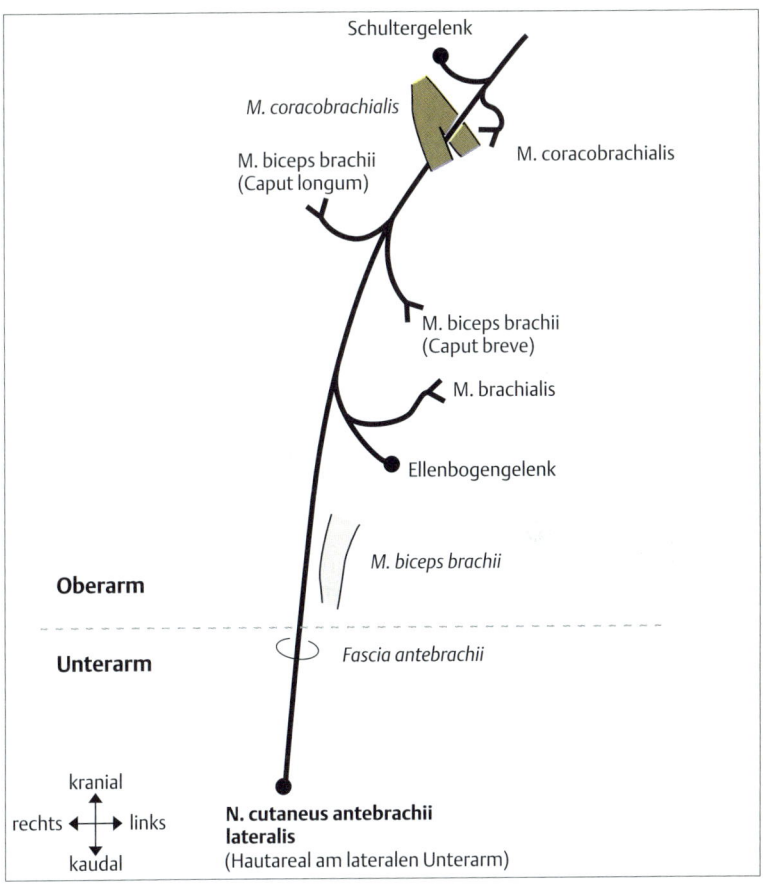

Schultergelenk

M. coracobrachialis

M. coracobrachialis

M. biceps brachii
(Caput longum)

M. biceps brachii
(Caput breve)

M. brachialis

Ellenbogengelenk

M. biceps brachii

Oberarm

Fascia antebrachii

Unterarm

kranial

rechts ◄──┼──► links

kaudal

**N. cutaneus antebrachii
lateralis**
(Hautareal am lateralen Unterarm)

N. medianus (C6 – Th1)

Ursprung: Fasciculi lateralis et medialis des
Plexus brachialis
Verlauf: Aufzweigung in seine Endäste

Der N. medianus wird in den unteren Abschnitten der Achselhöhle durch Vereinigung der Fasciculi lateralis et medialis gebildet, welche die A. axillaris vorne umklammern. Er liegt damit zunächst vor und im weiteren Verlauf lateral der A. brachialis, zieht dann meist etwa in der Mitte des Humerus vorn über sie hinweg, um ihr in der Fossa cubitalis schließlich medial anzuliegen. Auf seinem Weg zur Ellenbeuge liegt der N. medianus erst auf dem M. coracobrachialis und dann auf dem M. brachialis, tritt unter der Bizepsaponeurose (Lacertus fibrosus) in die Ellenbeuge und verläßt die Fossa cubitalis zwischen den beiden Köpfen des M. pronator teres. Der N. medianus zieht dann über die A. ulnaris hinweg, gibt distal dieser Überkreuzungsstelle den N. interosseus anterior ab und zieht auf dem M. flexor digitorum profundus an der Unterfläche des M. flexor digitorum superficialis weiter. Etwa 5 cm proximal des Handgelenks kommt er dann zwischen den Sehnen der Unterarmmuskeln lateral des M. flexor digitorum superficialis wieder zum Vorschein, gibt den R. palmaris ab und tritt zwischen den Sehnen des M. flexor digitorum superficialis und des M. flexor carpi radialis unter das Retinaculum flexorum. Im Karpaltunnel teilt sich der N. medianus in seine als terminale Fasern in die Peripherie ziehenden Rr. musculares und Nn. digitales palmares auf.

Der **N. interosseus anterior** wird vom N. medianus kurz nach Passage der beiden Pronatorenköpfe abgegeben, verläuft unter dem M. flexor digitorum profundus und dem M. flexor pollicis longus auf der Membrana interossea und endet schließlich unter dem M. pronator quadratus.

Die **Rr. musculares n. mediani** ziehen, aus dem Karpaltunnel kommend, über die distale Begrenzung des Retinaculum flexorum auf den M. flexor pollicis brevis und enden in der Thenarmuskulatur.

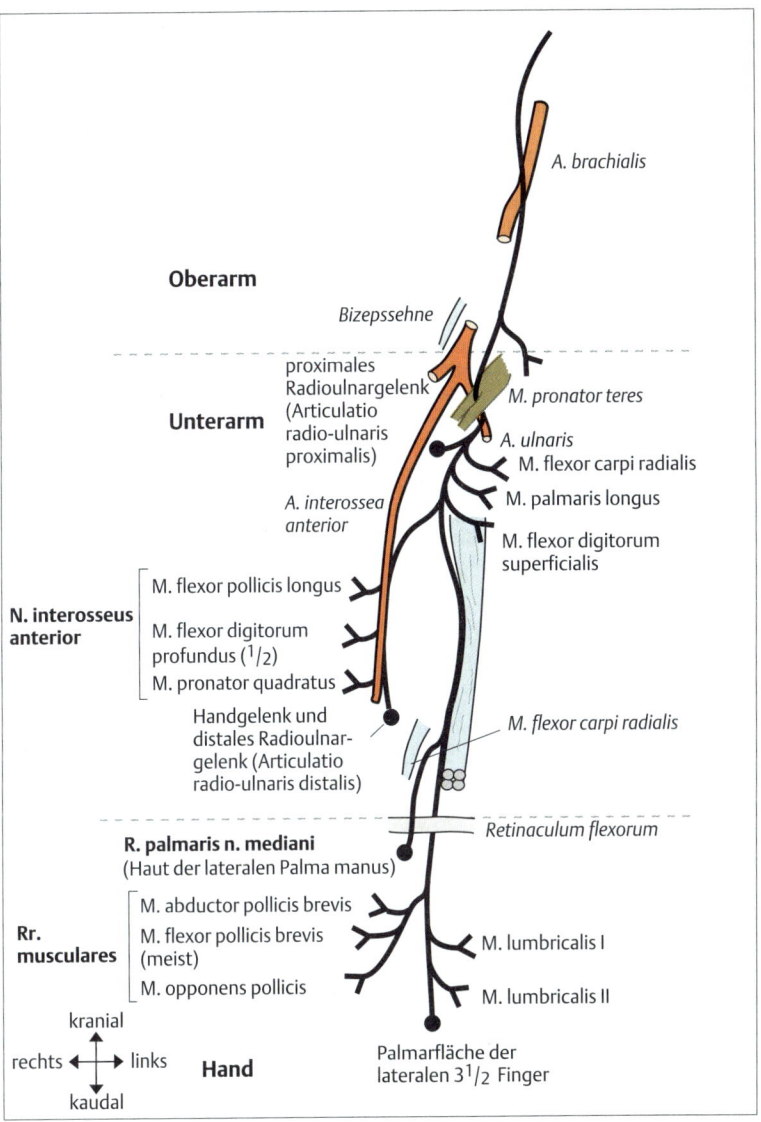

A. brachialis

Oberarm

Bizepssehne

proximales
Radioulnargelenk
(Articulatio
radio-ulnaris
proximalis)

M. pronator teres

Unterarm

A. ulnaris

M. flexor carpi radialis

A. interossea
anterior

M. palmaris longus

M. flexor digitorum
superficialis

**N. interosseus
anterior**

M. flexor pollicis longus

M. flexor digitorum
profundus ($^1/_2$)

M. pronator quadratus

Handgelenk und
distales Radioulnar-
gelenk (Articulatio
radio-ulnaris distalis)

M. flexor carpi radialis

Retinaculum flexorum

R. palmaris n. mediani
(Haut der lateralen Palma manus)

**Rr.
musculares**

M. abductor pollicis brevis

M. flexor pollicis brevis
(meist)

M. opponens pollicis

M. lumbricalis I

M. lumbricalis II

kranial

rechts ←→ links

kaudal

Hand

Palmarfläche der
lateralen $3^1/_2$ Finger

N. ulnaris (C8 – Th1)

Ursprung: Fasciculus medialis des Plexus
brachialis
Verlauf: Aufzweigung in seine Endäste

Der N. ulnaris entspringt medial der A. axillaris und setzt sich medial über den M. coracobrachialis bis etwa zur Humerusmitte fort. Dabei liegt ihm die A. brachialis lateral an. Im weiteren Verlauf tritt er gemeinsam mit der A. collateralis ulnaris superior durch das Septum intermusculare brachii mediale aus der Flexorenseite nach hinten. Der N. ulnaris liegt dann zwischen dem Septum intermusculare mediale und dem medialen Kopf des M. triceps brachii, biegt hinten um den Epicondylus medialis humeri und tritt zwischen den beiden Köpfen des M. flexor carpi ulnaris in den Unterarm. Medial des Proc. coronoideus ulnae zieht er dann unter dem M. flexor carpi ulnaris nach distal und liegt im Bereich der unteren zwei Unterarmdrittel auf dem M. flexor digitorum profundus, der A.

ulnaris medial an. Im weiteren Verlauf ist der N. ulnaris am Handgelenk lateral der Sehne des M. flexor carpi ulnaris zu finden, zieht über das Retinaculum flexorum und teilt sich im Bereich des Erbsenbeins (Os pisiforme) in seine Endäste auf.

Der **R. superficialis n. ulnaris** zieht oberflächlich in die Hohlhand und endet hier in mehreren Nn. digitales palmares communes.

Der **R. profundus n. ulnaris** zieht zwischen dem M. flexor digiti minimi brevis und dem M. abductor digiti minimi durch die Muskulatur des Kleinfingerballens (Hypothenar), zieht in einem Sulcus am Hamulus ossis hamati vorbei, begleitet unter den Flexorensehnen den tiefen arteriellen Hohlhandbogen (Arcus palmaris profundus) und endet schließlich im M. adductor pollicis.

Der **R. dorsalis n. ulnaris** wird vom N. ulnaris etwa 5 cm proximal des Handgelenks abgegeben und zieht unter dem M. flexor carpi ulnaris zur medialen Seite des Handrückens, den er mit seinen terminalen kutanen Ästen versorgt.

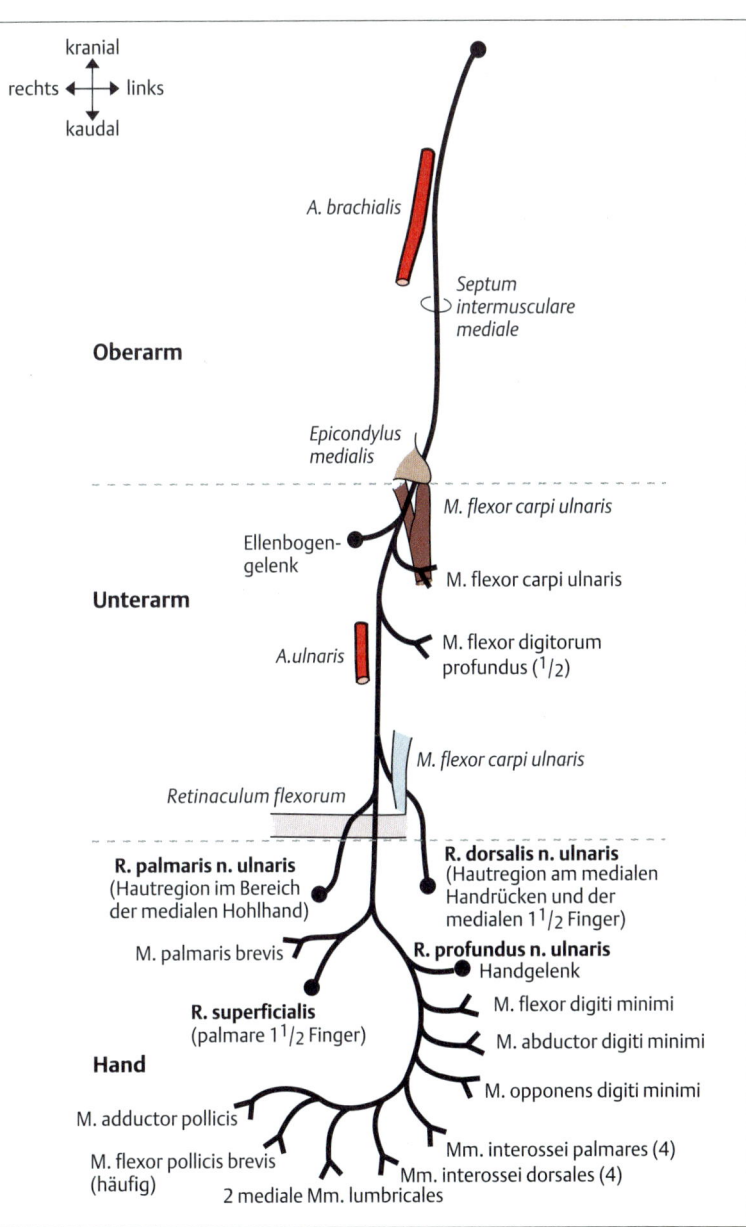

kranial

rechts ←→ links

kaudal

A. brachialis

Septum intermusculare mediale

Oberarm

Epicondylus medialis

M. flexor carpi ulnaris

Ellenbogen-gelenk

M. flexor carpi ulnaris

Unterarm

A. ulnaris

M. flexor digitorum profundus ($^1/_2$)

M. flexor carpi ulnaris

Retinaculum flexorum

R. palmaris n. ulnaris
(Hautregion im Bereich der medialen Hohlhand)

R. dorsalis n. ulnaris
(Hautregion am medialen Handrücken und der medialen 1 $^1/_2$ Finger)

M. palmaris brevis

R. profundus n. ulnaris
Handgelenk

M. flexor digiti minimi

M. abductor digiti minimi

R. superficialis
(palmare 1 $^1/_2$ Finger)

M. opponens digiti minimi

Hand

M. adductor pollicis

M. flexor pollicis brevis (häufig)

Mm. interossei palmares (4)

Mm. interossei dorsales (4)

2 mediale Mm. lumbricales

N. phrenicus (C3 – C5)

Ursprung: ventrale Äste der Spinalnerven
C3 – C5
Verlauf: Aufzweigung in seine Endäste

Der N. phrenicus tritt in der Tiefe zwischen den Mm. scaleni medius und anterior hervor und zieht unter dem tiefen Blatt der Halsfaszie (Lamina praevertebralis fasciae cervicalis) über den lateralen Rand des M. scalenus anterior nach medial. Dabei liegt er lateral der A. cervicalis ascendens. Er zieht unter der A. suprascapularis und der A. transversa cervicis (colli) hindurch, tritt dann über den ventralen Abschnitt der Pleurakuppel und gelangt hinter der V. subclavia ins Mediastinum, wo sich der rechte und der linke N. phrenicus in ihrem weiteren Verlauf unterscheiden: Der rechte N. phrenicus tritt in einer Schlinge nach vorne an die laterale Wand der rechten V. brachiocephalica und zieht an der Außenseite der oberen Hohlvene entlang nach distal zum rechten Vorhof, durch das Pericardium fibrosum weiter zur V. cava inferior, um mit ihr im Foramen v. cavae durch das Zwerchfell zu treten. Der linke N. phrenicus zieht lateral der linken A. carotis communis und i. d. R. ventral der linken A. thoracica interna nach kaudal, tritt dabei über den Aortenbogen und, nachdem er den linken N. vagus überkreuzt hat, über die linke A. pulmonalis. Im weiteren Verlauf zieht er lateral von linkem Herzohr und linkem Ventrikel durch das fibröse Perikard und links vom Centrum tendineum durch das Zwerchfell. Unter Umständen vereinigt sich der N. phrenicus in Höhe der ersten Rippe mit einem N. phrenicus accessorius (C5), dessen Fasern dem N. subclavius entstammen.

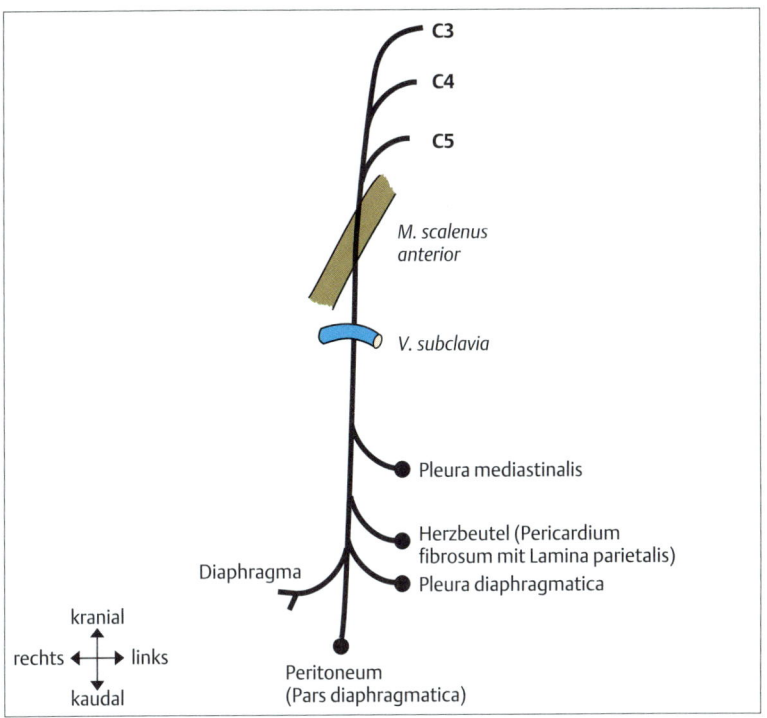

C3

C4

C5

M. scalenus anterior

V. subclavia

Pleura mediastinalis

Herzbeutel (Pericardium fibrosum mit Lamina parietalis)

Pleura diaphragmatica

Diaphragma

kranial

rechts ← → links

kaudal

Peritoneum
(Pars diaphragmatica)

N. intercostalis (typischer Verlauf)

Ursprung: ventrale Äste der thorakalen
Spinalnerven
Verlauf: Aufzweigung in seine Endäste

Der N. intercostalis tritt aus dem Foramen intervertebrale, gibt einen R. dorsalis ab und
zieht ventral des Proc. transversus, wo er
über den R. communicans albus bzw. griseus
mit dem Grenzstrang verbunden ist, zwischen Pleura und innere Muskelschicht. Dabei zieht er gleich zu Beginn hinter die A. intercostalis, um im Sulcus costae zwischen
Mm. intercostales interni und intimi dann
unter ihr zu liegen. Der R. collateralis n. intercostalis wird noch vor Erreichen des Angulus
costae abgegeben und verläuft zwar zwischen denselben Muskelschichten wie der N.
intercostalis, allerdings etwas weiter kaudal
am Oberrand der nächstunteren Rippe.

Th1. Ein R. cutaneus lateralis bzw. anterior
liegt hier nicht vor.

Th7 – Th11. Der R. ventralis n. intercostalis
zieht hinter dem Rippenrand entlang nach
vorn und tritt zwischen denselben Muskelschichten in die Abdominalmuskulatur. An
ihrem distalen Ende ziehen die Fasern des R.
ventralis von hinten durch die Rektusscheide
in den M. rectus abdominis, treten durch ihn
hindurch und enden als Rr. cutanei anteriores in der Bauchwand.

Th12. Hier zieht der N. intercostalis als N.
subcostalis an der Bauchwand entlang nach
vorn und weist eine ähnliche Astfolge wie
die kranial von ihm gelegenen Interkostal-
nerven auf.

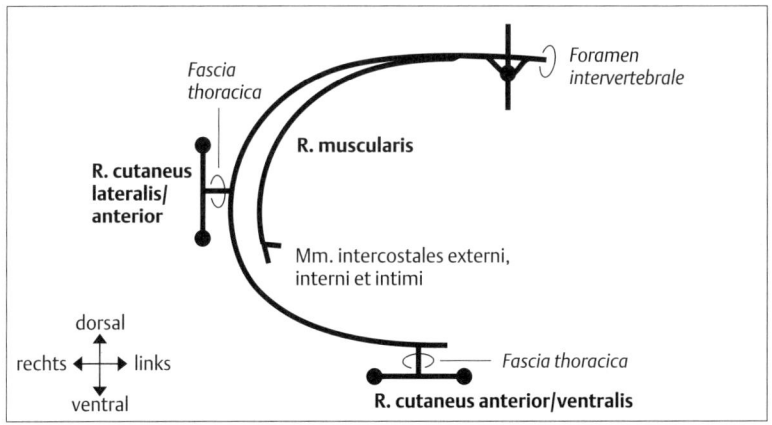

Fascia thoracica

R. muscularis

R. cutaneus lateralis/ anterior

Foramen intervertebrale

Mm. intercostales externi, interni et intimi

dorsal

rechts ◄──┼──► links

ventral

Fascia thoracica

R. cutaneus anterior/ventralis

Plexus lumbalis (Th12 – L5)

Ursprung: ventrale Äste der Spinalnerven
Th12 – L5
Verlauf: wie abgebildet

Der Plexus lumbalis wird aus den ventralen Ästen der lumbalen Spinalnerven nach ihrem Durchtritt durch die Foramina intervertebralia gebildet und liegt eingebettet im M. psoas major ventral der Procc. transversi der Lendenwirbel L2 – L5.

Der **N. iliohypogastricus** (L1) tritt in Höhe des 2. Lendenwirbels lateral des M. psoas auf die Psoasfaszie (Fascia psoica). Er zieht zwischen dem unteren Nierenpol und dem M. quadratus lumborum zur Crista iliaca und an dieser entlang zwischen M. transversus abdominis und M. obliquus internus abdominis, welche er beide innerviert, nach vorn. Hier durchbohrt er oberhalb der Spina iliaca anterior superior den M. obliquus internus abdominis und versorgt mit terminalen Fasern die Haut.

Der **N. ilioinguinalis** (L1) tritt lateral des M. psoas auf die Psoasfaszie und zieht zwischen den unteren Nierenpol und den M. quadratus lumborum. Er tritt oberhalb der Spina iliaca anterior superior durch den M. transversus abdominis und den M. obliquus internus abdominis, deren untere Muskelanteile er gemeinsam mit den benachbarten Sehnenstrukturen nervös versorgt. Die Endfasern des N. ilioinguinalis ziehen von oben in den Leistenkanal, treten durch den äußeren Leistenring (Anulus inguinalis superficialis) und durchbrechen die Fascia spermatica externa, um im subkutanen Bindegewebe zu enden.

Der **N. cutaneus femoris lateralis** (L2 – L3) kommt lateral des M. psoas unterhalb der Crista iliaca zum Vorschein, zieht schräg über den M. iliacus und auf der rechten Seite hinter das Caecum, während er auf der linken Seite hinter dem Colon descendens liegt. Auf beiden Seiten setzt er seinen Verlauf nach ventral fort, tritt nahe an der Spina iliaca anterior superior durch das Leistenband und erreicht das Bindegewebe des lateralen Oberschenkels.

Der **N. genitofemoralis** (L1 – L2) dringt durch den M. psoas major und kommt an seiner ventromedialen Oberfläche zum Vorschein, wo er sich in einen R. genitalis und einen R. femoralis aufteilt. Auf der rechten Seite liegt er dabei hinter dem Ureter, den Vasa testicularia/ovarica und den iliokolischen Gefäßen, während er auf der linken Seite hinter dem Ureter, den Vasa tescicularia/ovarica und den das linke Colon versorgenden Gefäßen liegt.

Der **R. genitalis n. genitofemoralis** überkreuzt die A. iliaca externa und tritt durch den inneren Leistenring (Anulus inguinalis profundus) in den Leistenkanal (Canalis inguinalis). Nach Durchtritt durch den äußeren Leistenring versorgt er mit seinen Endfasern beim Mann den Samenstrang und die Skrotalhaut, bei der Frau den Mons pubis und die großen Schamlippen.

Der **R. femoralis n. genitofemoralis** setzt sich lateral der A. iliaca externa nach distal fort, zieht unter dem Leistenband hindurch und tritt nach vorn durch die Fascia lata, um ins subkutane Bindegewebe überzutreten.

Der **Truncus lumbosacralis** (L4 – L5) kommt am medialen Rand des M. psoas zum Vorschein, zieht ins kleine Becken und stellt die kranialen Nervenfasern des N. ischiadicus.

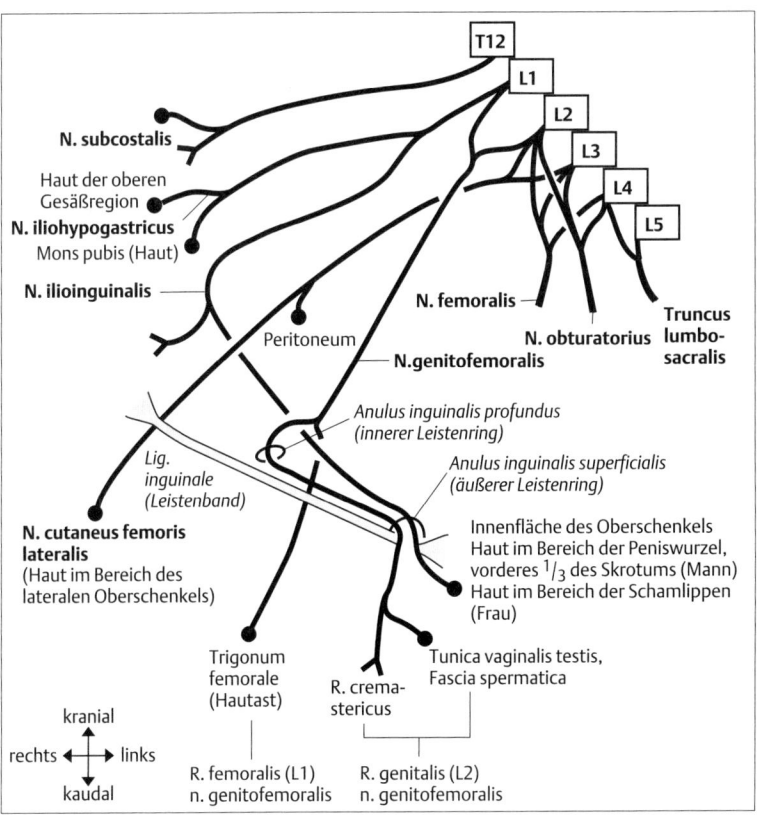

T12
L1
L2
L3
L4
L5

N. subcostalis

Haut der oberen
Gesäßregion
N. iliohypogastricus
Mons pubis (Haut)

N. ilioinguinalis

N. femoralis

Peritoneum

N. obturatorius

N.genitofemoralis

Truncus
lumbo-
sacralis

Anulus inguinalis profundus
(innerer Leistenring)

Anulus inguinalis superficialis
(äußerer Leistenring)

Lig.
inguinale
(Leistenband)

N. cutaneus femoris
lateralis
(Haut im Bereich des
lateralen Oberschenkels)

Innenfläche des Oberschenkels
Haut im Bereich der Peniswurzel,
vorderes $1/3$ des Skrotums (Mann)
Haut im Bereich der Schamlippen
(Frau)

kranial

rechts ◀─┼─▶ links

kaudal

Trigonum
femorale
(Hautast)

R. crema-
stericus

Tunica vaginalis testis,
Fascia spermatica

R. femoralis (L1)
n. genitofemoralis

R. genitalis (L2)
n. genitofemoralis

N. femoralis (L2 – L4)

Ursprung: dorsale Abschnitte der ventralen Äste der lumbalen Spinalnerven L2 – L4

Verlauf: Aufzweigung in seine Endäste

Der N. femoralis wird innerhalb des M. psoas major gebildet, tritt an seinem lateralen Rand aus der Fossa iliaca hervor und liegt dann in der Furche zwischen M. psoas major und M. iliacus. Lateral der A. femoralis zieht er unter dem Leistenband auf der Sehne von M. iliacus und M. psoas in den Oberschenkel. Im Trigonum femorale gabelt er sich in einen vorderen und einen hinteren Abschnitt auf, welche parallel die A. circumflexa femoris lateralis überkreuzen. In der Regel gibt der N. femoralis 4 kurze oberflächliche Äste ab, während die tiefer gelegenen Äste im Trigonum femorale weiter nach distal ziehen. Dabei verläuft der Nerv, der den M. vastus medialis versorgt, im oberen Bereich des Adduktorenkanals lateral der A. femoralis und tritt erst anschließend in den Muskel ein.

Der **N. saphenus** (dorsaler Abschnitt des N. femoralis) zieht über das Trigonum femorale nach distal in den Adduktorenkanal und schlingt sich um die A. femoralis herum nach medial. Am unteren Ende des Adduktorenkanals tritt der N. saphenus durch die Membrana vastoadductoria. Er zieht hinter dem M. sartorius mit der V. saphena magna im subkutanen Bindegewebe weiter nach distal und läßt sich auf der Tibia ertasten. Er setzt seinen Verlauf dann vor dem Malleolus medialis ebenfalls in enger Nachbarschaft zur V. saphena magna fort und endet mit seinen terminalen Fasern am Fußrücken (Dorsum pedis).

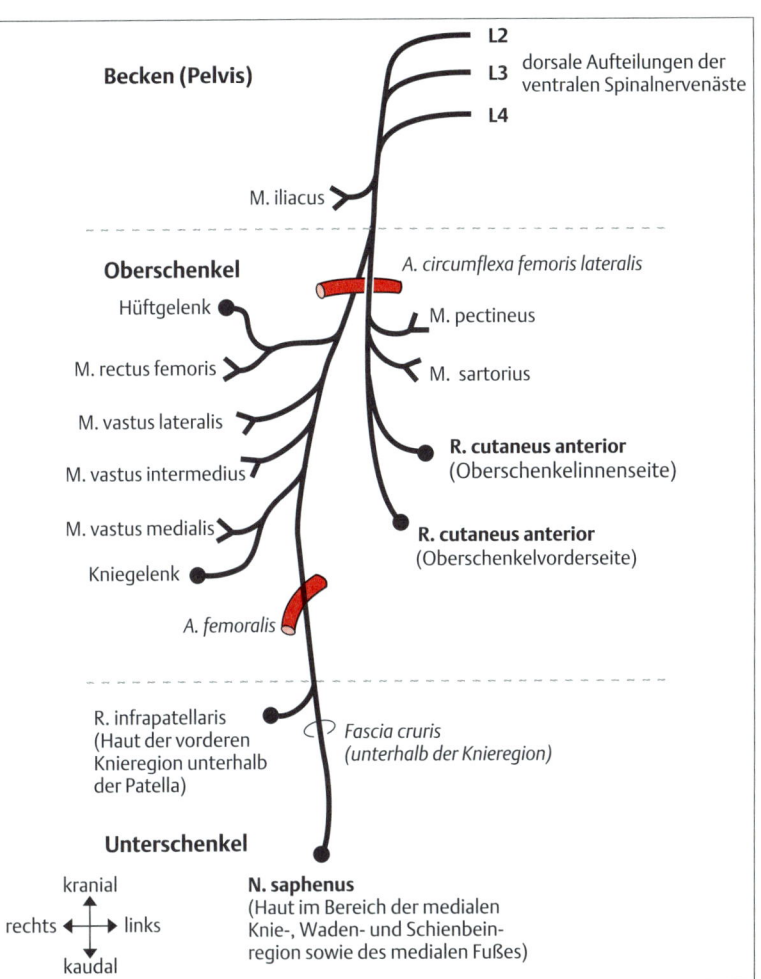

Becken (Pelvis)

L2
L3 dorsale Aufteilungen der
L4 ventralen Spinalnervenäste

M. iliacus

Oberschenkel

A. circumflexa femoris lateralis

Hüftgelenk

M. pectineus

M. rectus femoris

M. sartorius

M. vastus lateralis

M. vastus intermedius

R. cutaneus anterior
(Oberschenkelinnenseite)

M. vastus medialis

R. cutaneus anterior
(Oberschenkelvorderseite)

Kniegelenk

A. femoralis

R. infrapatellaris
(Haut der vorderen
Knieregion unterhalb
der Patella)

Fascia cruris
(unterhalb der Knieregion)

Unterschenkel

kranial

rechts ◄──┼──► links

kaudal

N. saphenus
(Haut im Bereich der medialen
Knie-, Waden- und Schienbein-
region sowie des medialen Fußes)

N. obturatorius (L2 – L4)

Ursprung: ventrale Abschnitte der
ventralen Äste der lumbalen
Spinalnerven L2 – L4
Verlauf: Aufzweigung in seine Endäste

Der **N. obturatorius** wird innerhalb des M. psoas gebildet, tritt an dessen medialem Rand auf die Ala sacralis und unterkreuzt die Vasa iliaca communia. Er zieht dann an der lateralen Wand der Beckeneingangsebene über die Linea terminalis hinweg und tritt über die oberen Fasern des M. obturator internus durch den ventrokranialen Abschnitt des Foramen obturatum. Dort teilt er sich auf in einen R. anterior, der den M. adductor brevis überkreuzt, und einen R. posterior. Letzterer unterkreuzt den M. adductor brevis, nachdem er motorische Fasern an den M. obturator externus abgegeben hat, und zieht unter dem M. adductor magnus weiter nach distal. Der R. anterior zieht, wie bereits erwähnt, über die Vorderseite des M. adductor brevis und liegt dabei erst unter dem M. pectineus und dann unter dem M. adductor longus. Schließlich endet er am unteren Rand des M. adductor longus im subkutanen Bindegewebe.

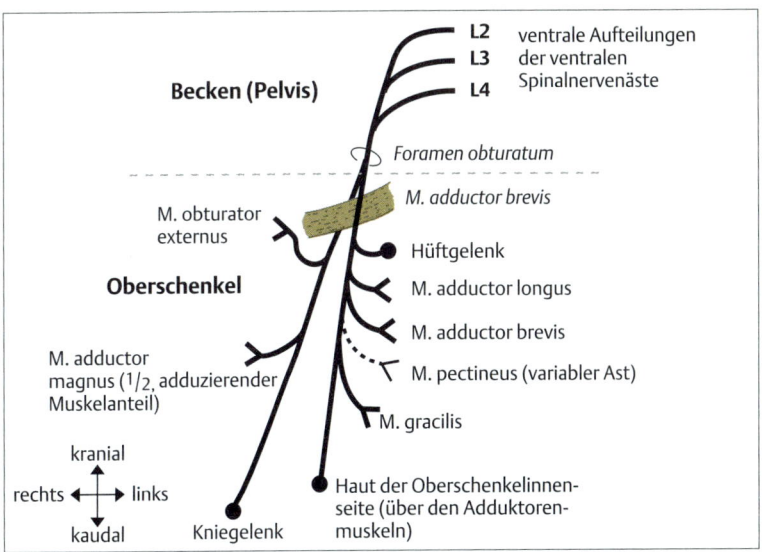

Becken (Pelvis)

L2
L3
L4

ventrale Aufteilungen
der ventralen
Spinalnervenäste

Foramen obturatum

M. adductor brevis

M. obturator
externus

Oberschenkel

Hüftgelenk

M. adductor longus

M. adductor brevis

M. adductor
magnus ($^1/_2$ adduzierender
Muskelanteil)

M. pectineus (variabler Ast)

M. gracilis

kranial

rechts ◄──►links

kaudal

Kniegelenk

Haut der Oberschenkelinnenseite (über den Adduktoren-
muskeln)

Plexus sacralis (L4 – S5)

Ursprung: Plexus lumbosacralis (L4 – L5)
und ventrale Äste der
Spinalnerven L4 – S5

Verlauf: Seine Fasern ziehen als definierte
Nerven in die Peripherie.

Der Plexus sacralis unterkreuzt an der Hinterwand des Beckens die Vasa iliaca interna (auf der linken Körperhälfte auch die Vasa sigmoidea) und liegt geschützt hinter der Fascia pelvis den M. piriformis auf. Seine Wurzeln haben typischerweise eine enge anatomische Beziehung zu bestimmten Arterien, die wie nebenstehend angedeutet, durch sie hindurchziehen.

Der **N. glutaeus superior (L4 – S1)** entstammt den kranialen Wurzeln des N. ischiadicus und tritt oberhalb des M. piriformis (Foramen suprapiriforme) durch das Foramen ischiadicum majus aus dem Becken. Er verläuft auf der Linea glutaea anterior zwischen M. glutaeus medius und minimus an der Außenfläche des Darmbeins (Os ilium) entlang, um in terminalen muskulären Ästen zu enden.

Der **N. glutaeus inferior (L5 – S2)** entsteht aus den mittleren Wurzeln des N. ischiadicus, verläßt das Becken unterhalb des M. piriformis (Foramen infrapiriforme) durch das Foramen ischiadicum majus und versorgt den M. glutaeus maximus.

Der **N. cutaneus femoris posterior (S1 – S3)** zieht unter dem M. piriformis (Foramen infrapiriforme) durch das Foramen ischiadicum majus. Er tritt auf dem N. ischiadicus über das Caput longum m. bicipitis femoris und reicht schließlich im subkutanen Bindegewebe bis in die Kniekehle (Fossa poplitea).

Der **N. cutaneus perforans (S2 – S3)** zieht durch das Lig. sacrotuberale und den M. glutaeus maximus ins glutäale subkutane Bindegewebe.

Der **N. pudendus (S2 – S4)** zieht nahe an der Spina ischiadica oberhalb des Lig. sacrospinale durch das Foramen ischiadicum majus aus dem Becken und kehrt durch das Foramen ischiadicum minus wieder ins Becken zurück. Hier verläuft er an der medialen Fläche des M. obturator internus im Bereich seiner unteren Faseranteile durch den Canalis pudendalis (Alcock-Kanal) und tritt dann in die laterale Wand der Fossa ischioanalis, wo er den N. rectalis inferior abgibt. Im weiteren Verlauf tritt er ins Perineum (Damm) und gibt seine terminalen Äste ab: den N. perinealis, welcher dem Diaphragma urogenitale oberflächlich aufliegt, und den N. dorsalis penis/clitoridis, der unter dem Diaphragma urogenitale verläuft.

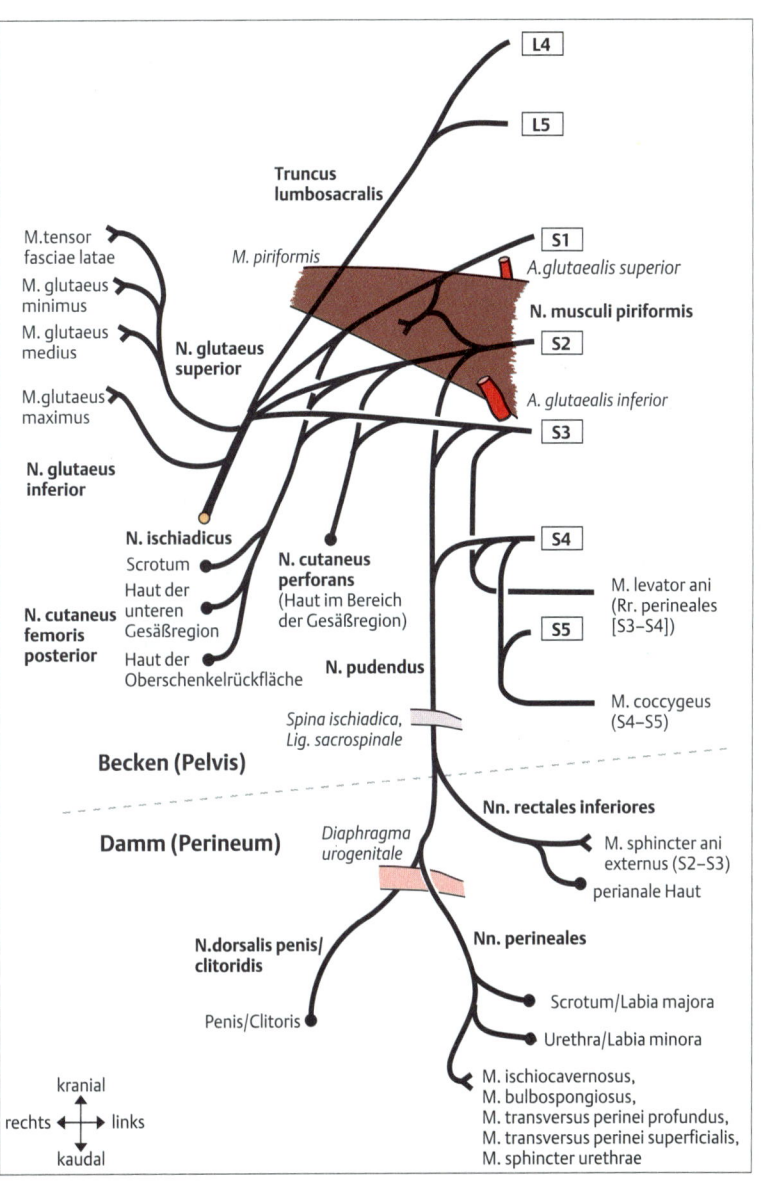

L4

L5

**Truncus
lumbosacralis**

M.tensor
fasciae latae

M. glutaeus
minimus

M. glutaeus
medius

M.glutaeus
maximus

M. piriformis

**N. glutaeus
superior**

**N. glutaeus
inferior**

S1

A.glutaealis superior

N. musculi piriformis

S2

A. glutaealis inferior

S3

N. ischiadicus

Scrotum

Haut der
unteren
Gesäßregion

Haut der
Oberschenkelrückfläche

**N. cutaneus
femoris
posterior**

**N. cutaneus
perforans**
(Haut im Bereich
der Gesäßregion)

N. pudendus

S4

S5

M. levator ani
(Rr. perineales
[S3–S4])

M. coccygeus
(S4–S5)

*Spina ischiadica,
Lig. sacrospinale*

Becken (Pelvis)

Damm (Perineum)

*Diaphragma
urogenitale*

Nn. rectales inferiores

M. sphincter ani
externus (S2–S3)

perianale Haut

**N.dorsalis penis/
clitoridis**

Nn. perineales

Penis/Clitoris

Scrotum/Labia majora

Urethra/Labia minora

M. ischiocavernosus,
M. bulbospongiosus,
M. transversus perinei profundus,
M. transversus perinei superficialis,
M. sphincter urethrae

kranial

rechts ↔ links

kaudal

N. ischiadicus (L4–S3)

Ursprung: ventrale Äste der Spinalnerven
L4–S3
Verlauf: Aufzweigung in den N. tibialis
und den N. fibularis (peronaeus)
communis

Der N. ischiadicus geht aus dem kranialen Anteil des Plexus sacralis hervor und tritt unterhalb des M. piriformis aus dem Foramen ischiadicum majus. In der Gesäß- und Oberschenkelregion liegt er zunächst unter dem M. glutaeus maximus auf dem M. gemellus superior, dem M. obturator internus und der Sehne des M. gemellus inferior und etwas weiter distal auf dem M. quadratus femoris und dem M. adductor magnus. Er tritt unter dem M. glutaeus maximus aus seiner geschützten Umgebung hervor und wird auf einer kurzen Strecke lediglich von der Fascia lata bedeckt, bevor er unter den beiden Köpfen des M. biceps femoris weiterzieht. Der N. ischiadicus zieht an der Dorsalseite des Oberschenkels entlang der Mittellinie senkrecht nach unten und endet in der Regel etwa im distalen Drittel des Oberschenkels mit seiner Aufteilung in den N. fibularis communis und den N. tibialis. Bei seinem Verlauf

über die Mm. gemelli besteht nach dorsal eine enge anatomische Beziehung zum Sitzbein (Os ischii) und zum Hinterrand des Acetabulum.

Der **N. musculi quadrati femoris (L4–S1)** wird im Becken vom N. ischiadicus nach unten abgegeben und verläßt es durch das Foramen ischiadicum majus. Er verläuft dann zwischen N. ischiadicus und Os ischii und tritt unter die Sehne des M. obturator externus und die Mm. gemelli, wobei er den M. gemellus inferior vor Eintritt in den M. quadratus femoris von oben motorisch versorgt.

Der **N. obturatorius internus (L5–S2)** entspringt ebenfalls im Becken der ventralen Fläche des N. ischiadicus, zieht nach medial und verläßt das Becken unterhalb des M. piriformis und medial des N. ischiadicus durch das Foramen ischiadicum majus. Er zieht lateral des aus den Vasa pudenda und dem N. pudendus bestehenden Gefäß-Nerven-Bündels über die Spina ischiadica und entsendet motorische Fasern zum M. gemellus superior, bevor er nach vorn durch das Foramen ischiadicum minus tritt. Nach seinem Durchtritt durch das Foramen infrapiriforme innerviert er den M. obturator internus.

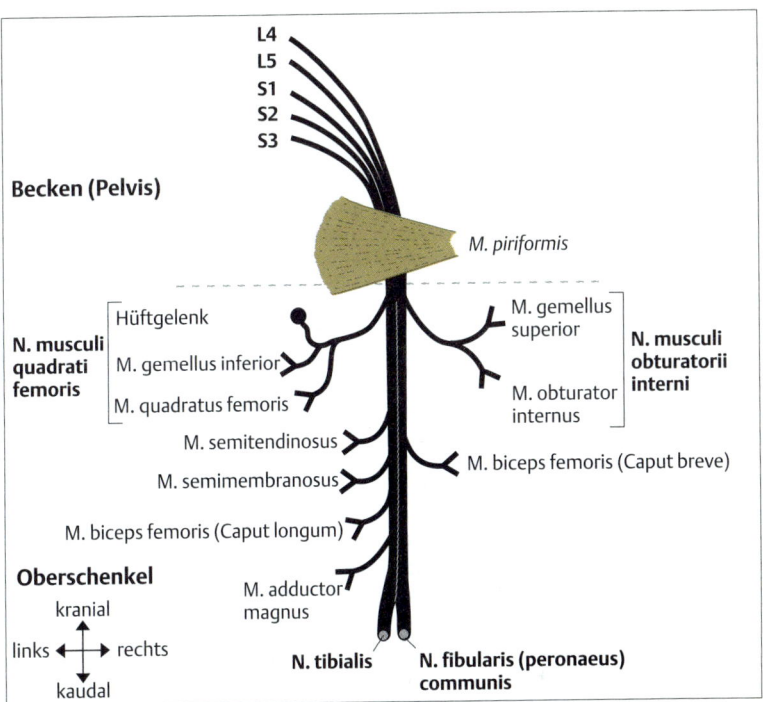

L4
L5
S1
S2
S3

Becken (Pelvis)

M. piriformis

Hüftgelenk

M. gemellus superior

N. musculi quadrati femoris

M. gemellus inferior

N. musculi obturatorii interni

M. quadratus femoris

M. obturator internus

M. semitendinosus

M. biceps femoris (Caput breve)

M. semimembranosus

M. biceps femoris (Caput longum)

Oberschenkel

M. adductor magnus

kranial

links ◄──┼──► rechts

kaudal

N. tibialis

N. fibularis (peronaeus) communis

N. tibialis (L4 – S3)

Ursprung: N. ischiadicus
Verlauf: terminale Aufzweigung in die
Nn. plantares medialis et
lateralis

Der N. tibialis geht im distalen Drittel des
Oberschenkels oberhalb der Kniekehle als
der größere der beiden Äste des N. ischiadicus aus diesem hervor und zieht tief in der
Mittellinie zwischen M. semitendinosus und
M. biceps femoris in die Fossa poplitea. Be-
merkenswert ist, daß der N. tibialis bei seinem Eintritt in die Kniekehle zunächst lateral der A. poplitea liegt, die A. poplitea den N.
tibialis dann aber unterkreuzt und lateral
von ihm weiterzieht, wobei Arterie und Nerv
stets durch die Vv. popliteae getrennt blei-
ben. Der N. tibialis tritt unter den beiden
Köpfen des M. gastrocnemius aus der Kniekehle, liegt dann unter den Sehnenfasern des
Arcus tendineus m. solei und zieht unter
dem M. soleus auf dem M. tibialis posterior
in der Mittellinie weiter nach distal. Dabei
überkreuzt er die A. tibialis posterior auf ihrem Weg entlang der Wade etwa auf halber
Strecke von medial nach lateral, zieht dann
im unteren Wadenbereich leicht nach medial und tritt im Bereich der distalen Tibia hinter den Malleolus medialis, wobei ihm die A.
tibialis posterior medial und die Sehne des
M. flexor hallucis longus lateral anliegen. Im
weiteren Verlauf zieht der N. tibialis unter
das Retinaculum flexorum, über das Tuberculum mediale proc. posterioris tali und teilt
sich in seine Endäste auf.

Der **N. suralis** tritt in der anatomisch
durch die beiden Köpfe des M. gastrocnemius vorgegebenen „V"-förmigen Lücke aus der
Fossa poplitea, nimmt vom N. fibularis communis den R. communicans fibularis auf und
tritt durch die Fascia cruris ins subkutane
Bindegewebe. Der N. suralis zieht lateral an
der Wade nach distal und wird dabei von der
V. saphena parva begleitet. Er tritt dann hinter den Malleolus lateralis, über das Retinaculum musculorum peronaeorum superius
und endet schließlich mit seinen terminalen
Fasern in einem Hautareal im Bereich des lateralen Fußrückens.

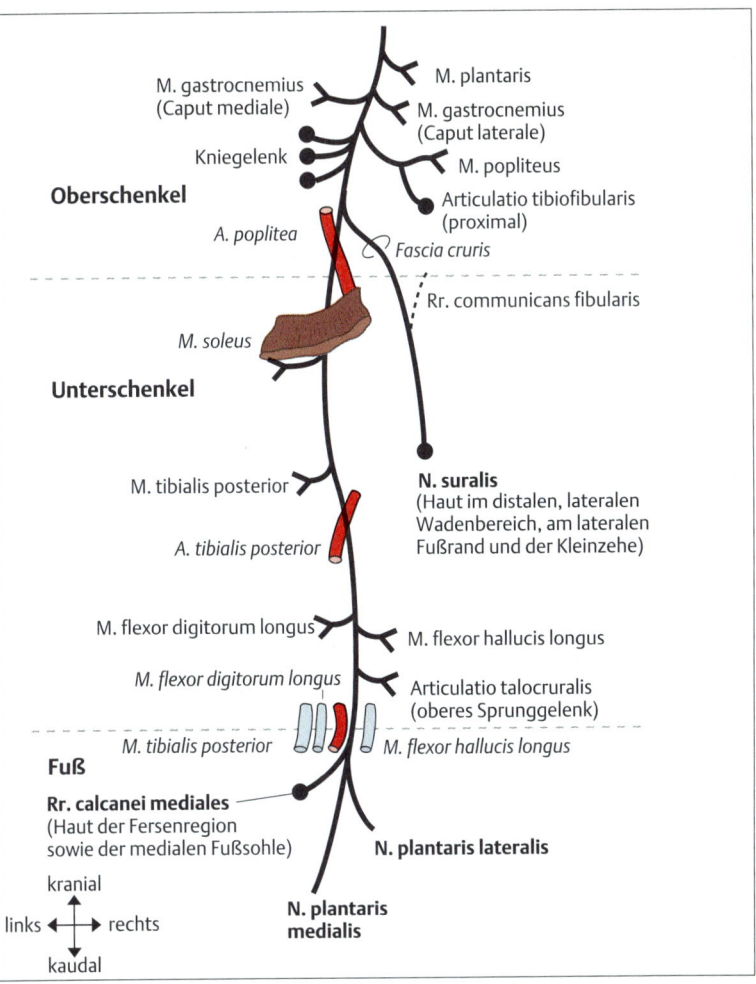

M. gastrocnemius
(Caput mediale)

M. plantaris

M. gastrocnemius
(Caput laterale)

Kniegelenk

M. popliteus

Oberschenkel

Articulatio tibiofibularis
(proximal)

A. poplitea

Fascia cruris

Rr. communicans fibularis

M. soleus

Unterschenkel

M. tibialis posterior

N. suralis
(Haut im distalen, lateralen
Wadenbereich, am lateralen
Fußrand und der Kleinzehe)

A. tibialis posterior

M. flexor digitorum longus

M. flexor hallucis longus

M. flexor digitorum longus

Articulatio talocruralis
(oberes Sprunggelenk)

M. tibialis posterior

M. flexor hallucis longus

Fuß

Rr. calcanei mediales
(Haut der Fersenregion
sowie der medialen Fußsohle)

N. plantaris lateralis

kranial

links ◄──► rechts

kaudal

**N. plantaris
medialis**

N. fibularis (peronaeus) communis (L4 – S2)

Ursprung: N. ischiadicus
Verlauf: Aufzweigung in den N. fibularis (peronaeus) profundus und den N. fibularis (peronaeus) superficialis

Er geht als der kleinere der beiden Endäste im distalen Drittel des Oberschenkels oberhalb der Fossa poplitea aus dem N. ischiadicus hervor und erreicht die Kniekehle über ihren oberen äußeren Rand. Dabei liegt er unter der distalen Kante des M. biceps femoris und zieht über den M. plantaris, den lateralen Kopf des M. gastrocnemius und den hinteren Abschnitt der Kniegelenkkapsel. Er tritt dann über die Insertionsstelle des M. soleus an der Fibula, biegt von hinten um den Wadenbeinhals (Collum fibulae) nach lateral und zieht unter dem M. peronaeus longus, wo er sich aufteilt, weiter in die Peripherie.

N. fibularis (peronaeus) superficialis (L5 – S2)

Ursprung: N. fibularis (peronaeus) communis
Verlauf: Aufzweigung in seine Endäste

Er wird vom N. fibularis communis unter dem M. peronaeus longus abgegeben und zieht nach vorne unten, um dann zwischen dem M. peronaeus longus und dem M. peronaeus brevis an der lateralen Fibulafläche zu liegen. Nachdem er etwa die Hälfte seiner Gesamtstrecke zurückgelegt hat, tritt er durch die Fascia cruris ins subkutane Bindegewebe, wo er über die Retinacula mm. extensorum superius et inferius zieht und mit seinen terminalen Fasern endet.

N. fibularis (peronaeus) profundus (L4 – S2)

Ursprung: N. fibularis (peronaeus) communis
Verlauf: Aufzweigung in seine Endäste

Er geht unter dem M. peronaeus longus aus dem N. fibularis communis hervor, zieht unter dem Muskel nach vorn, windet sich um die Fibula und tritt durch das Septum intermusculare cruris anterius. Er setzt sich dann unter dem M. extensor digitorum longus zwischen diesem und dem M. tibialis anterior nach distal fort, wobei er im oberen Viertel der Extensorenloge der Membrana interossea aufliegt und von den Vasa tibialia anteriora begleitet wird. Im Bereich der unteren drei Viertel der Extensorenloge liegt der N. fibularis profundus zwischen dem M. extensor hallucis longus und dem M. tibialis anterior. Etwa in Höhe des oberen Sprunggelenks zieht der N. fibularis profundus vor das Schienbein und tritt gemeinsam mit der ihn an seiner medialen Seite begleitenden A. tibialis anterior und der lateral verlaufenden Sehne des M. extensor hallucis longus unter den Retinacula mm. extensorum superius et inferius hindurch. Auf dem Fußrücken teilt sich der Nerv dann in seine Endfasern auf. (Der R. articularis zur Kapsel des oberen Sprunggelenks ist in der Abbildung nicht berücksichtigt.)

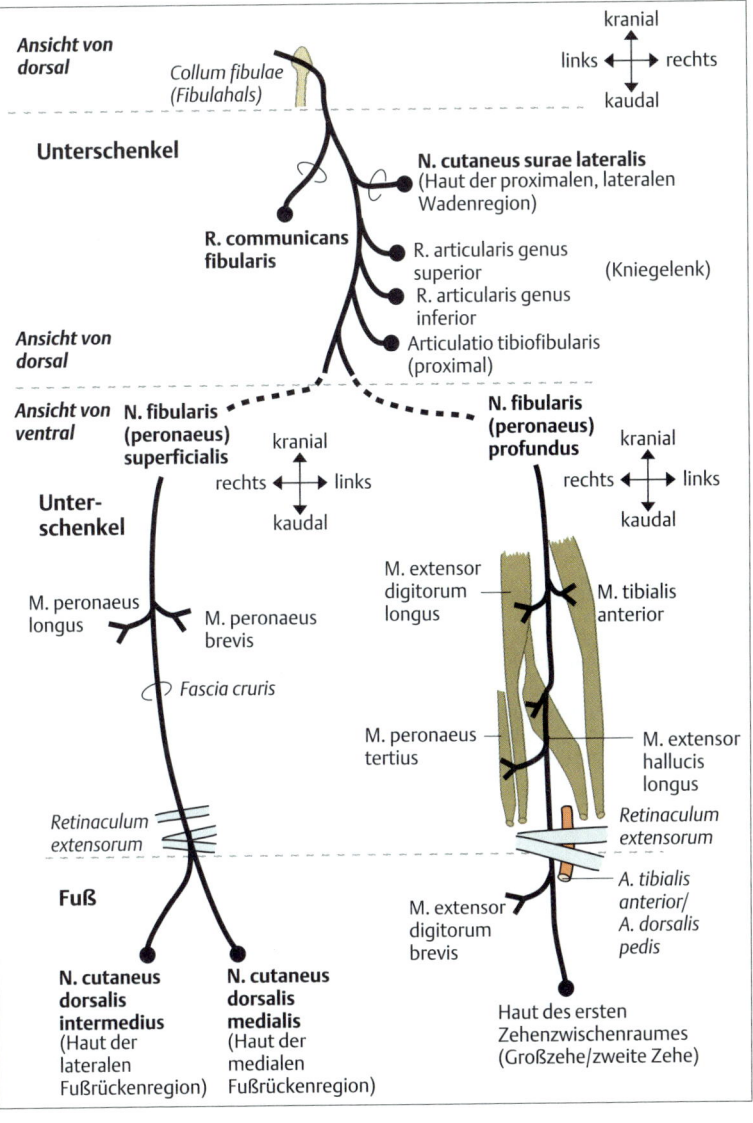

Ansicht von dorsal

Collum fibulae
(Fibulahals)

kranial

links ←→ rechts

kaudal

Unterschenkel

N. cutaneus surae lateralis
(Haut der proximalen, lateralen
Wadenregion)

**R. communicans
fibularis**

R. articularis genus
superior   (Kniegelenk)
R. articularis genus
inferior
Articulatio tibiofibularis
(proximal)

Ansicht von dorsal

Ansicht von ventral

**N. fibularis
(peronaeus)
superficialis**

kranial

rechts ←→ links

kaudal

**N. fibularis
(peronaeus)
profundus**

kranial

rechts ←→ links

kaudal

**Unter-
schenkel**

M. peronaeus
longus

M. peronaeus
brevis

Fascia cruris

*Retinaculum
extensorum*

Fuß

**N. cutaneus
dorsalis
intermedius**
(Haut der
lateralen
Fußrückenregion)

**N. cutaneus
dorsalis
medialis**
(Haut der
medialen
Fußrückenregion)

M. extensor
digitorum
longus

M. peronaeus
tertius

M. extensor
digitorum
brevis

M. tibialis
anterior

M. extensor
hallucis
longus

*Retinaculum
extensorum*

*A. tibialis
anterior/
A. dorsalis
pedis*

Haut des ersten
Zehenzwischenraumes
(Großzehe/zweite Zehe)

N. plantaris lateralis (S1 – S2)

Ursprung: N. tibialis
Verlauf: Aufzweigung in seine Endäste

Der N. plantaris lateralis wird unter dem Retinaculum flexorum abgegeben, biegt am Fersenbein (Calcaneus) um das Sustentaculum tali und zieht mit der A. plantaris lateralis unter dem M. abductor hallucis nach vorn.

Er zieht ferner unter dem M. flexor digitorum brevis über den Ursprung des M. quadratus plantae (M. flexor accessorius) und endet mit seinen oberflächlichen terminalen Fasern zwischen dem M. flexor digitorum brevis und dem M. abductor digiti minimi, während seine tiefen Fasern unter den Sehnen der langen Flexorenmuskeln quer über die Metatarsalknochen nach medial ziehen und als muskuläre Äste enden.

N. plantaris medialis (L4 – L5)

Ursprung: N. tibialis
Verlauf: Aufzweigung in seine Endäste

Er entspringt unter dem Retinaculum flexorum und windet sich in Begleitung der A. plantaris medialis am Fersenbein um das Sustentaculum tali. Er zieht unter dem M. abductor hallucis nach vorn, tritt durch die Fascia plantaris über die Sehne des M. flexor digitorum longus und erscheint etwas oberflächlicher und ebenfalls zwischen dem M. abductor hallucis und dem M. flexor digitorum brevis in der Fußsohle.

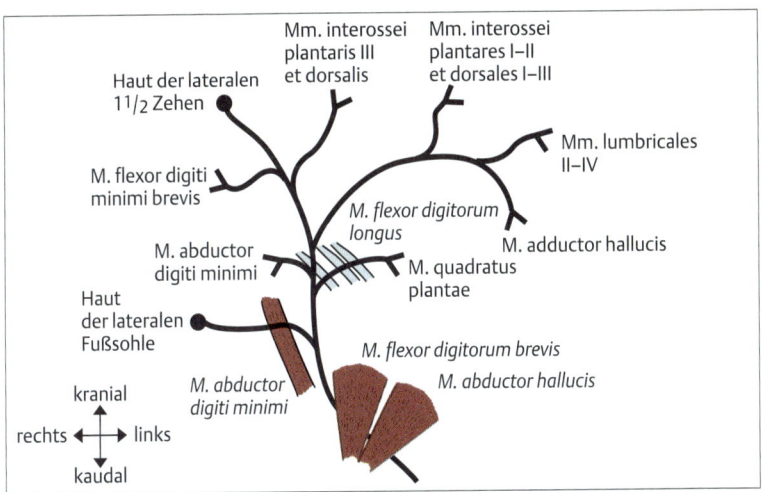

Mm. interossei plantaris III et dorsalis

Mm. interossei plantares I–II et dorsales I–III

Haut der lateralen 1¹/₂ Zehen

Mm. lumbricales II–IV

M. flexor digiti minimi brevis

M. flexor digitorum longus

M. adductor hallucis

M. abductor digiti minimi

M. quadratus plantae

Haut der lateralen Fußsohle

M. flexor digitorum brevis

M. abductor hallucis

kranial

M. abductor digiti minimi

rechts ← → links

kaudal

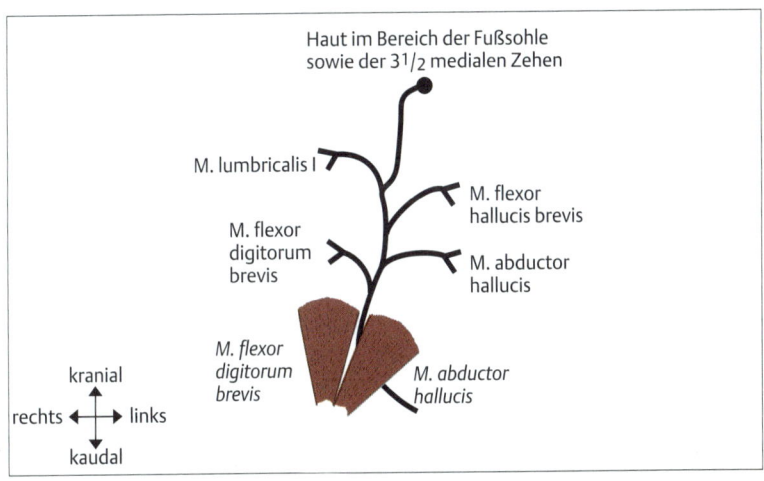

Haut im Bereich der Fußsohle sowie der 3¹/₂ medialen Zehen

M. lumbricalis I

M. flexor hallucis brevis

M. flexor digitorum brevis

M. abductor hallucis

kranial

M. flexor digitorum brevis

M. abductor hallucis

rechts ← → links

kaudal

7 Dermatome und periphere Hautinnervation

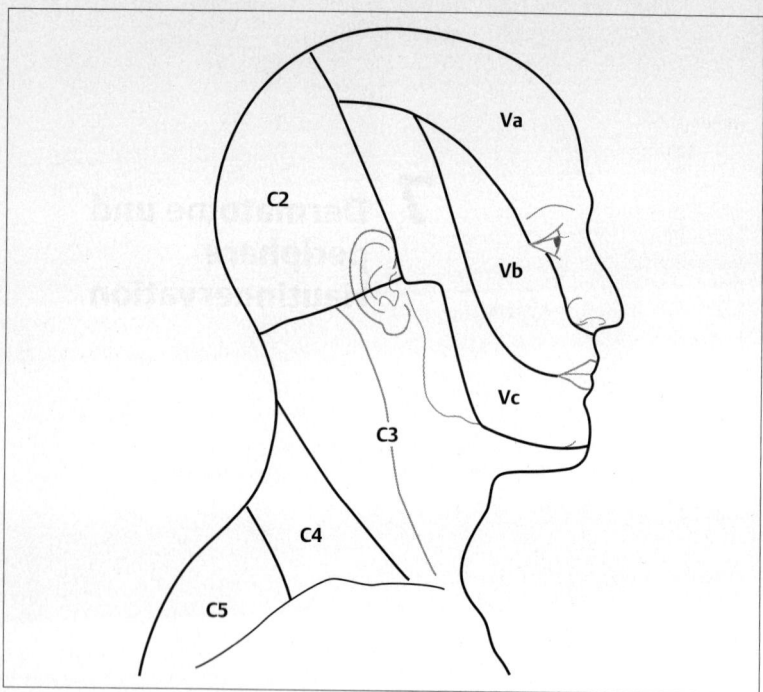

Dermatome: Kopf und Hals

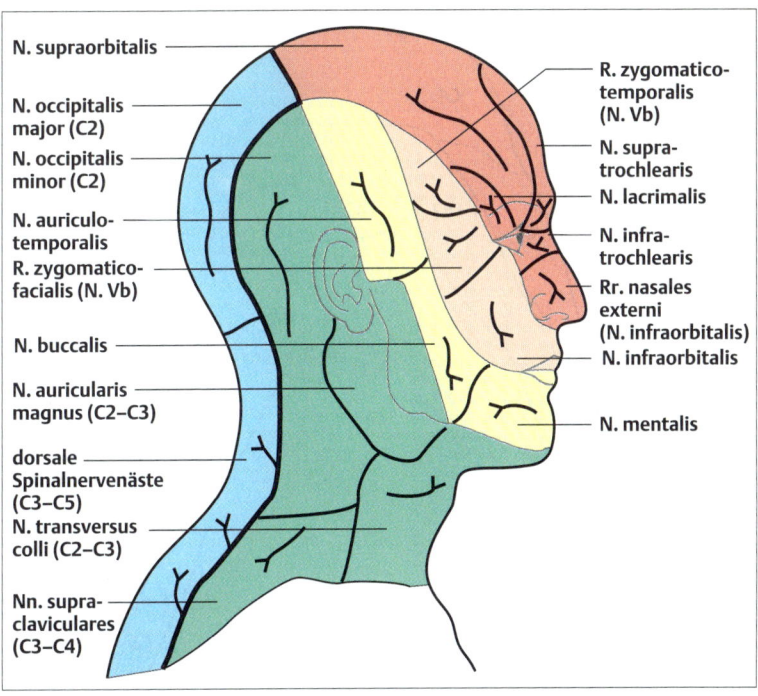

N. supraorbitalis

N. occipitalis
major (C2)

N. occipitalis
minor (C2)

N. auriculo-
temporalis

R. zygomatico-
facialis (N. Vb)

N. buccalis

N. auricularis
magnus (C2–C3)

dorsale
Spinalnervenäste
(C3–C5)

N. transversus
colli (C2–C3)

Nn. supra-
claviculares
(C3–C4)

R. zygomatico-
temporalis
(N. Vb)

N. supra-
trochlearis

N. lacrimalis

N. infra-
trochlearis

Rr. nasales
externi
(N. infraorbitalis)

N. infraorbitalis

N. mentalis

Periphere Hautinnervation: Kopf und Hals

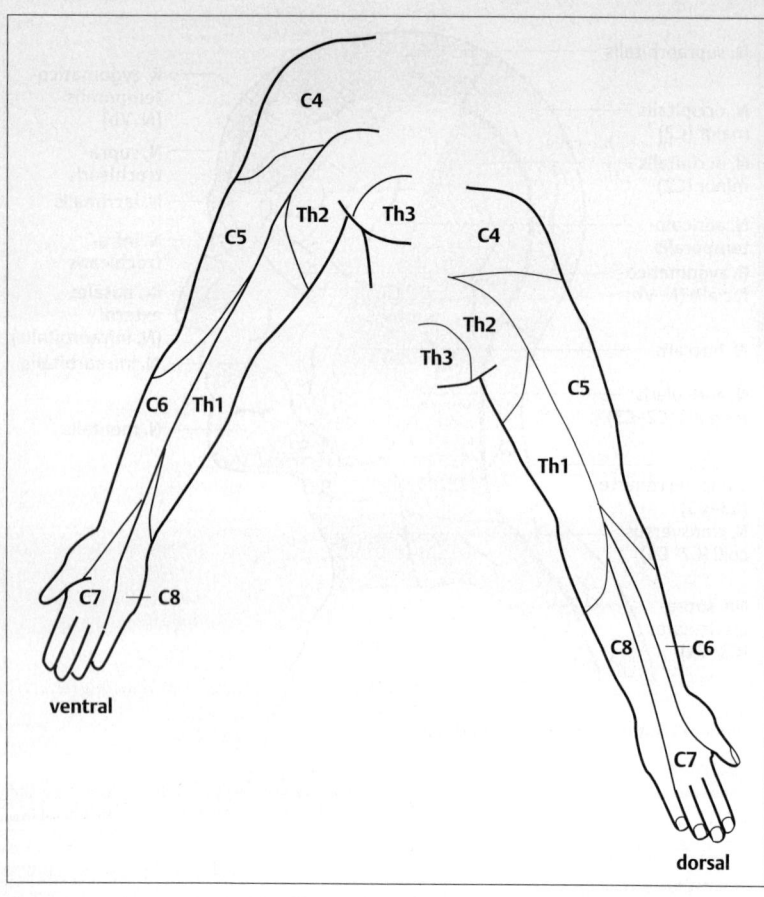

Dermatome: Arm

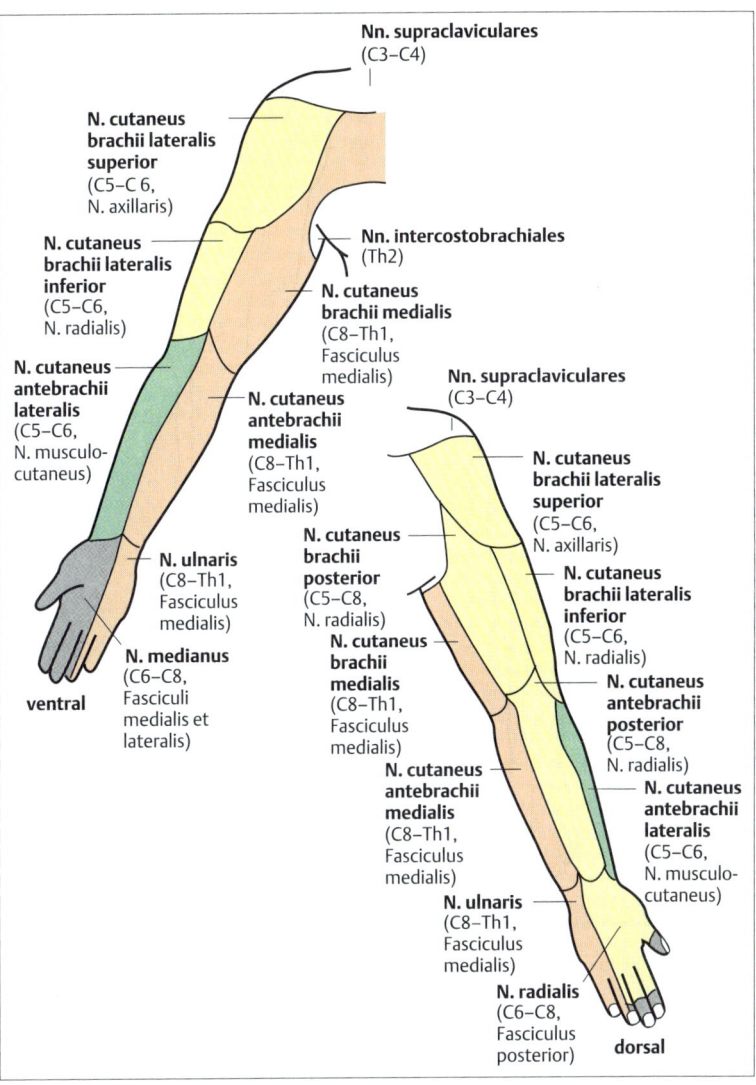

Nn. supraclaviculares
(C3–C4)

N. cutaneus brachii lateralis superior
(C5–C 6,
N. axillaris)

N. cutaneus brachii lateralis inferior
(C5–C6,
N. radialis)

N. cutaneus antebrachii lateralis
(C5–C6,
N. musculo-cutaneus)

N. ulnaris
(C8–Th1,
Fasciculus medialis)

N. medianus
(C6–C8,
Fasciculi medialis et lateralis)

ventral

Nn. intercostobrachiales
(Th2)

N. cutaneus brachii medialis
(C8–Th1,
Fasciculus medialis)

N. cutaneus antebrachii medialis
(C8–Th1,
Fasciculus medialis)

N. cutaneus brachii posterior
(C5–C8,
N. radialis)

N. cutaneus brachii medialis
(C8–Th1,
Fasciculus medialis)

N. cutaneus antebrachii medialis
(C8–Th1,
Fasciculus medialis)

N. ulnaris
(C8–Th1,
Fasciculus medialis)

Nn. supraclaviculares
(C3–C4)

N. cutaneus brachii lateralis superior
(C5–C6,
N. axillaris)

N. cutaneus brachii lateralis inferior
(C5–C6,
N. radialis)

N. cutaneus antebrachii posterior
(C5–C8,
N. radialis)

N. cutaneus antebrachii lateralis
(C5–C6,
N. musculo-cutaneus)

N. radialis
(C6–C8,
Fasciculus posterior)

dorsal

Periphere Hautinnervation: Arm

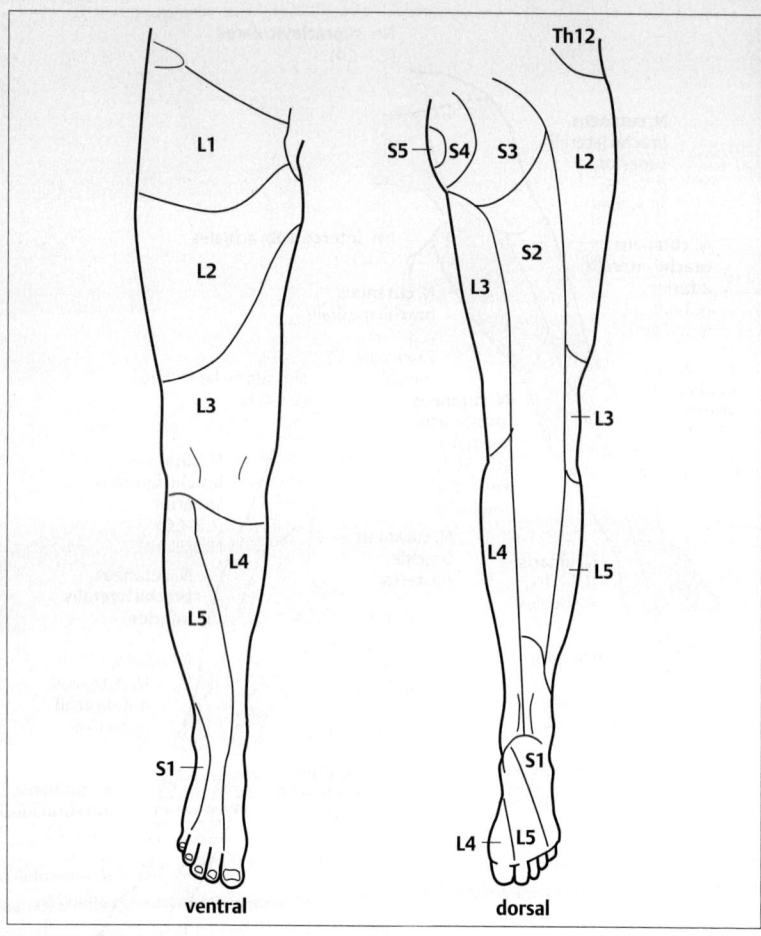

Dermatome: Bein

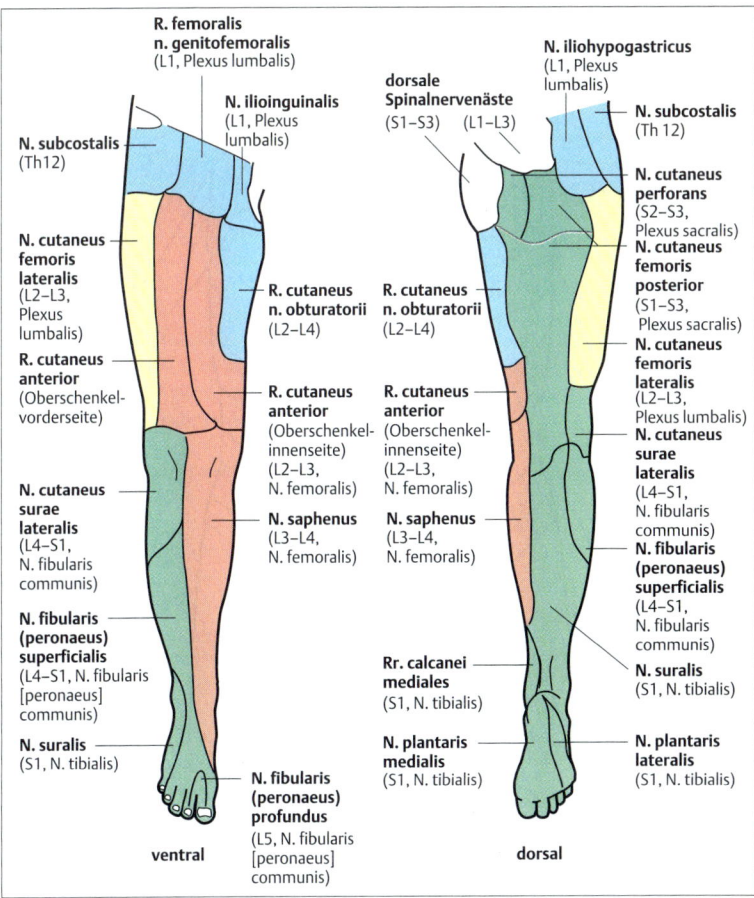

R. femoralis
n. genitofemoralis
(L1, Plexus lumbalis)

N. ilioinguinalis
(L1, Plexus
lumbalis)

dorsale
Spinalnervenäste
(S1–S3)   (L1–L3)

N. iliohypogastricus
(L1, Plexus
lumbalis)

N. subcostalis
(Th 12)

N. subcostalis
(Th12)

N. cutaneus
perforans
(S2–S3,
Plexus sacralis)

N. cutaneus
femoris
lateralis
(L2–L3,
Plexus
lumbalis)

R. cutaneus
n. obturatorii
(L2–L4)

R. cutaneus
n. obturatorii
(L2–L4)

N. cutaneus
femoris
posterior
(S1–S3,
Plexus sacralis)

R. cutaneus
anterior
(Oberschenkel-
vorderseite)

R. cutaneus
anterior
(Oberschenkel-
innenseite)
(L2–L3,
N. femoralis)

R. cutaneus
anterior
(Oberschenkel-
innenseite)
(L2–L3,
N. femoralis)

N. cutaneus
femoris
lateralis
(L2–L3,
Plexus lumbalis)

N. cutaneus
surae
lateralis
(L4–S1,
N. fibularis
communis)

N. saphenus
(L3–L4,
N. femoralis)

N. saphenus
(L3–L4,
N. femoralis)

N. cutaneus
surae
lateralis
(L4–S1,
N. fibularis
communis)

N. fibularis
(peronaeus)
superficialis
(L4–S1, N. fibularis
[peronaeus]
communis)

Rr. calcanei
mediales
(S1, N. tibialis)

N. fibularis
(peronaeus)
superficialis
(L4–S1,
N. fibularis
communis)

N. suralis
(S1, N. tibialis)

N. suralis
(S1, N. tibialis)

N. fibularis
(peronaeus)
profundus
(L5, N. fibularis
[peronaeus]
communis)

N. plantaris
medialis
(S1, N. tibialis)

N. plantaris
lateralis
(S1, N. tibialis)

ventral

dorsal

Periphere Hautinnervation: Bein

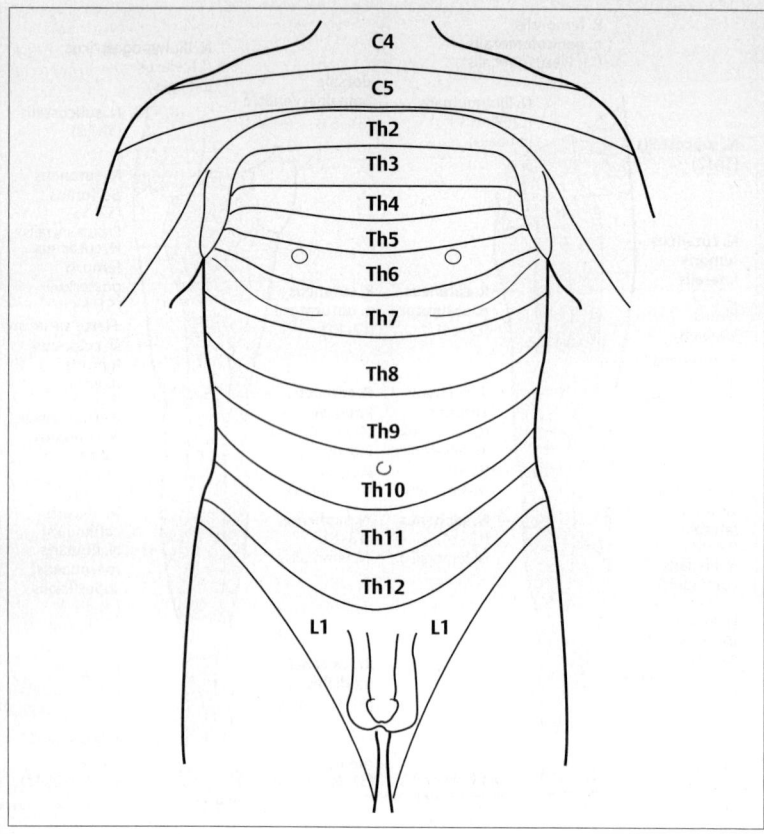

Dermatome: Thorax und Abdomen

8 Muskeln

Die einzelnen Muskeln sind in ihrer alphabetischen Reihenfolge genannt.

Diaphragma

Ursprung: *Pars lumbalis:* die Zwerchfellschenkel entspringen links dem 1. und 2. Lendenwirbelkörper (Crus sinistrum), rechts dem 1. bis 3. Lendenwirbelkörper (Crus dextrum).
Pars costalis: Ligg. arcuata mediale et laterale, Innenfläche der unteren sechs Rippen.
Pars sternalis: Hinterfläche des Brustbeins (Proc. xiphoideus).
Ansatz: Centrum tendineum.
Funktion: wichtigster Inspirationsmuskel; Bauchpresse.
Innervation:
Motorisch: N. phrenicus (C3–C5).
Sensibel: N. phrenicus, Nn. intercostales (Th6–Th12) sowie aus den oberen beiden lumbalen Spinalnervenwurzeln.

M. abductor digiti minimi (Pedis)

Ursprung: Procc. medialis et lateralis tuberis calcanei.
Ansatz: lateral an der Basis der Grundphalanx (Phalanx proximalis) der Kleinzehe sowie dem Os metatarsale V.
Funktion: Flexion und Abduktion der Kleinzehe; Verspannung des Längsgewölbes.
Innervation: N. plantaris lateralis.

M. abductor digiti minimi (Manus)

Ursprung: Os pisiforme, Lig. pisohamatum, Retinaculum flexorum.
Ansatz: ulnare Fläche der Basis der Kleinfingergrundphalanx und Dorsalaponeurose des 5. Fingers (u. U. am Sesambein).
Funktion: Abduktion des Kleinfingers.
Innervation: R. profundus n. ulnaris (C8–Th1).

M. abductor hallucis

Ursprung: Proc. medialis tuberis calcanei; Retinaculum flexorum.
Ansatz: medialer Abschnitt der Großzehengrundphalanx; mediales Sesambein.

Funktion: Plantarflexion und Abduktion der Großzehe; Längsverspannung des Fußgewölbes.
Innervation: N. plantaris medialis (S1–S2).

M. abductor pollicis brevis

Ursprung: Tuberculum ossis scaphoidei; Retinaculum flexorum.
Ansatz: radiales Sesambein im Bereich der Phalanx proximalis pollicis; Sehne des M. extensor pollicis longus.
Funktion: Abduktion des Daumens.
Innervation: N. medianus (C8–Th1), gelegentlich N. ulnaris.

M. abductor pollicis longus

Ursprung: proximaler Bereich der Facies dorsalis ulnae, etwa mittleres Drittel der Facies dorsalis radii, Rückseite der Membrana interossea.
Ansatz: über die Sehnen der radialen Extensoren und des M. brachioradialis hinweg am Os trapezium und der Basis des Os metacarpale I.
Funktion: Radialabduktion und Dorsalflexion.
Innervation: über den N. interosseus posterior (C6–C7), der den Endast des R. profundus n. radialis darstellt.

Anmerkung: Der Muskel bildet die radiale Begrenzung der Tabatière.

M. adductor brevis

Ursprung: Ramus inferior und Corpus ossis pubis.
Ansatz: proximales Drittel der Linea aspera.
Funktion: Adduktion im Hüftgelenk.
Innervation: R. anterior des N. obturatorius (L2–L3).

M. adductor hallucis

Ursprung:
Caput obliquum: Basis der Ossa metatarsalia II–IV.
Caput transversum: Kapselbänder der Zehengrundgelenke III–V; Lig. metatarsale transversum profundum.

Ansatz: laterales Sesambein und lateral an der Phalanx proximalis hallucis.

Funktion: Adduktion und Plantarflexion der Großzehe; Querverspannung des Fußgewölbes.

Innervation: R. profundus n. plantaris lateralis (S2 – S3).

Anmerkung: Fasern, die am ersten Metatarsalknochen inserieren, können als M. opponens hallucis verstanden werden.

M. adductor longus

Ursprung: Corpus ossis pubis, unterhalb und medial des Tuberculum pubicum.

Ansatz: distale zwei Drittel des Labium mediale lineae asperae.

Funktion: Adduktion und Innenrotation (z. T. Außenrotation) des Oberschenkels.

Innervation: R. anterior des N. obturatorius (L2 – L3).

M. adductor magnus

Adduzierender Muskelabschnitt:
Ursprung: Ramus ossis ischii, Ramus inferior ossis pubis.

Ansatz: Linea aspera bis zur Tuberositas glutaea.

Funktion: Adduktion, Innenrotation.

Innervation: R. posterior des N. obturatorius (L2 – L4).

In die Membrana vastoadductoria einstrahlender Muskelabschnitt:
Ursprung: unterer äußerer Quadrant im dorsalen Bereich des Tuber ischiadicum.

Ansatz: Tuberculum adductorium ossis femoris.

Funktion: Retroversion.

Innervation: Aus Fasern des N. tibialis, der dem N. ischiadicus entstammt (L4 – S3).

M. adductor pollicis

Ursprung:
Caput obliquum: Basis der Ossa metacarpalia II – III, Os trapezoideum, Os capitatum.
Caput transversum: palmare Fläche des Corpus ossis metacarpalis III.

Ansatz: Ulnares Sesambein; ulnare Fläche der Phalanx proximalis pollicis; Sehne des M. extensor pollicis longus.

Funktion: Adduktion des Daumens.

Innervation: R. profundus n. ulnaris (Th1).

M. anconaeus

Ursprung: im Bereich des distalen Humerus von der Hinterfläche des Epicondylus lateralis humeri.

Ansatz: Lateraler Rand des Olecranon.

Funktion: Schwacher Strecker im Ellenbogengelenk; leichte Abduktion der Ulna während der Pronation.

Innervation: N. radialis (C7 – C8).

M. articularis cubiti (subanconaeus)

Ursprung: distale Unterfläche des Caput mediale m. tricipitis brachii.

Ansatz: Dorsaler Abschnitt der Capsula articularis cubiti.

Funktion: Spannt die Gelenkkapsel und verhindert ihre Einklemmung .

Innervation: N. radialis (C6 – C8).

M. articularis genus

Ursprung: Vorderseite des Oberschenkels unterhalb des M. vastus intermedius.

Ansatz: Apex bursae suprapatellaris.

Funktion: spannt die Kniegelenkskapsel und verhindert ihre Einklemmung bei Streckbewegungen.

Innervation: aus dem N. saphenus (hinterer Abschnitt des N. femoralis, L3 – L4).

M. arytaenoideus obliquus

Ursprung: Hinterfläche der Cartilago arytaenoidea am Proc. muscularis.

Ansatz: Spitze der kontralateralen Cartilago arytaenoidea.

Funktion: Annäherung der beiden Stellknorpel (Adduktion); Verschluß der Stimmritze.

Innervation: N. laryngeus recurrens n. vagi (N. X).

M. arytaenoideus – Pars aryepiglottica (M. aryepiglotticus)

Ursprung: Apex cartilaginis arytaenoideae.
Ansatz: Epiglottisrand.
Funktion: unterstützt den Verschluß des Aditus laryngis (senkt den Kehldeckel).
Innervation: N. laryngeus recurrens n. vagi (N. X).

M. arytaenoideus transversus

Ursprung: Hinterfläche und Proc. muscularis des Stellknorpels (Cartilago arytaenoidea).
Ansatz: entsprechende Stellknorpelflächen der Gegenseite.
Funktion: Adduktion der Stellknorpel (Verschluß der Stimmritze).
Innervation: N. laryngeus recurrens n. vagi (N. X).

M. auricularis

Ursprung: Cartilago auriculae.
Ansatz: Galea aponeurotica.
Funktion: Bewegung der Ohrmuschel.
Innervation: Rr. temporales n. facialis (N. VII).

M. biceps brachii

Ursprung:
Caput longum: Tuberculum supraglenoidale scapulae.
Caput breve: entspringt gemeinsam mit dem M. coracobrachialis dem Proc. coracoideus scapulae.
Ansatz: Tuberositas radii (unter Einschluß einer Bursa bicipitoradialis), über die Aponeurosis m. bicipitis brachii (Lacertus fibrosus) Einstrahlung in die Unterarmfaszie und ins ulnar gelegene subkutane Bindegewebe.
Funktion: Supination des Unterarmes; Beugung des Ellenbogengelenks; Mitwirkung bei der Anteversion im Schultergelenk.
Innervation: N. musculocutaneus aus dem Fasciculus lateralis des Plexus brachialis (C5 – C6).

Anmerkung: An der Supination wirkt der M. biceps brachii am besten bei gebeugtem Ellenbogengelenk mit.

M. biceps femoris

Ursprung:
Caput longum: Hinterfläche des Tuber ischiadicum (oberer innerer Quadrant),
Caput breve: mittleres Drittel der Linea aspera (Labium laterale).
Ansatz: Apex capitis fibulae, Linea supracondylaris lateralis femoris, Lig. collaterale laterale, Condylus lateralis tibiae.
Funktion: Beugung im Kniegelenk; Außenrotation (in gebeugter Stellung); im Hüftgelenk unterstützt das Caput longum die Retroversion,
Innervation:
Caput longum: N. tibialis (aus dem N. ischiadicus);
Caput breve: N. fibularis communis (aus dem N. ischiadicus).

M. brachialis

Ursprung: distale Hälfte der Vorderfläche des Humerus, Septa intermuscularia brachii mediale et laterale.
Ansatz: Tuberositas ulnae und Proc. coronoideus.
Funktion: Beugung im Ellenbogengelenk.
Innervation: N. musculocutaneus (aus dem Fasciculus lateralis des Plexus brachialis, C5 – C6); ein geringerer Muskelanteil wird vom N. radialis (C7) innerviert.

M. brachioradialis

Ursprung: Obere zwei Drittel der Crista supracondylaris humeri, Septum intermusculare laterale.
Ansatz: Proc. styloideus radii.
Funktion: Beugung im Ellenbogengelenk; bringt den Unterarm in eine Mittelstellung zwischen Pronation und Supination.
Innervation: N. radialis (C5 – C6)

Anmerkung: Der M. brachioradialis bedeckt den N. radialis und die A. radialis bei ihrem Übertritt über den M. supinator.

M. buccinator

Ursprung: vom äußeren Alveolarfortsatz des Ober- und Unterkiefers (Procc. alveolares maxillae et mandibulae) in der Gegend der Mahlzähne, dem Sehnenbogen zwischen Proc. pyramidalis ossis palatini und Hamulus pterygoideus, der Raphe pterygomandibularis (Zwischenstrecke zwischen Oberkiefer und Unterkiefer) sowie den hinteren Abschnitten der Linea mylohyoidea.

Ansatz: Die Muskelfasern überkreuzen im Bereich des Modiolus (lateral vom Mundwinkel) und strahlen in die kontralateralen Muskeln ein.

Funktion: Unterstützung des Kauaktes; Anspannung der Wangen beim Blasen und Pfeifen (sog. „Trompetermuskel"); Unterstützung des Verschlusses der Mundspalte.

Innervation: Rr. buccales n. facialis (N. VII).

M. bulbospongiosus

Ursprung: Centrum tendineum perinei (beim Mann außerdem von einer medianen Raphe auf dem Corpus spongiosum penis).

Ansatz: Fascia diaphragmatis urogenitalis inferior und Einstrahlung in den Penisrücken über die Fascia penis profunda beim Mann bzw. in den Rücken des Corpus clitoridis bei der Frau.

Funktion: Beim Mann: Unterstützung der Entleerung von Urin und Ejakulat aus der Harnröhre; bei der Frau: Verengung des Scheideneingangs.

Innervation: Nn. perineales des N. pudendus (S2–S4).

M. constrictor pharyngis inferior

Ursprung:

Pars cricopharyngea: Außenrand der Cartilago cricoidea (Ringknorpel).

Pars thyropharyngea: Linea obliqua cartilaginis thyroideae (Schildknorpel) sowie von einer sehnigen Verbindung zwischen Schildknorpel und Ringknorpel.

Ansatz:

Pars cricopharyngea: inseriert im hinteren Pharynx gemeinsam mit dem kontralateralen Muskel in der Raphe pharyngis.

Pars thyropharyngea: unterer Abschnitt der Raphe pharyngis.

Funktion: Unterstützung des Schluckvorgangs; die Pars cricopharyngea wirkt gleichzeitig als oberer Ösophagussphinkter.

Innervation: Plexus pharyngeus (Nn. IX, X und sympathische Nervenfasern), über Rr. pharyngei des N. vagus und motorische Nervenfasern aus dem N. accessorius (N. XI).

Anmerkung: Das Killian-Dreieck befindet sich dorsal zwischen den Fasern des abwärts ziehenden M. constrictor pharyngis inferior.

M. constrictor pharyngis medius

Ursprung: unteres Drittel des Lig. stylohyoideum, kleines Zungenbeinhorn sowie Oberrand des großen Zungenbeinhorns.

Ansatz: mittlerer Abschnitt der Raphe pharyngis.

Funktion: Unterstützung des Schluckvorgangs.

Innervation: Plexus pharyngeus (Nn. IX, X und sympathische Nervenfasern), über Rr. pharyngei des N. vagus und motorische Nervenfasern aus dem N. accessorius (N. XI).

M. constrictor pharyngis superior

Ursprung: untere zwei Drittel der Lamina medialis proc. pterygoidei, der Raphe pterygomandibularis und dem hinteren Abschnitt der Linea mylohyoidea (Mandibula).

Ansatz: oberer Abschnitt der Raphe pharyngis sowie im Bereich des Clivus am Tuberculum pharyngeum ossis occipitalis.

Funktion: Unterstützung des Schluckvorgangs.

Innervation: Plexus pharyngeus (Nn. IX, X und sympathische Nervenfasern), über Rr. pharyngei des N. vagus und motorische Nervenfasern aus dem N. accessorius (N. XI).

M. coracobrachialis

Ursprung: gemeinsam mit dem M. biceps brachii am Proc. coracoideus scapulae.
Ansatz: proximale Hälfte der medialen Humerusfläche.
Funktion: Anteversion sowie schwache Adduktion des Armes.
Innervation: N. musculocutaneus (C5–C7, aus dem Fasciculus lateralis des Plexus brachialis).

Anmerkung: Das „Lig. Struthersi" stellt entwicklungsgeschichtlich den dritten Kopf des M. coracobrachialis dar. Der N. musculocutaneus tritt *durch* den M. coracobrachialis.

M. corrugator supercilii

Ursprung: medialer Abschnitt des Margo supraorbitalis.
Ansatz: Haut der mittleren Stirnregion.
Funktion: seine Kontraktion erzeugt senkrechte Falten auf der Stirn.
Innervation: R. temporalis n. facialis (N. VII).

M. cremaster

Ursprung: am Unterrand des M. obliquus internus abdominis und des M. transversus abdominis; Fortsetzung auf den Samenstrang.
Ansatz: Umschlingung von Samenstrang und Tunica vaginalis testis, einige Muskelfasern inserieren am Tuberculum pubicum.
Funktion: Anhebung des Hodens.
Innervation: R. genitalis (L2) n. genitofemoralis (L1–L3).

M. crico-arytaenoideus lateralis

Ursprung: Oberrand der Außenfläche des Arcus cartilaginis cricoideae.
Ansatz: Proc. muscularis des Aryknorpels (Cartilago arytaenoidea).
Funktion: Adduktion und Einwärtsrollung des Aryknorpels (Verschluß der Stimmritze).
Innervation: N. laryngeus recurrens n. vagi (N. X).

M. crico-arytaenoideus posterior („Postikus")

Ursprung: Ringknorpelrückfläche (Lamina cartilaginis cricoideae).
Ansatz: Proc. muscularis des Aryknorpels (Cartilago arytaenoidea).
Funktion: Außenrotation des Aryknorpels und damit Entfernung der Spitzen der Procc. vocales voneinander (Abduktion, Öffnung der Stimmritze).
Innervation: N. laryngeus recurrens n. vagi (N. X).

M. cricothyroideus

Ursprung: ventrolaterale Fläche des Ringknorpels (Cartilago cricoidea).
Ansatz: am Cornu inferius sowie dem unteren Bereich der Schildknorpelplatte (Cartilago thyroidea).
Funktion: Anspannung und Verlängerung der Stimmbänder durch Senken und Vorziehen des Schildknorpels.
Innervation: R. externus des N. laryngeus superior n. vagi (N. X).

M. dartos

Ursprung: subkutanes Bindegewebe des Hodens, Außenfläche der oberflächlichen Körperfaszie (Colles).
Ansatz: Haut und medianes Bindegewebsseptum innerhalb des Scrotum (Septum scroti).
Funktion: Raffung der Skrotalhaut.
Innervation: sympathische Nervenfasern aus dem R. genitalis (L2) n. genitofemoralis (L1–L2).

M. deltoideus

Ursprung: laterales Drittel der Clavicula, Acromion, Spina scapulae.
Ansatz: Tuberositas deltoidea, etwa in der Mitte der Humerusaußenfläche.
Funktion: Abduktion;
Ventraler Muskelanteil: Anteversion und Innenrotation (Pars clavicularis unterstützt durch Pars acromialis m. deltoidei);

Dorsaler Muskelanteil: Retroversion und Außenrotation (Pars spinalis unterstützt durch Pars acromialis m. deltoidei)
Innervation: N. axillaris (C5–C6, aus dem Fasciculus posterior des Plexus brachialis).

M. depressor anguli oris

Ursprung: hinter der Linea obliqua an der Außenfläche des Unterkiefers.
Ansatz: am Modiolus (lateral vom Mundwinkel).
Funktion: Zug des Mundwinkels nach lateral unten.
Innervation: R. marginalis mandibulae n. facialis (N. VII).

M. depressor labii inferioris

Ursprung: entlang der Linea obliqua an der Außenfläche des Unterkiefers.
Ansatz: Haut der Unterlippe.
Funktion: Zug der Lippe nach lateral unten.
Innervation: R. marginalis mandibulae n. facialis (N. VII).

M. digastricus

Ursprung:
Venter anterior: Fossa digastrica an der Hinterfläche der Symphysis mentalis.
Venter posterior: medialer Abschnitt des Proc. mastoideus (Incisura mastoidea).
Ansatz: an der Zwischensehne des M. digastricus, welche durch eine sehnige Schleife zieht, die am kleinen Zungenbeinhorn befestigt ist.
Funktion: Anhebung des Zungenbeins; unterstützt den Schluckvorgang und zieht die Mandibula nach unten.
Innervation:
Venter anterior: N. mylohyoideus (N. Vc),
Venter posterior: N. facialis (N. VII).

M. erector spinae (M. iliocostalis)

Ursprung: dorsal, im Bereich des Angulus costae (bzw. für den M. iliocostalis lumborum: von der Crista iliaca, dem Os sacrum, den Procc. spinosi der Lendenwirbel und der Fascia thoracolumbalis).

Ansatz: kranial und kaudal an den Procc. transversi der mittleren Halswirbel (bzw. im Bereich der Rippenwinkel für den M. iliocostalis lumborum und den M. iliocostalis thoracis).
Funktion: Seitwärtsneigung und Streckung (bei beidseitiger Innervation) der entsprechenden Wirbelregion.
Innervation: dorsale Äste der entsprechenden Spinalnerven.

Anmerkung: Der M. iliocostalis läßt sich einteilen in einen M. iliocostalis lumborum, einen M. iliocostalis thoracis und einen M. iliocostalis cervicis.

M. erector spinae (M. longissimus)

Ursprung: Procc. transversi (für den M. longissimus thoracis zusätzlich an der Crista iliaca, dem Os sacrum, den Procc. spinosi lumbales und den Procc. mamillares).
Ansatz: kranial vom Ursprung gelegene Procc. transversi (der M. longissimus capitis setzt am Proc. mastoideus an; der M. longissimus thoracis setzt zusätzlich an den Procc. costarii und den Procc. accessorii der Anguli costarum der unteren 11 Rippen an).
Funktion: Streckung der Wirbelsäule.
Innervation: dorsale Äste der entsprechenden Spinalnerven.

Anmerkung: Der M. longissimus besteht aus 3 Abschnitten: dem M. longissimus thoracis, cervicis und capitis.

M. erector spinae (M. spinalis)

Ursprung: Dornfortsätze (Procc. spinosi) der Lenden-, Brust- und Halswirbel.
Ansatz: Procc. spinosi der 6 kranial der Ursprünge gelegenen Wirbelkörper.
Funktion: Seitwärtsneigung des entsprechenden Wirbelsäulenabschnitts.
Innervation: dorsale Äste der zugehörigen Spinalnerven.

Anmerkung: Der M. spinalis gliedert sich in 3 Anteile: M. spinalis thoracis, M. spinalis cervicis und M. spinalis capitis.

M. extensor carpi radialis brevis

Ursprung: im Caput commune an der ventralen Fläche des Epicondylus lateralis humeri.
Ansatz: Basis des Os metacarpale III an dessen Streckseite.
Funktion: Dorsalflexion und Radialabduktion im Handgelenk.
Innervation: N. interosseus posterior (C7 – C8, als Endast des R. profundus n. radialis).

M. extensor carpi radialis longus

Ursprung: distales Drittel der Crista supracondylaris lateralis humeri sowie Septum intermusculare laterale.
Ansatz: Basis des Os metacarpale II an dessen Streckseite.
Funktion: Dorsalflexion und Radialabduktion im Handgelenk.
Innervation: N. radialis (C6 – C7).

M. extensor carpi ulnaris

Ursprung: im Caput commune an der ventralen Fläche des Epicondylus lateralis humeri.
Ansatz: über eine Furche nahe am Proc. styloideus ulnae an der Basis des Os metacarpale V.
Funktion: Dorsalflexion und Ulnarabduktion im Handgelenk.
Innervation: N. interosseus posterior (C7 – C8, als Endast des R. profundus n. radialis).

M. extensor digiti minimi (Manus)

Ursprung: im Caput commune an der ventralen Fläche des Epicondylus lateralis humeri.
Ansatz: über zwei Sehnen, die im Bereich der Basis der Grundphalanx des Kleinfingers auf Fasern des M. extensor digitorum treffen und gemeinsam in die Dorsalaponeurose des 5. Fingers einstrahlen.

Funktion: Streckung des Kleinfingers in allen Abschnitten.
Innervation: N. interosseus posterior (C7 – C8, als Endast des R. profundus n. radialis).

M. extensor digitorum (Manus)

Ursprung: im Caput commune an der ventralen Fläche des Epicondylus lateralis humeri.
Ansatz: Einstrahlung in die Dorsalaponeurose über 4 Sehnen (II. – V. Finger) und hierüber Insertion an den Mittel- und Endphalangen. Die 3. und 4. Sehne verschmelzen i. d. R. miteinander; an den Kleinfinger werden normalerweise nur wenige Sehnenfasern abgegeben.
Funktion: Streckung sämtlicher Fingergelenke.
Innervation: N. interosseus posterior (C7 – C8; als Endast des R. profundus n. radialis).

M. extensor digitorum brevis (Pedis)

Ursprung: dorsale Fläche im vorderen Abschnitt des Calcaneus.
Ansatz: mit 4 Sehnen an der Phalanx proximalis hallucis sowie über die langen Extensorensehnen an den Zehen II – IV.
Funktion: Zehenstrecker bei dorsalflektiertem Fuß.
Innervation: N. fibularis (peronaeus) profundus (L5 – S1).

Anmerkung: Die von den vier Sehnen am weitesten medial gelegene wird zuweilen auch als M. extensor hallucis brevis bezeichnet.

M. extensor digitorum longus (Pedis)

Ursprung: proximale zwei Drittel der ventralen Wadenbeinfläche, Membrana interossea cruris, Articulatio tibiofibularis.
Ansatz: Dorsalaponeurose der 4 lateralen Zehen.
Funktion: Dorsalflexion der Zehen und des Fußes.

Innervation: N. fibularis (peronaeus) profundus (L5–S1).

M. extensor hallucis longus

Ursprung: mittlerer Bereich des vorderen Fibulaschaftes.
Ansatz: Basis der Endphalanx der Großzehe.
Funktion: Großzehenstrecker; Dorsalflexion des Fußes; Inversion des Fußes; Festigung der subtalaren Gelenkverbindungen.
Innervation: N. fibularis (peronaeus) profundus (L5–S1).

M. extensor indicis

Ursprung: distaler Abschnitt der Facies posterior ulnae und angrenzende Membrana interossea (proximal davon liegt der Ursprung des M. extensor pollicis longus).
Ansatz: Einstrahlung in die Dorsalaponeurose des Zeigefingers (seine Sehne liegt der Sehne des M. extensor digitorum ulnar an).
Funktion: Streckung des Zeigefingers in allen seinen Abschnitten.
Innervation: N. interosseus posterior (C7–C8, als Endast des R. profundus n. radialis).

M. extensor pollicis brevis

Ursprung: distales Drittel der Facies posterior radii und der angrenzenden Membrana interossea.
Ansatz: Er zieht über die Sehne der radialen Extensoren und den M. brachioradialis hinweg und inseriert an der Basis der Phalanx proximalis pollicis.
Funktion: Daumenstrecker.
Innervation: N. interosseus posterior (C7–C8, als Endast des R. profundus n. radialis).

Anmerkung: Der M. extensor pollicis brevis stellt die radiale Begrenzung der Tabatière dar.

M. extensor pollicis longus

Ursprung: mittleres Drittel der Facies posterior ulnae (distal des M. abductor pollicis longus) sowie angrenzende Membrana interossea.

Ansatz: Er zieht am Tuberculum dorsale radii vorbei und inseriert an der Basis der Phalanx distalis pollicis.
Funktion: Daumenstrecker.
Innervation: N. interosseus posterior (C7–C8).

Anmerkung: Der M. extensor pollicis longus bildet die ulnare Begrenzung der Tabatière.

M. flexor carpi radialis

Ursprung: im Caput commune am Epicondylus medialis humeri.
Ansatz: an der Basis der Ossa metacarpalia II und III sowie Fasern zum Os scaphoideum.
Funktion: Palmarflexion und Radialabduktion.
Innervation: N. medianus (C6–C7, aus den Fasciculi medialis et lateralis des Plexus brachialis).

M. flexor carpi ulnaris

Ursprung:
Caput humerale: Caput commune am Epicondylus medialis humeri.
Caput ulnare: Olecranon, proximale drei Viertel des subkutan gelegenen Margo posterior ulnae, Fascia antebrachii.
Ansatz: Os pisiforme, Hamulus ossis hamati, über die Erbsenbeinbänder (Ligg. pisohamatum et pisometacarpeum) hinweg an der Basis des Os metacarpale V.
Funktion: Palmarflexion und Ulnarabduktion im Handgelenk; Fixierung des Erbsenbeins während der Bewegungen des Kleinfingerballens.
Innervation: N. ulnaris (C6–C7).

Anmerkung: Der N. ulnaris zieht zwischen den beiden Köpfen des M. flexor carpi ulnaris hindurch.

M. flexor digiti minimi brevis (Pedis)

Ursprung: Basis des Os metatarsale V; Sehnenscheide des M. peronaeus longus.
Ansatz: laterale Fläche der Basis der Kleinzehengrundphalanx.

Funktion: Plantarflexion der kleinen Zehe.
Innervation: R. superficialis des N. plantaris lateralis (S2 – S3).

Anmerkung: Einige wenige Muskelfasern, die zur distalen Hälfte der plantaren Oberfläche des Os metatarsale V ziehen, werden zuweilen als M. opponens digiti minimi bezeichnet.

M. flexor digiti minimi brevis (Manus)

Ursprung: Retinaculum flexorum, Hamulus ossis hamati.
Ansatz: ulnare Fläche der Basis der Kleinfingergrundphalanx.
Funktion: Beugung im Kleinfingergrundgelenk.
Innervation: R. profundus des N. ulnaris (C8 – Th1).

M. flexor digitorum accessorius (M. quadratus plantae) (Pedis)

Ursprung: zweiköpfig vom medialen und lateralen Rand des Calcaneus.
Ansatz: Einstrahlung in die Sehne des M. flexor digitorum longus.
Funktion: Unterstützung des M. flexor digitorum longus bei der Plantarflexion der vier lateral gelegenen Zehen (insbesondere bei plantarflektiertem Fuß).
Innervation: N. plantaris lateralis (S2 – S3).

M. flexor digitorum brevis (Pedis)

Ursprung: Plantarfläche des Tuber calcanei.
Ansatz: Die Sehnen des M. flexor digitorum brevis sind gespalten und inserieren an den Mittelphalangen der 4 lateral gelegenen Zehen. Dabei ziehen die Sehnen des M. flexor digitorum longus durch die gespaltenen Sehnen des M. flexor digitorum brevis hindurch.
Funktion: Beugung der 4 lateralen Zehen sowie Längsverspannung des medialen und des lateralen Abschnitts des Fußgewölbes.
Innervation: N. plantaris medialis (S1 – S2).

M. flexor digitorum longus (Pedis)

Ursprung: Facies posterior tibiae distal der Linea m. solei sowie über einen Arcus tendineus von der Fibula.
Ansatz: Basis der Endphalangen der 4 lateral gelegenen Zehen.
Funktion: Flexion der Endglieder der 4 lateralen Zehen sowie des Fußes nach plantar; Mitwirkung bei der Längsverspannung des lateralen Abschnitts des Fußgewölbes.
Innervation: N. tibialis (S1 – S2).

Anmerkung: Die beiden medial gelegenen Sehnen des M. flexor digitorum longus nehmen Fasern des M. flexor hallucis longus auf. Alle 4 Sehnen des M. flexor digitorum longus nehmen Sehnenfasern des M. quadratus plantae auf und geben lumbrikale Fasern ab.

M. flexor digitorum profundus (Manus)

Ursprung: medialer Abschnitt des Olecranon, proximale drei Viertel im Bereich der subkutan gelegenen Facies anterior und medialis ulnae sowie schmaler Abschnitt der Membrana interossea.
Ansatz: Phalanx distalis der 4 medial gelegenen Finger. Die Sehne zum Zeigefinger spaltet sich schon sehr früh vom M. flexor digitorum profundus ab.
Funktion: Beugung zunächst der distalen Fingergelenke und dann sekundär auch der übrigen Gelenke der 4 medial gelegenen Finger sowie des Handgelenks.
Innervation: N. interosseus anterior n. mediani (C6 – C7) sowie N. ulnaris (C7 – C8).

Anmerkung: Das oben angegebene Innervationsmuster liegt in etwa 60% der Fälle vor. Dabei findet sich in 40% der Fälle eine 3 : 1-Verteilung zu Gunsten des einen bzw. in weiteren 40% der Fälle zu Gunsten des anderen der beiden genannten Nerven.

M. flexor digitorum superficialis (Manus)

Ursprung:
Caput humero-ulnare: Caput commune am Epicondylus medialis humeri mit Einstrahlung in die medialen Kollateralbänder des Ellenbogens.
Caput ulnare: medialer Rand des Proc. coronoideus ulnae sowie von der Chorda obliqua;
Caput radiale: Facies anterior radii entlang der Linea obliqua.
Ansatz: Die Sehnen des M. flexor digitorum superficialis spalten sich auf, um seitlich an den Mittelphalangen der 4 medial gelegenen Finger zu inserieren.
Funktion: Beugung zunächst in den Mittelgelenken (Articulationes interphalangeales) und sekundär auch in den Grundgelenken (Articulationes metacarpophalangeales) bzw. im Handgelenk.
Innervation: N. medianus (C7 – C8, aus den Fasciculi medialis et lateralis des Plexus brachialis).

Anmerkung: Der N. medianus liegt der Unterseite des M. flexor digitorum superficialis während seines Verlaufs im Unterarm an.

M. flexor hallucis brevis

Ursprung: Os cuboideum, Os cuneiforme laterale (III) und gemeinsam mit dem M. tibialis posterior an den Ossa cuneiformia mediale (I) und intermedium (II).
Ansatz: Die mediale Sehne zieht über das mediale Sesambein zum medialen Abschnitt der Basis des Großzehengrundgelenks; die laterale Sehne zieht über das laterale Sesambein zum lateralen Abschnitt der Basis desselben Knochens.
Funktion: Beugung im Bereich der Großzehengrundphalanx; Verspannung des medialen Fußsohlenlängsgewölbes.
Innervation: N. plantaris medialis (S2 – S3).

M. flexor hallucis longus

Ursprung: distale zwei Drittel der Facies posterior fibulae zwischen Crista medialis und Margo posterior, distales Septum intermus-

culare sowie von der Aponeurose des M. flexor digitorum longus.
Ansatz: Basis der Großzehengrundphalanx sowie Fasern zu den beiden medialen Sehnen des M. flexor digitorum longus.
Funktion: Plantarflexion von Fuß und Großzehenendphalanx; Verspannung des medialen Anteils des Fußsohlenlängsgewölbes.
Innervation: N. tibialis (S2 – S3).

M. flexor pollicis brevis

Ursprung: Retinaculum flexorum, Tuberculum ossis trapezii.
Ansatz: über das radiale Sesambein an der Basis des Daumengrundgelenkes.
Funktion: Beugung im Daumengrundgelenk.
Innervation: Rr. musculares n. mediani (C8 – Th1), u. U. auch über den R. profundus n. ulnaris (Th1).

M. flexor pollicis longus

Ursprung: Facies anterior radii distal der Linea obliqua, angrenzende Membrana interossea.
Ansatz: Basis der Daumenendphalanx.
Funktion: Beugung im Daumenendglied.
Innervation: N. interosseus anterior (C7 – C8).

M. gastrocnemius

Ursprung:
Caput laterale: Condylus lateralis femoris.
Caput mediale: Condylus medialis femoris.
Ansatz: über die Achillessehne (Tendo calcaneus) am Tuber calcanei.
Funktion: Plantarflexion des Fußes; Beugung im Kniegelenk.
Innervation: N. tibialis (S1 – S2).

Anmerkung: Bei Springbewegungen ist der M. gastrocnemius der kräftigste Muskel.

M. gemellus inferior

Ursprung: kranialer Abschnitt des Tuber ischiadicum.
Ansatz: Fossa trochanterica.

Funktion: Außenrotation; Stabilisierung der Hüfte.
Innervation: N. musculi quadrati femoris (L4–S1).

M. gemellus superior

Ursprung: Spina ischiadica.
Ansatz: Fossa trochanterica.
Funktion: Außenrotation; Stabilisierung der Hüfte.
Innervation: N. obturatorius (L5–S2).

M. genioglossus

Ursprung: Spina m. genioglossi an der Hinterfläche der Symphysis mentalis.
Ansatz: Zungenkörper und Mundschleimhaut.
Funktion: zieht die Zunge nach vorn („Herausstrecker").
Innervation: N. hypoglossus (N. XII).

M. geniohyoideus

Ursprung: Spina mentalis an der Hinterfläche der Symphysis mentalis.
Ansatz: oberer Rand des Zungenbeinkörpers.
Funktion: Das Zungenbein wird nach vorn und nach oben gezogen, der Unterkiefer nach unten.
Innervation: über C1-Fasern, die mit dem N. hypoglossus (N. XII) verlaufen.

M. glutaeus maximus

Ursprung: Außenfläche der Ala ossis ilii hinter der Linea glutaea posterior, hinteres Drittel der Crista iliaca, Fascia thoracolumbalis, Os sacrum, Lig. sacrotuberale, Os coccygis.
Ansatz: Das in der Tiefe gelegene Viertel des M. glutaeus maximus zieht zur Tuberositas glutaea femoris, die übrigen drei Viertel gehen in den Tractus iliotibialis über, der an der Vorderseite des Condylus lateralis tibiae befestigt ist.
Funktion: Retroversion; Außenrotation im Hüftgelenk; hält das Kniegelenk über den Tractus iliotibialis in Streckstellung.
Innervation: N. glutaeus inferior (L5–S2).

Anmerkung: Der M. glutaeus maximus ist der größter Muskel des menschlichen Körpers.

M. glutaeus medius

Ursprung: zwischen Linea glutaea anterior und posterior an der Außenfläche des Os ilium.
Ansatz: an der dorsolateralen Fläche des Trochanter major.
Funktion: Abduktion; Innenrotation (ventraler und lateraler Muskelanteil), Außenrotation (dorsaler und medialer Muskelanteil); Neigung des Beckens gegen das Standbein beim Gehen.
Innervation: N. glutaeus superior (L4–S1).

M. glutaeus minimus

Ursprung: zwischen Linea glutaea anterior und inferior an der Außenfläche des Os ilium.
Ansatz: ventraler Abschnitt des Trochanter major.
Funktion: Abduktion; Innenrotation, Neigung des Beckens gegen das Standbein beim Gehen.
Innervation: N. glutaeus superior (L4–S1).

M. gracilis

Ursprung: Außenfläche des Ramus inferior ossis pubis.
Ansatz: proximaler Abschnitt der medialen Tibiavorderfläche (unter dem M. sartorius).
Funktion: Adduktion im Hüftgelenk; Kniebeugung; Innenrotation im Kniegelenk (bei gebeugtem Knie).
Innervation: R. anterior des N. obturatorius (L2–L3).

M. hyoglossus/M. chondroglossus

Ursprung: Oberrand des großen Zungenbeinhorns (Cornu majus ossis hyoidei).
Ansatz: seitliche Zungenpartie.
Funktion: er zieht den Zungengrund nach hinten unten.
Innervation: N. hypoglossus (N. XII).

M. iliacus

Ursprung: in der Fossa iliaca.
Ansatz: unterster Abschnitt des Trochanter minor femoris.
Funktion: Beugung, Außen- und Innenrotation im Hüftgelenk.
Innervation: N. femoralis (L2–L3).

M. infraspinatus

Ursprung: mediale drei Viertel der Fossa infraspinata scapulae und von der Fascia infraspinata.
Ansatz: mittlere Facette des Tuberculum majus humeri und Schultergelenkkapsel.
Funktion: Außenrotation; Stabilisierung des Schultergelenks.
Innervation: N. suprascapularis (C5–C6, aus dem Truncus superior des Plexus brachialis).

Anmerkung: Nahe an der Gelenkpfanne des Schultergelenks befindet sich unter der Sehne des M. infraspinatus häufig eine Bursa subtendinea m. infraspinati. Die Sehne des M. infraspinatus ist Bestandteil der Rotatorenmanschette.

Mm. intercostales externi

Ursprung: Unterrand der Rippen bis vor zur Knochen-Knorpel-Grenze (Faserverlauf von hinten oben nach vorne unten).
Ansatz: Oberrand der nächstunteren Rippe.
Funktion: Verspannung der Interkostalräume während der Atembewegungen; Unterstützung der forcierten Atmung durch Rippenhebung.
Innervation: Nn. intercostales.

Mm. intercostales intimi

Ursprung: Rippeninnenfläche der jeweils nächstoberen bzw. nächstunteren Rippen (Faserverlauf schräg nach hinten unten).
Ansatz: Rippeninnenfläche der jeweils nächstoberen bzw. nächstunteren Rippen.
Funktion: Verspannung der Interkostalräume während der Atembewegungen.
Innervation: Nn. intercostales.

Mm. intercostales interni

Ursprung: am Rippenunterrand nach hinten bis zum Angulus costae (Faserverlauf schräg nach hinten unten).
Ansatz: am Oberrand der nächstunteren Rippe.
Funktion: Verspannung der Interkostalräume während der Atembewegungen; Unterstützung der forcierten Exspiration durch Rippensenkung.
Innervation: Nn. intercostales.

Mm. interossei dorsales (Pedis, 4)

Ursprung: zweiköpfig von den Innenflächen aller Metatarsalknochen.
Ansatz: an den Basen der Grundphalangen (Basis 2: mediale Seitenfläche, Basen 2–4: laterale Seitenflächen), Dorsalaponeurose der Zehen.
Funktion: Abduktion der 2.–4. Zehen von der Achse der 2. Zehe; Unterstützung der Mm. lumbricales bei der Streckung in den Mittel- und Endgelenken, während im Grundgelenk gebeugt wird.
Innervation: N. plantaris lateralis (I–III: R. profundus, IV: R. superficialis [S2–S3]).

Mm. interossei dorsales (Manus, 4)

Ursprung: zweiköpfig von den Innenflächen aller Metakarpalknochen.
Ansatz: Basen der entsprechenden Grundphalangen, Einstrahlung in die Dorsalaponeurose des 2.–4. Fingers (Zeige- und Mittelfinger von radial; Mittel- und Ringfinger von ulnar).
Funktion: Abduktion des 2. bis 4. Fingers von der Mittelfingerachse; Beugung in den Fingergrundgelenken bei Streckung in den Mittel- und Endgelenken.
Innervation: R. profundus n. ulnaris (Th1).

Mm. interossei palmares (Manus, 4)

Ursprung: einzelköpfig von den Ossa metacarpalia II, IV und V (gelegentlich auch I).
Ansatz: Basen der entsprechenden Grundphalangen, Einstrahlung in die entsprechenden Sehnen der Dorsalaponeurose (Zeigefinger: von ulnar, Ring- und Kleinfinger: von radial) sowie zum ulnaren Sesambein des Daumens.
Funktion: Adduktion des 2., 4. und 5. Fingers zur Mittelfingerachse hin; Beugung in den Fingergrundgelenken bei gleichzeitiger Streckung in den Mittel- und Endgelenken.
Innervation: R. profundus n. ulnaris (Th1).

Anmerkung: Der M. interosseus palmaris I (zum Daumen) ist äußerst schmal und fehlt häufig.

Mm. interossei plantares (Pedis, 3)

Ursprung: einzelköpfig von den inferomedialen Abschnitten der Ossa metatarsalia III–V.
Ansatz: an der Medialseite der Basis der Grundphalangen III–V mit Einstrahlung in die entsprechenden Sehnen der Dorsalaponeurose.
Funktion: Adduktion der 3., 4. und 5. Zehe an die Achse der 2. Zehe; Unterstützung der Mm. lumbricales bei der Streckung in den Mittel- und Endgelenken, während im Grundgelenk plantarflektiert wird.
Innervation: R. profundus n. plantaris lateralis (S2–S3).

Mm. interspinales

Ursprung: Procc. spinosi.
Ansatz: jeweils am nächsthöheren Proc. spinosus.
Funktion: Streckung der Wirbelsäule.
Innervation: Rr. dorsales der entsprechenden Spinalnerven.

Mm. intertransversarii

Ursprung: Procc. transversi.
Ansatz: am nächsthöheren Proc. transversus.
Funktion: Seitwärtsneigung der Wirbelsäule.
Innervation: Rr. dorsales der entsprechenden Spinalnerven.

M. ischiocavernosus

Ursprung: medialer Abschnitt des Os ischii sowie vom Ramus ossis ischii.
Ansatz: Er überdeckt das Crus penis/clitoridis und inseriert in der Fascia penis/clitoridis profunda bzw. in der Tunica albuginea.
Funktion: Stabilisierung des erigierten Penis.
Innervation: Nn. perineales des N. pudendus.

M. latissimus dorsi

Ursprung: von den Procc. spinosi und Ligg. supraspinalia aller Brust-, Lenden- und Sakralwirbel vom 7. Brustwirbel abwärts, Fascia thoracolumbalis, hinteres Drittel der Crista iliaca, von den 4 unteren Rippen (wobei er mit den Fasern des M. obliquus externus abdominis interferiert) und dem Angulus inferior scapulae.
Ansatz: Der M. latissimus dorsi umgreift in einer Spiraltour den M. teres major und inseriert an der Crista tuberculi minoris humeri.
Funktion: Retroversion, Adduktion, Innenrotation des Arms. Die Pars costalis m. latissimi dorsi unterstützt die tiefe Inspiration sowie die forcierte Exspiration.
Innervation: N. thoracodorsalis (C6–C8, aus dem Fasciculus posterior des Plexus brachialis).

M. levator anguli oris

Ursprung: an der Vorderfläche der Maxilla unterhalb des Foramen infraorbitale.
Ansatz: äußeres Ende der Oberlippe, Modiolus.
Funktion: zieht den Mundwinkel nach oben.
Innervation: Rr. buccales n. facialis (N. VII).

M. levator ani (M. coccygeus)

Ursprung: Lig. sacrospinale/Spina ischiadica.
Ansatz: Lig. anococcygeum, Os coccygis (Steißbein).
Funktion: Verstärkung des Beckenbodens und Sicherung der Beckeneingeweide.
Innervation: ventrale Äste der Spinalnerven S4–S5 (Rr. perineales).

M. levator ani (M. iliococcygeus)

Ursprung: im Bereich des M. obturator internus an der hinteren Hälfte des Arcus tendineus m. levatoris ani sowie der Spina ischiadica.
Ansatz: Lig. anococcygeum.
Funktion: Verstärkung des Beckenbodens und Sicherung der Beckeneingeweide.
Innervation: ventrale Äste der Spinalnerven S3–S4 (Rr. perineales).

M. levator ani (M. pubococcygeus)

Ursprung: Hinterfläche des Schambeins (Os pubis), im Bereich des M. obturator internus an der vorderen Hälfte des Arcus tendineus m. levatoris ani.
Ansatz: Lig. anococcygeum.
Funktion: Verstärkung des Beckenbodens und Sicherung der Beckeneingeweide.
Innervation: ventrale Äste der Spinalnerven S3–S4 (Rr. perineales).

M. levator ani (M. puborectalis)

Ursprung: Hinterfläche des Schambeins.
Ansatz: Die Fasern des M. puborectalis umgreifen nach hinten schlingenförmig das Rectum.
Funktion: Kontinenzerhaltung durch Zug der Flexura perinealis nach vorn.
Innervation: ventrale Äste der Spinalnerven S3–S4 (Rr. perineales).

M. levator ani (M. pubovaginalis/ M. levator prostatae)

Ursprung: Hinterfläche des Schambeins.
Ansatz: über die Raphe mediana von hinten an der Wand der Vagina bzw. der Faszie der Prostata.
Funktion: Verstärkung des Beckenbodens und Sicherung der Beckeneingeweide.
Innervation: ventrale Äste der Spinalnerven S3–S4 (Rr. perineales).

M. levator labii superioris

Ursprung: medial im Bereich des unteren Orbitarandes.
Ansatz: Haut und Muskulatur im Bereich der Oberlippe.
Funktion: Anhebung und Eversion der Oberlippe.
Innervation: Rr. buccales n. facialis (N. VII).

M. levator labii superioris alaeque nasi

Ursprung: kranialer Anteil des Proc. frontalis maxillae.
Ansatz: Haut im Bereich des lateralen Nasenflügels und der Oberlippe.
Funktion: Erweiterung der Nasenöffnung; Anhebung der Oberlippe.
Innervation: Rr. buccales n. facialis (N. VII).

M. levator palpebrae superioris

Ursprung: Unterfläche des kleinen Keilbeinflügels (Ala minor ossis sphenoidalis).
Ansatz: Tarsus des Oberlides, Haut im Bereich des Oberlides.
Funktion: Anhebung und Retraktion des Oberlides.
Innervation: R. superior n. oculomotorii (N. III) sowie sympathische Nervenfasern zu den glatten Muskelanteilen.

M. levator scapulae

Ursprung: Tubercula posteriora der Halswirbelquerfortsätze C1–C4.
Ansatz: kranialer Abschnitt des medialen Scapularandes (Margo medialis scapulae).
Funktion: zieht den medialen Scapularand nach kranial.
Innervation: ventrale Äste der Spinalnerven C3–C4 und N. dorsalis scapulae (C5).

M. levator veli palatini

Ursprung: Unterfläche des Schläfenbeins (Facies inferior partis petrosae ossis temporalis), medialer Tubenknorpelanteil (Cartilago tubae auditivae).
Ansatz: Aponeurosis palatina.
Funktion: Bewegung des weichen Gaumens nach hinten, oben und außen; Öffnung des Ostium pharyngeum tubae auditivae während des Schluckvorgangs.
Innervation: Rr. pharyngei n. vagi (N. X) sowie motorische Nervenfasern aus dem N. accessorius (N. XI).

Mm. levatores costarum

Ursprung: Procc. transversi C7–Th11.
Ansatz: Hinterflächen und Anguli costarum der nächsten oder übernächsten unteren Rippe.
Funktion: Anhebung der Rippen.
Innervation: dorsale Äste der entsprechenden Spinalnerven.

Mm. linguae (Zungen-Binnenmuskeln)

Ursprung: obere und untere longitudinale Anteile (Mm. longitudinales superior et inferior), vertikale und querverlaufende Anteile (M. verticalis linguae, M. transversus linguae).
Ansatz: Schleimhaut, Septum lingualis und andere Zungenmuskeln.
Funktion: Veränderung der Zungenform und damit Unterstützung des Kau- und Schluckvorgangs sowie der Sprachbildung.
Innervation: N. hypoglossus (N. XII).

M. longus capitis

Ursprung: Tubercula anteriora der Halswirbelquerfortsätze C3–C6.
Ansatz: Pars basilaris ossis occipitalis.
Funktion: Beugung im Bereich der Halswirbelsäule und der Articulatio atlantooccipitalis.
Innervation: ventrale Äste der Spinalnerven C1–C3.

M. longus colli

Ursprung: Vorderfläche der Thorakalwirbelkörper Th1–Th3 sowie Tubercula anteriora der Halswirbelquerfortsätze C3–C7.
Ansatz: Arcus anterior atlantis (C1), Halswirbelkörper C2–C4.
Funktion: Beugung und Drehung der Halswirbelsäule.
Innervation: ventrale Äste der Spinalnerven C2–C6.

Mm. lumbricales (Pedis, 4)

Ursprung: ür die 3 lateral gelegenen Mm. lumbricales gilt: Sie entspringen zweiköpfig im Sehnenspalt zwischen den 4 Sehnen des M. flexor digitorum longus. Für den medial gelegenen M. lumbricalis gilt: Er entspringt einzelköpfig dem medialen Rand der ersten Sehne des M. flexor digitorum longus.
Ansatz: Einstrahlung in die Dorsalaponeurose.
Funktion: Beugung in den Grundgelenken bei gleichzeitiger Streckung in den Mittel- und Endgelenken.
Innervation: für die 3 lateralen Mm. lumbricales: R. profundus n. plantaris lateralis (S2–S3). Für den medialen M. lumbricalis: N. plantaris medialis (L4–L5).

Mm. lumbricales (Manus, 4)

Ursprung: von den 4 Sehnen des M. flexor digitorum profundus. Für die beiden radialen Mm. lumbricales gilt: einzelköpfiger Ursprung am radialen Sehnenrand. Für die beiden ulnaren Mm. lumbricales gilt: zweiköpfiger Ursprung von einander jeweils gegenüberliegenden Sehnenrändern.

Ansatz: Einstrahlung in die Dorsalaponeurosen des 2.–5. Fingers im Bereich der Grundphalangen.

Funktion: Beugung in den Grundgelenken bei gleichzeitiger Streckung in den Mittel- und Endgelenken.

Innervation: für die beiden lateralen Mm. lumbricales: N. medianus (C8–Th1). Für die beiden medial gelegenen Mm. lumbricales: R. profundus n. ulnaris (C8–Th1).

Anmerkung: Das oben angegebene Innervationsmuster liegt in etwa 60 % der Fälle vor. Dabei findet sich in 40 % der Fälle eine 3:1-Verteilung zu Gunsten des einen bzw. in weiteren 40 % der Fälle zu Gunsten des anderen der beiden genannten Nerven.

M. masseter

Ursprung: vordere zwei Drittel des Arcus zygomaticus, Proc. zygomaticus maxillae.

Ansatz: Außenfläche des Angulus mandibulae, unterer Abschnitt des Ramus mandibulae.

Funktion: Anheben des Unterkiefers (kräftiger Kieferschluß).

Innervation: N. massetericus (aus dem N. mandibularis, N. Vc).

M. mentalis

Ursprung: Fossa mentalis an der Vorderfläche der Mandibula.

Ansatz: Haut im Bereich des Kinns.

Funktion: Hochziehen der Kinnhaut; Vorstülpen der Unterlippe (erzeugt das „Kinngrübchen").

Innervation: R. marginalis mandibularis (aus dem N. facialis [N. VII]).

M. mylohyoideus

Ursprung: Linea mylohyoidea an der Innenfläche der Mandibula.

Ansatz:

Vordere drei Viertel: Raphe mylohyoidea.

Hinteres Viertel: Oberrand des Zungenbeinkörpers.

Funktion: zieht das Zungenbein nach vorne oben; Aufbau und Verstärkung des Mundbo-

dens; Beteiligung am Kau- und Schluckvorgang.

Innervation: N. mylohyoideus (N. Vc).

M. nasalis – Pars transversa/Pars alaris (M. compressor/dilatator naris)

Ursprung: Proc. frontalis maxillae.

Ansatz: „Dorsalaponeurose" der Nase.

Funktion: Verengung bzw. Erweiterung der Nasenöffnung, insbesondere bei forcierter Atmung.

Innervation: Rr. buccales n. facialis (N. VII).

Anmerkung: Eine Aufspaltung der Pars alaris m. nasalis stellt der M. depressor septi dar, der am Oberkiefer im Bereich der mittleren Schneidezähne seinen Ursprung hat und zum beweglichen Abschnitt der Nasenscheidewand zieht.

M. obliquus capitis inferior

Ursprung: Proc. spinosus axis (C2).

Ansatz: Massa lateralis atlantis (C1).

Funktion: Drehbewegung im Atlantoaxialgelenk (nach ipsilateral).

Innervation: N. suboccipitalis (dorsaler Ast des Spinalnervs C1).

M. obliquus capitis superior

Ursprung: Massa lateralis atlantis (C1).

Ansatz: laterale Hälfte der Linea nuchae inferior.

Funktion: Seitwärtsneigung des Kopfes über das Atlantooccipitalgelenk.

Innervation: N. suboccipitalis (dorsaler Ast des Spinalnervs C1).

M. obliquus externus abdominis

Ursprung: an der ventralen Außenfläche der 8 unteren Rippen.

Ansatz: Labium externum cristae iliacae, Lig. inguinale, Tuberculum pubicum, Crista pubica, Linea alba.

Funktion: Festigung der Bauchwand; Mitwirkung bei der forcierten Exspiration; Bauchpresse; gemeinsam mit den kontralateralen Bauchmuskeln: Drehung des Rumpfes zur Gegenseite, Seitwärtsneigung des Thorax.
Innervation: Rr. ventrales der Nn. thoracici (Th7–Th12).

Anmerkung: Der M. obliquus externus abdominis interferiert mit 4 Muskelzacken des M. serratus anterior sowie mit 4 Muskelzacken des M. latissimus dorsi.

M. obliquus inferior

(vgl. M. obliquus capitis inferior)

Ursprung: unmittelbar hinter dem Margo infraorbitalis im Bereich der Lamina orbitalis maxillae.
Ansatz: hinter dem Äquator des Augapfels im hinteren, unteren, temporalen Quadranten der Sclera.
Funktion: Blickhebung in Adduktionsstellung des Augapfels, ansonsten Abduktion und Außenrotation des Bulbus oculi.
Innervation: R. inferior n. oculomotorii (N. III).

M. obliquus internus abdominis

Ursprung: Fascia thoracolumbalis, vordere zwei Drittel der Crista iliaca, laterale zwei Drittel des Lig. inguinale.
Ansatz: Rippenbogen, Aponeurose der Rektusscheide (Lamina anterior et posterior), sehnige Verbindungen zur Crista pubica und der Linea pectinea.
Funktion: Stützung der Bauchwand; Mitwirkung bei der forcierten Exspiration sowie Steigerung des intraabdominellen Druckes (Bauchpresse); Seitwärtsneigung; gemeinsam mit den kontralateralen Muskeln: Drehung des Rumpfes zur ipsilateralen Seite. Angrenzende Sehnenverbindungen verstärken die Hinterwand des Leistenkanals (Canalis inguinalis).
Innervation: ventrale Äste der thorakalen Spinalnerven Th7–Th12, für die angrenzende kaudale Sehnenverbindung: N. ilioinguinalis (L1).

M. obliquus superior

(vgl. M. obliquus capitis superior)

Ursprung: über dem Anulus tendineus communis am Keilbeinkörper (Corpus ossis sphenoidalis).
Ansatz: hinter dem Äquator des Augapfels am hinteren oberen Quadranten der Sclera.
Funktion: Blicksenkung in Adduktionsstellung des Augapfels; Innenrotation des Bulbus in Abduktionsstellung.
Innervation: N. trochlearis (N. IV).

Anmerkung: Der Muskel zieht am Os frontale entlang und biegt um die Trochlea m. obliqui superioris.

M. obturator externus

Ursprung: Außenfläche der Membrana obturatoria sowie mediokaudaler Abschnitt des knöchernen Rahmens des Foramen obturatum.
Ansatz: Fossa trochanterica an der medialen Fläche des Trochanter major.
Funktion: Außenrotation des Oberschenkels.
Innervation: R. posterior des N. obturatorius (L2–L4).

M. obturator internus

Ursprung: Innenfläche der Membrana obturatoria sowie mediokaudaler Abschnitt des knöchernen Rahmens des Foramen obturatum.
Ansatz: Fossa trochanterica.
Funktion: Stabilisierung der Hüfte; Außenrotation im Hüftgelenk.
Innervation: N. obturatorius (L5–S2).

M. occipitofrontalis

Ursprung:
Venter occipitalis: Linea nuchae suprema, Proc. mastoideus.
Venter frontalis: Interferenz mit den Fasern der oberen Gesichtsmuskulatur.
Ansatz: Galea aponeurotica.
Funktion: Fixierung der Galea aponeurotica; Stirnrunzeln.

Innervation: N. auricularis posterior, Rr. temporales n. facialis (N. VII).

M. omohyoideus

Ursprung: Lig. transversum scapulae superior und angrenzende Scapulabereiche.
Ansatz: Unterrand des Zungenbeinkörpers.
Funktion: Zug des Zungenbeins und damit des gesamten Kehlkopfes nach kaudal.
Innervation: Ansa cervicalis (C1 – C3).

Anmerkung: Die Sehne zwischen den beiden Muskelbäuchen des M. omohyoideus (Venter superior/Venter inferior) liegt unmittelbar hinter dem M. sternocleidomastoideus.

M. opponens digiti minimi (Manus)

Ursprung: Retinaculum flexorum, Hamulus ossis hamati.
Ansatz: Ulnarrand des Os metacarpale V.
Funktion: Opposition (Beugung und Außenrotation) des Kleinfingers.
Innervation: R. profundus n. ulnaris (C8 – Th1).

M. opponens pollicis

Ursprung: Retinaculum flexorum, Tuberculum ossis trapezii.
Ansatz: Radialseite des Os metacarpale I.
Funktion: Opposition (Beugung und Innenrotation) des Daumens.
Innervation: Rr. musculares n. mediani (C8 – Th1), u. U. auch vom R. profundus n. ulnaris (Th1).

M. orbicularis oculi

Ursprung: medialer Orbitarand, Wand des Tränensacks. Der Muskel besteht aus drei Anteilen: einer Pars orbitalis, einer Pars palpebralis und einer Pars lacrimalis.
Ansatz: Lig. palpebrale.
Funktion: Lidschluß; Unterstützung des Tränenflusses
Innervation: Rr. temporales et zygomatici des N. facialis (N. VII).

M. orbicularis oris

Ursprung: an der Vorderfläche von Maxilla und Mandibula, vom Modiolus lateral des Mundwinkels.
Ansatz: Schleimhaut im Randbereich der Lippen, in einem Bindegewebsstreifen im Bereich des lateralen Mundwinkels, an dem er gemeinsam mit Fasern des M. buccinator ansetzt.
Funktion: Verengung der Mundspalte; „rüsselförmige" Vorstülpung der Lippen; Zusammenziehen des Lippenrandbereichs.
Innervation: Rr. buccales des N. facialis (N. VII).

Anmerkung: Zusätzliche Muskelabschnitte sind die Mm. incisivus labii superioris et incisivus labii inferioris.

M. palatoglossus

Ursprung: Gaumenaponeurose (Aponeurosis palatina).
Ansatz: dorsolateraler Zungenanteil.
Funktion: Anhebung des Zungengrundes; Verengung/Verschluß des Isthmus faucium; Mitwirkung bei der Einleitung des Schluckvorgangs.
Innervation: Rr. pharyngeales n. vagi (N. X), motorische Nervenfasern aus dem N. accessorius (N. XI).

M. palatopharyngeus

Ursprung: Gaumenaponeurose (Aponeurosis palatina), Hinterrand des harten Gaumens (Palatum durum).
Ansatz: Oberrand der Cartilago thyroidea (Schildknorpel), Verschmelzung mit den Fasern des M. constrictor pharyngis. Die kranialen Fasern interferieren mit den Fasern der kontralateralen Seite (Passavant-Ringwulst).
Funktion: Anhebung von Rachen und Kehlkopf. Der Passavant-Ringwulst trennt im Rahmen des Schluckvorgangs den Epipharynx vom Mesopharynx.
Innervation: Rr. pharyngeales des N. vagus (N. X), motorische Fasern aus dem N. accessorius (N. XI).

M. palmaris brevis

Ursprung: Retinaculum flexorum, Palmaraponeurose.
Ansatz: Haut der Palma manus.
Funktion: Er festigt die Haut an der Handinnenfläche, zieht sie zusammen und unterstützt damit Greifbewegungen.
Innervation: R. superficialis des N. ulnaris (C8–Th1).

Anmerkung: Der M. palmaris brevis ist der einzige Muskel, der durch den R. superficialis des N. ulnaris innerviert wird.

M. palmaris longus

Ursprung: am Caput commune im Bereich des medialen Epicondylus humeri.
Ansatz: Retinaculum flexorum, Palmaraponeurose.
Funktion: Palmarflexion im Handgelenk; Anspannung der Palmaraponeurose.
Innervation: N. medianus (C7–C8, aus den Fasciculi medialis et lateralis des Plexus brachialis).

Anmerkung: Der M. palmaris longus ist in etwa 13% der Fälle nicht vorhanden.

M. pectineus

Ursprung: Pecten ossis pubis, Ramus superior ossis pubis.
Ansatz: Linea pectinea ossis femoris unterhalb des Trochanter minor.
Funktion: Beugung (Anteversion), Adduktion und Innenrotation im Hüftgelenk.
Innervation: ventraler Abschnitt des N. femoralis (L2–L3), gelegentlich auch über den R. anterior des N. obturatorius (L2–L3).

M. pectoralis major

Ursprung:
Pars clavicularis: sternale Hälfte der Clavicula.
Pars sternocostalis: lateraler Abschnitt des Manubrium sterni, Corpus sterni, 6 obere Rippenknorpel, Aponeurose des M. obliquus externus abdominis.

Ansatz: Crista tuberculi majoris humeri und ventraler Abschnitt der Tuberositas deltoidea.
Funktion:
Pars clavicularis: Anteversion, Adduktion des Armes.
Pars sternocostalis: Adduktion, Innenrotation des Armes, zusätzlicher Inspirationsmuskel.
Innervation: Nn. pectorales medialis (aus dem Fasciculus medialis des Plexus brachialis) et lateralis (aus dem Fasciculus lateralis des Plexus brachialis) (C6–C8).

Anmerkung: Die Faseranteile der Pars clavicularis und der Pars sternocostalis überkreuzen sich dergestalt, daß die Pars clavicularis am Arm am weitesten distal inseriert, während die Pars sternalis am Arm am weitesten proximal angreift und bis zur Schultergelenkkapsel gelangt.

M. pectoralis minor

Ursprung: 3.–5. Rippe.
Ansatz: medialer und oberer Abschnitt des Proc. coracoideus scapulae.
Funktion: Rippenheber bei fixiertem Schultergelenk; zieht das Schulterblatt nach vorne unten und unterstützt damit den M. serratus anterior.
Innervation: Nn. pectorales medialis et lateralis (C6–C8, aus den Fasciculi medialis et lateralis des Plexus brachialis).

Anmerkung: Der M. pectoralis minor ist eine anatomisch wichtige Referenzstruktur hinsichtlich der Einteilung der A. axillaris bzw. der Faszikel des Plexus brachialis.

M. peronaeus brevis

Ursprung: distale zwei Drittel der Facies lateralis fibulae.
Ansatz: Tuberositas ossis metatarsalis V.
Funktion: Pronation, Dorsalflexion, Mitwirkung bei der Längsverspannung des lateralen Abschnitts des Fußgewölbes.
Innervation: N. fibularis superficialis (L5–S1).

M. peronaeus longus

Ursprung: proximale zwei Drittel der Facies lateralis fibulae, Caput fibulae, oberer Abschnitt der Articulatio tibiofibularis.
Ansatz: unter dem Lig. plantare longum hindurch am plantaren Abschnitt der Basis ossis metatarsalis I und dem Os cuneiforme mediale.
Funktion: Pronation, Plantarflexion, Mitwirkung bei der Längsverspannung des lateralen Abschnitts sowie der Querverspannung des Fußgewölbes.
Innervation: N. fibularis (peronaeus) superficialis (L5–S1).

M. peronaeus tertius

Ursprung: etwa im distalen Drittel der vorderen Fibulakante (Margo anterior fibulae).
Ansatz: Os metatarsale V.
Funktion: Dorsalflexion, Pronation.
Innervation: N. fibularis (peronaeus) profundus (L5–S1).

M. piriformis

Ursprung: Facies pelvina ossis sacri im Bereich der 2.–4. Foramina sacralia pelvina, z. T. von der Incisura ischiadica major.
Ansatz: vorderer Abschnitt der Innenseite des Trochanter major.
Funktion: Außenrotation im Hüftgelenk; Stabilisierung des Hüftgelenks.
Innervation: ventrale Äste der Spinalnerven (S1–S2).

Anmerkung: Der M. piriformis zieht durch das Foramen ischiadicum majus.

M. plantaris

Ursprung: proximal des lateralen Gastrocnemiuskopfes im Bereich des Epicondylus lateralis femoris.
Ansatz: medial an der Achillessehne unter der Sehne des M. gastrocnemius.
Funktion: Plantarflexion; Beugung im Kniegelenk.
Innervation: N. tibialis (S1–S2).

M. popliteus

Ursprung: oberhalb der Linea musculi solei und unterhalb der Tibiacondylen an der Facies posterior tibiae.
Ansatz: an der Außenfläche des Epicondylus lateralis femoris. Seine Sehne tritt in die Kniegelenkkapsel und an den hinteren Abschnitt des lateralen Meniskus.
Funktion: Innenrotation des Unterschenkels; zieht den lateralen Meniskus nach hinten.
Innervation: N. tibialis (L5–S1).

Anmerkung: Unter der Sehne des M. popliteus ist der sog. „Recessus subpopliteus" (Bursa m. poplitei) lokalisiert.

M. procerus

Ursprung: Nasenbein (Os nasale), Nasenknorpel (Cartilagines nasi).
Ansatz: Haut im Bereich der Glabella.
Funktion: Stirnrunzeln (Querfalte über der Nasenwurzel).
Innervation: Rr. temporales n. facialis (N. VII).

M. pronator

Ursprung: distales Viertel der Palmarfläche der Ulna.
Ansatz: distales Viertel der Palmarfläche des Radius, z. T. Membrana interossea.
Funktion: Pronation des Unterarms; hält Ulna und Radius in Oppositionsstellung.
Innervation: N. interosseus anterior (C8).

M. pronator teres

Ursprung:
Caput humerale: Epicondylus medialis humeri, Septum intermusculare brachii mediale.
Caput ulnare: medialer Randbezirk des Proc. coronoideus ulnae.
Ansatz: Tuberositas pronatoria im Bereich der Facies lateralis radii.
Funktion: Pronation des Unterarms; Beugung im Ellenbogengelenk.

Innervation: N. medianus (C6–C7, aus den Fasciculi lateralis et medialis des Plexus brachialis).

Anmerkung: Der N. medianus zieht zwischen den beiden Köpfen des M. pronator teres hindurch.

M. psoas major

Ursprung: Procc. transversi der Lendenwirbel L1–L5, von den Wirbelkörpern Th12–L5 und den unterhalb der Wirbelkörper Th12–L4 befindlichen Bandscheiben.
Ansatz: Trochanter minor femoris.
Funktion: Beugung (Anteversion) und Innenrotation im Hüftgelenk.
Innervation: ventrale Äste der Spinalnerven L1–L2.

M. psoas minor

Ursprung: von den Wirbelkörpern Th12–L1 und den dazwischenliegenden Bandscheiben.
Ansatz: Fascia iliaca.
Funktion: schwacher Rumpfbeuger.
Innervation: ventrale Äste des Spinalnervs L1.

M. pterygoideus lateralis

Ursprung:
Oberer Kopf: Unterfläche der Ala major ossis sphenoidalis.
Unterer Kopf: Außenfläche der Lamina lateralis proc. pterygoidei.
Ansatz: in der Fovea pterygoidea unterhalb des Proc. condylaris mandibulae sowie am Discus articularis des Kiefergelenks.
Funktion: Öffnung des Kiefers durch Zug des Unterkiefers nach vorne unten. Der Discus articularis wird dabei während der Öffnungsbewegung koordiniert mit nach vorn gezogen.
Innervation: N. pterygoideus lateralis (aus dem vorderen Abschnitt des N. mandibularis [N. Vc]).

M. pterygoideus medialis

Ursprung:
Tiefer Kopf: Innenfläche der Lamina lateralis proc. pterygoidei, Fossa pterygoidea.
Oberflächlicher Kopf: Tuber maxillae, Proc. pyramidalis ossis palatini.
Ansatz: Innenseite des Unterkieferwinkels (Angulus mandibulae).
Funktion: Bewegung des Unterkiefers nach oben, nach vorn und zur Seite (Unterstützung des Kauvorgangs).
Innervation: N. pterygoideus medialis (aus dem N. mandibularis [N. Vc]).

M. pyramidalis

Ursprung: Crista pubica, ventral des Ansatzes des M. rectus abdominis.
Ansatz: distaler Abschnitt der Linea alba.
Funktion: Verstärkung der distalen Rektusscheide.
Innervation: N. subcostalis (Th12).

M. quadratus femoris

Ursprung: Außenrand des Tuber ischiadicum.
Ansatz: Crista intertrochanterica.
Funktion: Außenrotation im Hüftgelenk; Stabilisierung der Hüfte.
Innervation: N. musculi quadrati femoris (L4–S1).

M. quadratus lumborum

Ursprung: Unterrand der 12. Rippe.
Ansatz: Procc. costales der Lendenwirbel L1–L4, Lig. iliolumbale, hinteres Drittel der Crista iliaca.
Funktion: Fixierung der 12. Rippe während der Atemexkursionen; Seitwärtsneigung des Rumpfes.
Innervation: ventrale Äste der Spinalnerven Th12–L3.

M. rectus abdominis

Ursprung: Crista pubica, Symphysis pubica.
Ansatz: 5.–7. Rippenknorpel, medialer Bereich des unteren Rippenbogens, Hinterfläche des Proc. xiphoideus.

Funktion: Beugung des Rumpfes nach vorn; wirkt bei der forcierten Exspiration mit sowie bei der Bauchpresse.
Innervation: ventrale Äste der Spinalnerven Th7 – Th12.

M. rectus capitis anterior

Ursprung: Massa lateralis atlantis (C1).
Ansatz: Pars basilaris ossis occipitalis, rostral der Condylen des Os occipitale.
Funktion: Beugung im Atlanto-occipitalgelenk.
Innervation: ventrale Äste des Spinalnervs C1.

M. rectus capitis lateralis

Ursprung: Massa lateralis atlantis (C1).
Ansatz: Proc. jugularis ossis occipitalis.
Funktion: Seitwärtsneigung im Atlantooccipitalgelenk.
Innervation: ventrale Äste des Spinalnervs C1.

M. rectus capitis posterior major

Ursprung: Proc. spinosus des 2. Halswirbels (Axis, C2).
Ansatz: äußere Hälfte der Linea nuchae inferior.
Funktion: Rückneigung des Kopfes sowie Drehung im Bereich des Atlantooccipitalgelenks.
Innervation: N. suboccipitalis (dorsaler Ast des Spinalnervs C1).

M. rectus capitis posterior minor

Ursprung: Tuberculum posterius atlantis (C1).
Ansatz: mediale Hälfte der Linea nuchae inferior.
Funktion: Rückneigung des Kopfes im Bereich des Atlantooccipitalgelenks.
Innervation: N. suboccipitalis (dorsaler Ast des Spinalnervs C1).

M. rectus femoris (M. quadriceps femoris I)

Ursprung:
Caput rectum: Spina iliaca anterior inferior.
Caput reflexum: Os ilium, kranial des Acetabulums.
Ansatz: über die gemeinsame Quadricepssehne an der Patella und über das Lig. patellae an der Tuberositas tibiae.
Funktion: Kniestrecker, Hüftbeuger.
Innervation: hinterer Abschnitt des N. femoralis (L3 – L4).

M. rectus inferior

Ursprung: innerhalb der Augenhöhle vom Anulus tendineus communis.
Ansatz: vor dem Äquator des Augapfels in den unteren Scleraanteilen.
Funktion: Blicksenkung; Außenrotation des Bulbus oculi in Adduktionsstellung.
Innervation: R. inferior n. oculomotorii (N. III).

M. rectus lateralis

Ursprung: innerhalb der Orbita im lateralen Bereich des Anulus tendineus communis.
Ansatz: vor dem Äquator des Augapfels im Bereich der lateralen Sclera.
Funktion: Abduktion des Augapfels.
Innervation: N. abducens (N. VI).

M. rectus medialis

Ursprung: innerhalb der Augenhöhle am medialen Abschnitt des Anulus tendineus communis.
Ansatz: vor dem Äquator des Augapfels im Bereich der medialen Sclera.
Funktion: Adduktion des Augapfels.
Innervation: R. inferior n. oculomotorii (N. III).

M. rectus superior

Ursprung: innerhalb der Orbita im oberen Abschnitt des Anulus tendineus communis.
Ansatz: vor dem Äquator des Augapfels im Bereich der oberen Sclera.

Funktion: Blicksenkung; Innenrotation des Augapfels in Adduktionsstellung.
Innervation: R. superior n. oculomotorii (N. III).

M. rhomboideus major

Ursprung: Procc. spinosi der Thorakalwirbel Th2–Th5, Ligg. supraspinalia.
Ansatz: untere Hälfte des Margo medialis scapulae vom Angulus inferior am Rande der Fossa infraspinata entlang bis zur Spina scapulae.
Funktion: Retraktion des Schulterblatts (dreht Scapula in ihre Ausgangsstellung zurück).
Innervation: N. dorsalis scapulae (C5, entspringt direkt der Spinalnervenwurzel).

M. rhomboideus minor

Ursprung: unterer Abschnitt des Lig. nuchae, Procc. spinosi der Wirbelkörper C7–Th1.
Ansatz: schmaler Bezirk im Bereich des Margo medialis scapulae unterhalb des M. levator scapulae, etwa in Höhe der Spina scapulae.
Funktion: Retraktion des Schulterblatts (dreht Scapula in ihre Ausgangsstellung zurück).
Innervation: N. dorsalis scapulae (C5, entspringt direkt der Spinalnervenwurzel).

M. risorius

Ursprung: Fasciae parotidea et masseterica.
Ansatz: Modiolus, Haut im Bereich des Mundwinkels.
Funktion: zieht den Mundwinkel zurück („Lachgrübchen").
Innervation: Rr. buccales des N. facialis (N. VII).

M. salpingopharyngeus

Ursprung: unterer Abschnitt der Cartilago tubae auditivae, Schleimhaut im Bereich des Ostium pharyngeum tubae auditivae.
Ansatz: Oberrand der Cartilago thyroidea sowie Übergreifen auf die Fasern des M. constrictor pharyngis inferior.

Funktion: Anhebung von Rachen und Kehlkopf; Unterstützung des Schluckvorgangs; Öffnung der Ohrtrompete während des Schluckvorgangs.
Innervation: Rr. pharyngeales n. vagi (N. X), motorische Fasern aus dem N. accessorius (N. XI).

M. sartorius

Ursprung: dicht unter der Spina iliaca anterior superior.
Ansatz: Caput tibiae, am medialen Rand der Tuberositas tibiae.
Funktion: Beugung, Abduktion und Außenrotation im Hüftgelenk; Beugung und Innenrotation im Kniegelenk.
Innervation: ventraler Abschnitt des N. femoralis (L3–L4).

M. scalenus anterior

Ursprung: Tubercula anteriora der Querfortsätze der Halswirbelkörper C3–C6.
Ansatz: Tuberculum m. scaleni anterioris am Oberrand der 1. Rippe.
Funktion: unterstützt die Inspiration, Seitwärtsneigung der Halswirbelsäule bei fixierter 1. Rippe.
Innervation: ventrale Äste der Spinalnerven C5–C6.

M. scalenus medius

Ursprung: Tubercula posteriora der Querfortsätze der Halswirbelkörper C2–C7.
Ansatz: Oberrand der 1. Rippe (nahe dem Collum costae).
Funktion: unterstützt die Inspiration.
Innervation: ventrale Äste der Spinalnerven C3–C8.

M. scalenus minimus

Ursprung: Tuberculum anterius des Querfortsatzes des Halswirbels C7.
Ansatz: Membrana suprapleuralis (Sibson).
Funktion: Verspannung der Pleurakuppel.
Innervation: ventrale Äste des Spinalnervs C7.

M. scalenus posterior

Ursprung: Tubercula posteriora der Querfortsätze C4–C6.
Ansatz: laterale hintere Außenfläche der 2. Rippe.
Funktion: unterstützt die Inspiration.
Innervation: ventrale Äste der Spinalnerven C6–C8.

M. semimembranosus

Ursprung: oberer äußerer Quadrant an der Hinterfläche des Tuber ischiadicum.
Ansatz: Unterhalb des Gelenkrandes am Condylus medialis tibiae, Lig. popliteum obliquum, Faszie des M. popliteus.
Funktion: Beugung und Innenrotation im Kniegelenk; Retroversion im Hüftgelenk.
Innervation: N. tibialis (L5–S1, aus dem N. ischiadicus).

M. semitendinosus

Ursprung: oberer innerer Quadrant an der Hinterfläche des Tuber ischiadicum.
Ansatz: obere mediale Tibiafläche unterhalb des M. gracilis.
Funktion: Beugung und Innenrotation im Kniegelenk; Retroversion im Hüftgelenk.
Innervation: N. tibialis (L5–S1, aus dem N. ischiadicus).

M. serratus anterior

Ursprung: kraniale 8 Rippen und entsprechende Membranae intercostales externae im Bereich de Linea medioclavicularis. Die kaudalen 4 Zacken des Muskels interferieren mit dem M. obliquus externus.
Ansatz: Margo medialis scapulae.
Pars superior (Ursprung: 1. u. 2. Rippe): Angulus superior scapulae.
Pars media (Ursprung: 3. u. 4. Rippe): Margo medialis scapulae.
Pars inferior (Ursprung: 5.–8. Rippe): Angulus inferior scapulae.
Funktion: Zug der Scapula nach ventrolateral.
Innervation: N. thoracicus longus (C5–C7, aus der Spinalnervenwurzel) sowie über die Intercostalnerven.

Pars superior: C5.
Pars media: C6.
Pars inferior: C7.

M. serratus posterior inferior

Ursprung: Procc. spinosi und Ligg. supraspinalia (Th11–L2).
Ansatz: Außenfläche der hinteren Anteile der 4 kaudalen Rippen.
Funktion: Unterstützung der forcierten Exspiration.
Innervation: ventrale Äste der Spinalnerven Th9–Th12.

M. serratus posterior superior

Ursprung: Procc. spinosi und Ligg. supraspinalia (C7–Th2).
Ansatz: Außenfläche der hinteren Anteile der 2.–5. Rippe.
Funktion: Unterstützung der forcierten Inspiration.
Innervation: ventrale Äste der Spinalnerven (Th2–Th5).

M. soleus

Ursprung: Linea m. solei, mittleres Drittel der Facies posterior tibiae, proximales Viertel der Facies posterior fibulae einschließlich Wadenbeinhals (Collum fibulae).
Ansatz: über die Achillessehne am Tuber calcanei.
Funktion: Plantarflexion (Unterstützung des venösen Rückflusses).
Innervation: N. tibialis (S1–S2).

Anmerkung: Diesem Muskel entstammt die Hauptkraft, die das Gehen und Laufen ermöglicht.

M. sphincter ani externus

Ursprung: ringförmiger Schließmuskel.
Ansatz: perianal im tiefen, oberflächlichen und subkutanen Bindegewebe.
Funktion: Kontinenzerhaltung (Verschluß des Analkanals).
Innervation: Nn. rectales inferiores des N. pudendus (S2–S4).

M. sphincter urethrae

Ursprung: ringförmiger Schließmuskel.
Ansatz: Verschmelzung mit dem M. transversus perinei profundus.
Funktion: Kontinenzerhaltung (Verschluß der Harnblase).
Innervation: Nn. perineales des N. pudendus (S2–S4).

M. splenius capitis

Ursprung: unterer Abschnitt des Lig. nuchae, Procc. spinosi und Ligg. supraspinalia Th1–Th3.
Ansatz: lateraler Hinterkopf zwischen den Lineae nuchae superior und inferior.
Funktion: Rückneigung und Drehung im Bereich der Halswirbelsäule.
Innervation: dorsale Äste der Spinalnerven C3–C4.

M. splenius cervicis

Ursprung: Procc. spinosi und Ligg. supraspinalia Th3–Th6.
Ansatz: Tubercula posteriora der Querfortsätze C1–C3.
Funktion: Rückneigung und Drehung im Bereich der Halswirbelsäule.
Innervation: dorsale Äste der Spinalnerven C5–C6.

M. stapedius

Ursprung: Eminentia pyramidalis an der hinteren Paukenhöhlenwand.
Ansatz: Collum stapedis.
Funktion: Dämpfung der Schwingungen und Schutz der Gehörknöchelchen (Ossicula auditoria).
Innervation: N. facialis (N. VII, Mittelohr).

M. sternocleidomastoideus

Ursprung: ventrokraniale Region des Manubrium sterni, Oberrand des medialen Schlüsselbeindrittels.
Ansatz: Außenfläche des Proc. mastoideus und laterale Hälfte der Linea nuchae superior.

Funktion: Seitwärtsneigung des Halses (ipsilateral); Drehung zur kontralateralen Seite. Bei beidseitiger Muskelkontraktion wird der Kopf nach vorne angehoben. Bei vorbestehender teilweiser Rückneigung des Kopfes unterstützt der Muskel die weitere Rückneigung des Kopfes.
Innervation: N. accessorius (Pars spinalis, laterale Wurzeln C1–C5).

Anmerkung: Entsprechend seiner Wirkung erfüllt der M. sternocleidomastoideus die Funktion von 4 getrennten Muskeln.

M. sternohyoideus

Ursprung: obere, äußere Hinterfläche des Manubrium sterni.
Ansatz: Unterrand des Zungenbeinkörpers.
Funktion: zieht Zungenbein und Kehlkopf nach unten.
Innervation: Ansa cervicalis (C1–C3).

M. sternothyroideus

Ursprung: mediale Hinterfläche des Manubrium sterni.
Ansatz: Linea obliqua der Cartilago thyroidea.
Funktion: zieht Kehlkopf nach unten.
Innervation: Ansa cervicalis (C1–C3).

M. styloglossus

Ursprung: Vorderkante und Apex des Proc. styloideus ossis temporalis sowie oberes Viertel des Lig. stylohyoideum.
Ansatz: obere äußere Zungenpartie.
Funktion: zieht die Zunge (bei beidseitiger Innervation) nach hinten oben, Mitwirkung bei der Einleitung des Schluckvorgangs.
Innervation: N. hypoglossus (N. XII).

M. stylohyoideus

Ursprung: Basis des Proc. styloideus ossis temporalis.
Ansatz: Basis des großen Zungenbeinhorns.
Funktion: zieht das Zungenbein nach hinten oben; Mitwirkung beim Schluckvorgang; zieht den Kehlkopf nach oben.

Innervation: R. stylohyoideus des N. facialis (N. VII).

M. stylopharyngeus

Ursprung: mediale Kante des Proc. styloideus ossis temporalis.
Ansatz: hinterer äußerer Rand des Schildknorpels (Cartilago thyroidea).
Funktion: zieht Rachen und Kehlkopf nach oben; Mitwirkung am Schluckvorgang.
Innervation: R. m. stylopharyngei des N. glossopharyngeus (N. IX).

M. subclavius

Ursprung: Knorpel-Knochen-Grenze der ersten Rippe.
Ansatz: Sulcus m. subclavii an der Unterfläche des mittleren Claviculadrittels.
Funktion: zieht die Clavicula nach unten und in Richtung Sternum und sichert sie während der Bewegungen des Schultergelenks.
Innervation: N. subclavius (C5–C6, entstammt dem Truncus superior des Plexus brachialis).

M. subcostalis

Ursprung: Innenfläche der dorsalen Thoraxwand im Bereich der 6 kaudalen Rippen.
Ansatz: kaudal an der Rippeninnenfläche nach Überspringen von 2–3 Rippen.
Funktion: Zug der kaudalen Rippen nach unten.
Innervation: muskuläre Äste aus den Nn. intercostales.

M. subscapularis

Ursprung: mediale zwei Drittel der Fossa subscapularis.
Ansatz: Tuberculum minus humeri, proximaler Abschnitt der Crista tuberculi minoris, Schultergelenkkapsel.
Funktion: Innenrotation und Stabilisierung des Schultergelenks.
Innervation: oberer und unterer Abschnitt des N. subscapularis (C6–C7, aus dem Fasciculus posterior des Plexus brachialis).

Anmerkung: Unter der Sehne des M. subscapularis liegt die Bursa subtendinea m. subscapularis, die in der Regel mit dem Gelenkraum kommuniziert. Die Sehne des M. subscapularis ist Bestandteil der Rotatorenmanschette.

M. supinator

Ursprung:
Tiefe Lage: Crista m. supinatoris ulnae.
Oberflächliche Lage: Epicondylus lateralis humeri, Ligg. collateralia radiale et anulare radii.
Ansatz: am Collum et Corpus radii zwischen Tuberositas radii und der Insertionsstelle des M. pronator teres.
Funktion: Supination des Unterarms – lediglich bei gestrecktem Arm übt er diese Funktion *allein* aus.
Innervation: N. interosseus posterior (C5–C6, aus dem R. profundus n. radialis).

Anmerkung: Der N. interosseus posterior zieht zwischen der oberflächlichen und der tiefen Muskellage hindurch.

M. supraspinatus

Ursprung: mediale drei Viertel der Fossa supraspinata scapulae, kraniale Oberfläche der Spina scapulae.
Ansatz: proximale Facette des Tuberculum majus humeri, Schultergelenkkapsel.
Funktion: Abduktion des Arms; Stabilisierung des Schultergelenks.
Innervation: N. suprascapularis (C5–C6, aus dem Truncus superior des Plexus brachialis).

Anmerkung: Die Bursa subacromialis liegt der Sehne des M. supraspinatus, der Bestandteil der Rotatorenmanschette ist, unmittelbar auf.

M. temporalis

Ursprung: Fossa temporalis zwischen Linea temporalis inferior und Crista infratemporalis.
Ansatz: medialer und ventraler Abschnitt des Proc. coronoideus mandibulae.
Funktion: Anhebung und Rückführung (dorsaler Faseranteil) des Unterkiefers.

Innervation: Nn. temporales profundi aus dem ventralen Abschnitt des N. mandibularis (N. Vc).

M. temporoparietalis

Ursprung: Aponeurose oberhalb des M. auricularis.
Ansatz: Galea aponeurotica.
Funktion: Fixierung der Galea aponeurotica.
Innervation: Rr. temporales des N. facialis (N. VII).

M. tensor fasciae latae

Ursprung: Außenfläche des vorderen Abschnitts der Crista iliaca zwischen Tuberculum iliacum und Spina iliaca anterior superior.
Ansatz: über den Tractus iliotibialis an der Vorderfläche des Condylus lateralis tibiae.
Funktion: fixiert das Kniegelenk in Streckstellung (Unterstützung des M. glutaeus maximus); Abduktion im Hüftgelenk.
Innervation: N. glutaeus superior (L4 – S1).

M. tensor tympani

Ursprung: knorpeliger und knöcherner Tubenanteil (Pars cartilaginea et Pars ossea tubae auditivae).
Ansatz: über den Proc. cochleariformis (Hypomochlion) am Manubrium mallei.
Funktion: Dämpfung der Schwingungen und Schutz der Gehörknöchelchen (Ossicula auditoria).
Innervation: N. musculi tensoris tympani aus dem N. mandibularis (N. Vc).

M. tensor veli palatini

Ursprung: Fossa scaphoidea, mediale Fläche der Spina ossis sphenoidalis.
Ansatz: im Bereich des Hamulus pterygoideus an der Gaumenaponeurose (Aponeurosis palatina).
Funktion: Verspannung des weichen Gaumens vor dessen Bewegung nach hinten oben durch den M. levator veli palatini.
Innervation: N. musculi tensoris veli palatini des N. mandibularis (N. Vc).

M. teres major

Ursprung: unterhalb des M. teres minor am distalen Drittel der lateralen Seite des Angulus inferior scapulae.
Ansatz: Crista tuberculi minoris humeri.
Funktion: Innenrotation, Adduktion, Stabilisierung des Schultergelenks.
Innervation: unterer Abschnitt des N. subscapularis (C5 – C6, aus dem Fasciculus posterior des Plexus brachialis).

Anmerkung: Funktionell ist der M. teres major Teil des M. subscapularis.

M. teres minor

Ursprung: am mittleren Drittel des lateralen Scapularandes oberhalb des M. teres major.
Ansatz: Tuberculum majus humeri (untere Facette, unterhalb des M. infraspinatus), Schultergelenkkapsel.
Funktion: Außenrotation des Arms (Stabilisierung des Schultergelenks).
Innervation: N. axillaris (C5 – C6, aus dem Fasciculus posterior des Plexus brachialis).

Anmerkung: Funktionell ist der M. teres minor Teil des M. infraspinatus und gehört zur Rotatorenmanschette.

M. thyro-arytaenoideus u. M. vocalis

Ursprung: distaler Abschnitt der vorderen Schildknorpelinnenfläche zwischen den beiden seitlichen Schildknorpelplatten (Laminae dextra et sinistra cartilaginis thyroideae).
Ansatz: am Proc. vocalis des Aryknorpels (Cartilago arytaenoidea).
Funktion: Änderung des Spannungszustands der Stimmlippen durch Drehung und Vorziehen der Stellknorpel (Cartilagines arytaenoideae).
Innervation: N. laryngeus recurrens n. vagi (N. X).

M. thyro-epiglotticus (Pars thyroepiglottica m. thyro-arytaenoidei)

Ursprung: distaler Abschnitt der vorderen Schildknorpelinnenfläche.
Ansatz: lateraler Rand der Epiglottis.
Funktion: Mitwirkung am Verschluß des Kehlkopfeingangs (Aditus laryngis).
Innervation: N. laryngeus recurrens n. vagi [N. X]).

M. thyrohyoideus

Ursprung: Linea obliqua des Schildknorpels (Cartilago thyroidea).
Ansatz: Unterrand des Zungenbeinkörpers.
Funktion: Zug des Kehlkopfes nach oben und des Zungenbeins nach unten.
Innervation: aus dem Spinalsegment C1 über den N. hypoglossus (N. XII).

M. tibialis anterior

Ursprung: proximale Hälfte der Facies lateralis tibiae, Membrana interossea.
Ansatz: plantare Fläche des Os cuneiforme mediale sowie Basis des Os metatarsale I.
Funktion: Dorsalflexion; Supination des Fußes im Bereich des Sprunggelenks; stützt den medialen Abschnitt des Fußsohlenlängsgewölbes.
Innervation: N. fibularis (peronaeus) profundus (L4–L5).

Anmerkung: Die Inversionsbewegung (Supination) erfolgt im Bereich des unteren Sprunggelenks (Articulatio subtalaris) und der Gelenke zwischen Fußwurzel und Mittelfußknochen (Articulationes tarsometatarsales).

M. tibialis posterior

Ursprung: obere Hälfte sowohl der Tibia- als auch der Fibulahinterfläche zwischen Crista medialis, Margo interosseus und Membrana interossea.
Ansatz: Tuberositas ossis navicularis, sämtliche Tarsalknochen (außer Talus), mediale Bänder der Fußwurzel (Lig. deltoideum u. a.).

Funktion: Plantarflexion; Inversion (Supination); Stützung des medialen Abschnitts des Fußsohlenlängsgewölbes.
Innervation: N. tibialis (L4–L5).

Mm. transversospinales (Mm. multifidi)

Ursprung: Laminae arcus vertebrae.
Ansatz: Procc. spinosi der kranial folgenden Wirbel (nach Überspringen von 2–3 Wirbeln).
Funktion: Streckung der entsprechenden Wirbelsäulenregion.
Innervation: dorsale Äste der entsprechenden Spinalnerven.

Mm. transversospinales (Mm. rotatores)

Ursprung: Procc. transversi.
Ansatz: Procc. spinosi des nächsthöheren Wirbels.
Funktion: Drehung des entsprechenden Wirbelsäulenabschnitts zur Gegenseite.
Innervation: dorsale Äste der enstprechenden Spinalnerven.

Anmerkung: Bei den Mm. rotatores unterscheidet man zwei Muskelgruppen: Mm. rotatores cervicis und Mm. rotatores lumborum.

Mm. transversospinales (M. semispinalis)

Ursprung: Procc. transversi.
Ansatz: Procc. spinosi etwa sechs Wirbelebenen weiter kranial.
Funktion: Streckung bzw. Seitwärtsneigung des entsprechenden Wirbelsäulenabschnitts.
Innervation: dorsale Äste der entsprechenden Spinalnerven.

Anmerkung: Die Mm. semispinales teilt man in 3 Muskelgruppen ein: Mm. semispinales thoracis, cervicis et capitis.

M. transversus abdominis

Ursprung: Innenfläche der kaudalen Rippen, Fascia thoracolumbalis, vordere zwei Drittel der Crista iliaca, äußere Hälfte des Leistenbandes (Lig. inguinale).
Ansatz: vorderes und hinteres Blatt der Rektusscheide, Einstrahlung in die Sehnenfasern zur Crista pubica und dem Pecten ossis pubis.
Funktion: Verstärkung der Bauchwand sowie mit seinen Sehnenfasern Verstärkung der Hinterwand des Leistenkanals; Mitwirkung bei der forcierten Exspiration; Bauchpresse.
Innervation: ventrale Äste der Spinalnerven Th7 – Th12 (Sehnenfasern zum Leistenkanal: N. ilioinguinalis [L1]).

M. transversus perinei profundus

Ursprung: Innenfläche von Corpus ossis ischii, Ramus ossis ischii und Ramus inferior ossis pubis.
Ansatz: Damm, Raphe m. transversi perinei profundi.
Funktion: Fixierung der Dammregion; Sicherung der Beckeneingeweide.
Innervation: Nn. perineales des N. pudendus (S2 – S4).

M. transversus perinei superficialis

Ursprung: Corpus ossis ischii.
Ansatz: Centrum tendineum perinei.
Funktion: Verspannung des Dammes.
Innervation: Nn. perineales des N. pudendus (S2 – S4).

M. transversus thoracis

Ursprung: distales Drittel der Brustbeininnenfläche sowie von den drei distalen Sternokostalgelenken (Articulationes sternocostales).
Ansatz: am 2. – 6. Rippenknorpel.
Funktion: zieht die kranialen Rippen nach unten.

Innervation: muskuläre Äste aus den Nn. intercostales.

M. trapezius

Ursprung: mittleres Drittel der Linea nuchae superior, Lig. nuchae, Procc. spinosi und Ligg. supraspinalia bis Th12.
Ansatz: Die kranialen Muskelfasern ziehen zum äußeren Drittel des Claviculahinterrandes, die distalen Fasern ziehen zum medialen Abschnitt des Acromion und zur Oberkante der Spina scapulae.
Funktion: Außenrotation; Hebung der Scapula; Retraktion der Scapula nach hinten zur Wirbelsäule; bei fixierter Scapula: Rück- bzw. Seitwärtsneigung des Halses.
Innervation: N. accessorius (Pars spinalis, laterale Wurzelfasern C1 – C5) sowie propriozeptive Nervenfasern aus den Spinalnerven C3 – C4.

M. triceps brachii

Ursprung:
Caput longum: Tuberculum infraglenoidale scapulae.
Caput laterale: proximale Hälfte der Humerushinterfläche.
Caput mediale: distale Hälfte der Humerushinterfläche, inferomedial des Sulcus n. radialis und der beiden Septa intermuscularia.
Ansatz: dorsaler Abschnitt der kranialen Olecranonregion sowie der Kapsel des Ellenbogengelenks.
Funktion: Streckung des Ellenbogengelenks; das Caput longum stabilisiert das Schultergelenk; das Caput mediale verspannt bei Streckbewegungen die Gelenkkapsel.
Innervation: über 4 Äste des N. radialis (C7 – C8, aus dem Fasciculus posterior des Plexus brachialis).

M. uvulae

Ursprung: Hinterrand des harten Gaumens.
Ansatz: Aponeurosis palatina.
Funktion: Verkürzung und Verdickung der Uvula.

Innervation: Rr. pharyngeales n. vagi, motorische Nervenfasern aus dem N. accessorius (N. XI).

M. vastus intermedius (M. quadriceps femoris II)

Ursprung: Vorderfläche und Außenfläche des Femur bis etwa handbreit oberhalb der Condylen.
Ansatz: über die Quadrizepssehne zur Patella und über das Lig. patellae an der Tuberositas tibiae.
Funktion: Streckbewegung im Kniegelenk.
Innervation: hinterer Abschnitt des N. femoralis (L3–L4).

M. vastus lateralis (M. quadriceps femoris III)

Ursprung: oberer Abschnitt der Linea intertrochanterica, Basis des Trochanter major, Labium laterale der Linea aspera, Linea supracondylaris lateralis, Septum intermusculare femoris laterale.
Ansatz: über die Quadrizepssehne an der Patella und über das Lig. patellae an der Tuberositas tibiae.
Funktion: Streckbewegung im Kniegelenk.
Innervation: hinterer Abschnitt des N. femoralis (L3–L4).

M. vastus medialis (M. quadriceps femoris IV)

Ursprung: unterer Abschnitt der Linea intertrochanterica, Labium mediale der Linea aspera, Linea spiralis, Septum intermusculare femoris mediale.
Ansatz: über die Quadrizepssehne an der Patella und über das Lig. patellae an der Tuberositas tibiae.
Funktion: Streckung im Kniegelenk; Stabilisierung der Patella.
Innervation: hinterer Abschnitt des N. femoralis (L3–L4).

M. zygomaticus major

Ursprung: Vorderfläche des Jochbeins (Os zygomaticum).
Ansatz: am Modiolus (lateral des Mundwinkels).
Funktion: zieht den Mundwinkel nach hinten oben.
Innervation: Rr. buccales des N. facialis (N. VII).

M. zygomaticus minor

Ursprung: lateraler unterer Orbitarand.
Ansatz: Haut und Muskulatur der Oberlippe.
Funktion: zieht Oberlippe nach oben, Eversion der Oberlippe.
Innervation: Rr. buccales des N. facialis (N. VII).

Platysma

Ursprung: Haut im unteren Halsbereich und oberen äußeren Thoraxbereich.
Ansatz: Unterrand der Mandibula, Haut im unteren Gesichtsbereich, Angulus oris.
Funktion: zieht die Haut des unteren Gesichtsbereichs und der Mundpartie nach unten (Faltenbildung); vermag den Unterkiefer nach unten zu ziehen.
Innervation: R. colli des N. facialis (N. VII).

9 Gelenke

Die einzelnen Gelenke sind ab S. 188 in ihrer alphabetischen Reihenfolge genannt.

Einteilung der Gelenke

Junctura fibrosa (Syndesmosis, Bandhaft): Fibröse Bindegewebsbrücke zwischen den Knochenenden (kollagenes oder elastisches Bindegewebe).

Junctura cartilaginea (Synchondrosis, Knorpelhaft), primär: Hyalines Knorpelgewebe überbrückt die Knochenenden.

Junctura cartilaginea (Synchondrosis, Knorpelhaft), sekundär: Wie für die primäre Knorpelhaft, das hyaline Knorpelmaterial wird jedoch von Faserknorpel durchsetzt (Symphysis).

Junctura synovialis (Diarthrosis): Es liegt eine Gelenkhöhle (Cavitas articularis) vor, in der sich Synovialflüssigkeit befindet. Die Knochenoberfläche ist von hyalinem Knorpelgewebe überzogen. Eine Gelenkzwischenscheibe (Discus/Meniscus articularis) ist möglicherweise vorhanden.

Junctura synovialis, atypisch: Es liegt eine Gelenkhöhle (Cavitas articularis) vor, in der sich Synovialflüssigkeit befindet. Die Knochenoberfläche ist von Faserknorpel überzogen. Eine Gelenkzwischenscheibe (Discus/Meniscus articularis) ist möglicherweise vorhanden.

Einteilung der Diarthrosen

Articulatio plana: 2 Freiheitsgrade. Die Gelenkflächen sind eben und gleiten aufeinander.

Scharniergelenk (Ginglymus): 1 Freiheitsgrad.

Modifiziertes Scharniergelenk (Articulatio bicondylaris): 1 Freiheitsgrad und Rotation (z. B. Kniegelenk).

Eigelenk (Articulatio ellipsoidea/condylaris): 2 Freiheitsgrade (Zirkumduktion).

Sattelgelenk (Articulatio sellaris): 2 Freiheitsgrade und Rotation (z. B. Daumengrundgelenk).

Drehgelenk (Articulatio trochoidea): 1 Freiheitsgrad, ausschließlich Drehbewegung.

Kugelgelenk (Articulatio sphaeroidea): Vielachsig, 3 Freiheitsgrade.

Gomphosis (Articulatio dentoalveolaris): Keinerlei Bewegung möglich (Befestigung der Zähne im Kiefer).

Gelenke mit Gelenkzwischenscheiben (Disci articulares):

– Articulatio acromioclavicularis (in der Regel inkomplett),
– Articulatio genus (inkomplett, Menisci),
– Articulatio radiocarpalis (proximales Handgelenk),
– Articulatio sternoclavicularis,
– Articulatio temporomandibularis.

Gelenke mit doppelter Gelenkhöhle, die durch intraartikuläre Bänder unterteilt werden

(keine Gelenkzwischenscheiben)

– Articulatio costovertebralis (2.–10. Rippe),
– Articulatio sternocostalis (2. Rippe).

Einteilung der Gelenke nach dem Gelenktyp

Junctura fibrosa (Syndesmosis, Bandhaft):
– Articulatio arytaeno-corniculata (u. U. ein Synovialgelenk),
– Articulatio costotransversaria (11. und 12. Rippe),
– Articulatio cuboideonavicularis (u. U. ein Synovialgelenk),
– Gomphosis (Zähne),
– Syndesmosis radio-ulnaris (Membrana interossea),
– Suturae cranii (Lig. stylohyoideum),
– Syndesmosis (Articulatio) tibiofibularis (distal),
– Articulatio tibiofibularis (Membrana interossea).

Junctura cartilaginea (Synchondrosis, Knorpelhaft), primär:
- Articulatio costochondralis,
- Articulatio sternocostalis (1. Rippe).

Junctura cartilaginea (Synchondrosis, Knorpelhaft), sekundär:
- Synchondrosis intervertebralis,
- Synchondrosis manubriosternalis,
- Articulatio sacrococcygea,
- Symphysis pubis,
- Synchondrosis xiphisternalis.

Junctura synovialis, atypisch:
- Articulatio acromioclavicularis,
- Articulatio sternocostalis (2.–7. Rippe),
- Articulatio sternoclavicularis,
- Articulatio temporomandibularis,
- Articulatio sacro-iliaca (teilweise atypisch).

Junctura synovialis (Diarthrosis), typisch:
- Articulatio coxae (Hüfte),
- Articulatio atlanto-axialis (Dens axis/ Fovea articularis atlantis),
- Articulatio atlanto-occipitalis,
- Articulatio calcaneocuboidea,
- Articulationes carpometacarpales,
- Articulatio costotransversaria (1.–10. Rippe),
- Articulationes costovertebrales,
- Articulatio crico-arytaenoidea,
- Articulatio cricothyroidea,
- Articulatio cuneocuboidea,
- Articulatio cuneonavicularis,
- Articulatio genus (Kniegelenk),
- Articulatio glenohumeralis (Schultergelenk).
- Articulatio humeroradialis (Ellenbogengelenk),
- Articulatio humero-ulnaris (Ellenbogengelenk),
- Articulationes intercarpales,
- Articulationes interchondrales (zwischen 6./7., 7./8. und 8./9. Rippenknorpel),
- Articulationes intercuneiformes,
- Articulationes intermetacarpales,
- Articulationes intermetatarsales,
- Articulationes interphalangeales,
- Articulationes metacarpophalangeales,
- Articulationes metatarsophalangeales,
- Articulatio ossis pisiformis (Gelenk zwischen Os pisiforme und Os triquetrum),
- Articulatio radiocarpalis (proximales Handgelenk),
- Articulatio radio-ulnaris (proximalis et distalis),
- Articulatio subtalaris (talocalcanea),
- Articulatio talocalcaneonavicularis,
- Articulatio tarsometatarsalis,
- Articulatio tibiofibularis (proximal),
- Articulatio talocruralis (oberes Sprunggelenk),
- Articulationes zygapophysiales.

Unklassifiziert

Articulationes intervertebrales (Luschkae)

Die einzelnen Gelenke sind auf den folgenden Seiten in ihrer alphabetischen Reihenfolge genannt.

Articulatio acromioclavicularis

Gelenkklassifikation: Junctura synovialis (Diarthrosis), atypisch.
Gelenktyp: Articulatio plana.
Gelenkverbindung: Acromion/Clavicula.

Anmerkung: Im kranialen Gelenkabschnitt findet sich häufig eine Gelenkzwischenscheibe (i. d. R. inkomplett).

Articulatio arytaeno-corniculata (Kehlkopf)

Gelenkklassifikation: Junctura fibrosa (Syndesmosis, Bandhaft) oder Junctura synovialis (Diarthrosis).
Gelenkverbindung: Cartilago arytaenoidea/ Cartilago corniculata.

Articulatio atlanto-axialis lateralis

Gelenkklassifikation: Junctura synovialis (Diarthrosis).
Gelenktyp: Articulatio plana.
Gelenkverbindung: Fovea articularis inferior atlantis/Proc. articularis superior axis.

Articulatio atlanto-axialis mediana

Gelenkklassifikation: Junctura synovialis (Diarthrosis).
Gelenktyp: Drehgelenk (Articulatio trochoidea).
Gelenkverbindung: Facies articularis anterior axis/Fovea dentis (Atlas).

Anmerkung: Dorsal von diesem Gelenk findet sich eine zweite Gelenkhöhle (Bursa), die zwischen der hinteren Gelenkfläche des Dens axis (Facies articularis posterior) mit dem Lig. transversum atlantis ausgebildet wird.

Articulatio atlanto-occipitalis

Gelenkklassifikation: Junctura synovialis (Diarthrosis).
Gelenktyp: Eigelenk (Articulatio ellipsoidea/condylaris).
Gelenkverbindung: Atlas/Os occipitale.

Articulatio calcaneocuboidea

Gelenkklassifikation: Junctura synovialis (Diarthrosis).
Gelenktyp: Sattelgelenk (Articulatio sellaris).
Gelenkverbindung: Calcaneus/Os cuboideum.

Articulationes carpometa-carpales (2.–5. Finger, einschl. Intermetacarpalgelenke)

Gelenkklassifikation: Junctura synovialis (Diarthrosis).
Gelenktyp: Articulatio plana.
Gelenkverbindung: Handwurzelknochen (Ossa carpalia)/Mittelhandknochen (Ossa metacarpalia) sowie die Mittelhandknochen untereinander.

Anmerkung: In der Regel haben die Handwurzelknochen und Mittelhandknochen eine einheitliche, kontinuierliche Gelenkhöhle.

Articulatio carpometacarpalis pollicis

Gelenkklassifikation: Junctura synovialis (Diarthrosis).
Gelenktyp: Sattelgelenk (Articulatio sellaris).
Gelenkverbindung: Os trapezium/Os metacarpale I.

Anmerkung: Dieses Gelenk ist von den übrigen Gelenken der Hand getrennt.

Articulatio costochondralis

Gelenkklassifikation: Junctura cartilaginea (Synchondrosis, Knorpelhaft), primär.
Gelenkverbindung: knöcherner Rippenanteil/knorpeliger Rippenanteil.

Articulatio costotransversaria (1. – 10. Rippe)

Gelenkklassifikation: Junctura synovialis (Diarthrosis).
Gelenktyp: Articulatio plana.
Gelenkverbindung: Facies articularis tuberculi costae/Wirbelkörperquerfortsatz derselben Ebene.

Articulatio costotransversaria (11. – 12. Rippe)

Gelenkklassifikation: Junctura fibrosa (Syndesmosis, Bandhaft).
Gelenkverbindung: Facies articularis tuberculi costae/Wirbelkörperquerfortsatz derselben Ebene.

Articulationes costovertebrales (Articulatio capitis costae)

Gelenkklassifikation: Junctura synovialis (Diarthrosis).
Gelenktyp: Articulatio plana.
Gelenkverbindung: Facies articularis capitis costae/Wirbelkörper.

Anmerkung: Die 1. Rippe hat eine ganze Gelenkfläche am ersten Thorakalwirbel (die Gelenkhöhle besteht aus einer einzigen Kammer). Die Rippen 2 – 10 haben eine halbe Gelenkfläche am Oberrand ihres eigentlich zugehörigen Wirbelkörpers sowie eine weitere halbe Gelenkfläche am Unterrand des nächsthöheren Wirbelkörpers (die Gelenkhöhle besteht aus einer Doppelkammer, die durch den Discus intervertebralis unterteilt wird). Die 11. und 12. Rippe wiederum haben eine eigene ganze Gelenkfläche am zugehörigen Wirbelkörper (die Gelenkhöhle besteht jeweils aus einer einzigen Kammer).

Articulatio coxae (Hüfte)

Gelenkklassifikation: Articulatio synovialis (Diarthrosis).
Gelenktyp: Kugelgelenk (Articulatio sphaeroidea).
Gelenkverbindung: Femur/Acetabulum.

Articulatio crico-arytaenoidea (Kehlkopf)

Gelenkklassifikation: Junctura synovialis (Diarthrosis).
Gelenktyp: Kugelgelenk (Articulatio sphaeroidea).
Gelenkverbindung: Cartilago cricoidea (Ringknorpel)/Cartilago arytaenoidea (Stellknorpel).

Articulatio cricothyroidea (Kehlkopf)

Gelenkklassifikation: Junctura synovialis (Diarthrosis).
Gelenktyp: Scharniergelenk (Ginglymus).
Gelenkverbindung: Facies articularis thyroidea cartilaginis cricoideae/Cornu inferius cartilaginis thyroideae.

Articulatio genus (Kniegelenk)

Gelenkklassifikation: Junctura synovialis (Diarthrosis).
Gelenktyp: modifiziertes Scharniergelenk (Articulatio bicondylaris).
Gelenkverbindung: Femur/Tibia.

Anmerkung: Menisci articulares sind inkomplette Disci articulares.

Articulatio glenohumeralis (Schultergelenk)

Gelenkklassifikation: Junctura synovialis (Diarthrosis).
Gelenktyp: Kugelgelenk (Articulatio sphaeroidea).
Gelenkverbindung: Cavitas glenoidalis scapulae/Humerus.

Articulatio humeroradialis (Ellenbogengelenk)

Gelenkklassifikation: Junctura synovialis (Diarthrosis).
Gelenktyp: Scharniergelenk (Ginglymus).
Gelenkverbindung: Capitulum humeri/Caput radii.

Anmerkung: Das Gelenk teilt eine gemeinsame Gelenkhöhle mit den Articulationes humero-ulnaris et radio-ulnaris.

Articulatio humero-ulnaris (Ellenbogengelenk)

Gelenkklassifikation: Junctura synovialis (Diarthrosis).
Gelenktyp: Scharniergelenk (Ginglymus).
Gelenkverbindung: Trochlea humeri/Incisura trochlearis ulnae.

Anmerkung: Das Gelenk teilt eine gemeinsame Gelenkhöhle mit der Articulatio humeroradialis und der Articulatio radio-ulnaris proximalis.

Articulationes intercarpales

Gelenkklassifikation: Junctura synovialis (Diarthrosis).
Gelenktyp: Individuell Articulatio plana. Insgesamt buntes Gefüge aus Articulatio ellipsoidea (Eigelenk), sellaris (Sattelgelenk) und Articulatio sphaeroidea (Kugelgelenk).
Gelenkverbindung: zwischen Os scaphoideum, Os lunatum, Os triquetrum, Os hamatum, Os capitatum, Os trapezoideum und Os trapezium.

Anmerkung: Die 7 genannten Knochen liegen in einer einzigen gemeinsamen Gelenkhöhle, die außerdem mit den Gelenkräumen um die Handwurzelknochen und mit den Interkarpalgelenken der Finger 2–5 kommuniziert.

Articulationes interchondrales

Gelenkklassifikation: Junctura synovialis (Diarthrosis).
Gelenktyp: Articulatio plana.
Gelenkverbindung: zwischen den Rippenknorpeln 6/7, 7/8 und 8/9.

Articulationes intermetatarsales

Gelenkklassifikation: Junctura synovialis (Diarthrosis).
Gelenktyp: Articulatio plana.
Gelenkverbindung: zwischen den Mittelfußknochen.

Articulationes interphalangeales (Finger und Zehen)

Gelenkklassifikation: Junctura synovialis (Diarthrosis).
Gelenktyp: Scharniergelenk (Ginglymus).
Gelenkverbindung: zwischen den Finger-/Zehengliedern.

Articulatio intertarsea cuboideonavicularis

Gelenkklassifikation: Junctura fibrosa (Syndesmosis, Bandhaft) oder Junctura synovialis (Diarthrosis).
Gelenkverbindung: Os cuboideum/Os naviculare.

Articulatio intertarsea cuneocuboidea

Gelenkklassifikation: Junctura synovialis (Diarthrosis).
Gelenktyp: Articulatio plana.
Gelenkverbindung: Os cuneiforme laterale/Os cuboideum.

Anmerkung: Die Articulatio cuneocuboidea teilt eine gemeinsame Gelenkhöhle mit den Articulationes cuneonavicularis et intercuneiformes.

Articulatio intertarsea cuneonavicularis

Gelenkklassifikation: Junctura synovialis (Diarthrosis).
Gelenktyp: Articulatio plana.
Gelenkverbindung: Ossa cuneiformia/Os naviculare.

Anmerkung: Die Articulatio cuneonavicularis teilt ihre Gelenkhöhle mit den Articulationes cuneocubidea et intercuneiformes.

Articulationes intertarseae – intercuneiformes

Gelenkklassifikation: Junctura synovialis (Diarthrosis).
Gelenktyp: Articulatio plana.
Gelenkverbindung: zwischen den Ossa cuneiformia.

Anmerkung: Die Articulationes intercuneiformes teilen ihre Gelenkhöhle mit den Articulationes cuneonavicularis et cuneocuboidea.

Articulationes intervertebrales

Gelenkklassifikation: Junctura cartilaginea (Synchondrosis, Knorpelhaft), sekundär.
Gelenkverbindung: zwischen den einzelnen Wirbelkörpern.

Articulationes intervertebrales Luschkae (neurocentrales et uncovertebrales)

Gelenkklassifikation: unklassifiziert.
Gelenktyp: unklassifiziert.
Gelenkverbindung: dorsolaterale Randleiste der kranialen Wirbelkörperfläche der Vertebrae C3 – C7 und Th1 mit dem angrenzenden Discus intervertebralis (Bandscheibe).

Anmerkung: Häufig findet sich eine kleinere Gelenkhöhle, die allerdings degenerativen Ursprungs ist (also: *keine* Junctura synovialis).

Articulationes metacarpophalangeales

Gelenkklassifikation: Junctura synovialis (Diarthrosis).
Gelenktyp: Eigelenk (Articulatio ellipsoidea/condylaris).
Gelenkverbindung: Mittelhandknochen/Phalangen.

Articulationes metatarsophalangeales

Gelenkklassifikation: Junctura synovialis (Diarthrosis).
Gelenktyp: Eigelenk (Articulatio ellipsoidea/condylaris).
Gelenkverbindung: Mittelfußknochen/Phalangen.

Articulatio ossis pisiformis (Gelenk zwischen Os pisiforme und Os triquetrum)

Gelenkklassifikation: Junctura synovialis (Diarthrosis).
Gelenktyp: Articulatio plana.
Gelenkverbindung: Os pisiforme/Os triquetrum.

Articulatio radiocarpalis (proximales Handgelenk)

Gelenkklassifikation: Junctura synovialis (Diarthrosis).
Gelenktyp: Eigelenk (Articulatio ellipsoidea/condylaris).
Gelenkverbindung: Radius mit dreieckigem Discus articularis/Os scaphoideum, Os lunatum, Os triquetrum.

Articulatio radio-ulnaris (distal)

Gelenkklassifikation: Junctura synovialis (Diarthrosis).
Gelenktyp: Drehgelenk (Articulatio trochoidea).
Gelenkverbindung: Radius/Ulna.

Anmerkung: Die Gelenkhöhle der Articulatio radioulnaris distalis wird durch einen dreieckigen Discus articularis vom proximalen Handgelenk (Articulatio radiocarpalis) getrennt.

Articulatio (Syndesmosis) radioulnaris (Membrana interossea, Chorda obliqua)

Gelenkklassifikation: Junctura fibrosa (Syndesmosis, Bandhaft).
Gelenkverbindung: Radius/Ulna.

Articulatio radio-ulnaris (proximal)

Gelenkklassifikation: Junctura synovialis (Diarthrosis).
Gelenktyp: Drehgelenk (Articulatio trochoidea).
Gelenkverbindung: Radius/Ulna.

Anmerkung: Das Gelenk teilt eine gemeinsame Gelenkhöhle mit den Articulationes humero-ulnaris et humeroradialis.

Articulatio sacrococcygea

Gelenkklassifikation: Junctura cartilaginea (Synchondrosis, Knorpelhaft), sekundär.
Gelenkverbindung: Os sacrum/Os coccygis.

Articulatio sacroiliaca

Gelenkklassifikation: teilweise atypische Junctura synovialis (Diarthrosis).
Gelenktyp: Articulatio plana.
Gelenkverbindung: Os sacrum/Os ilii.

Anmerkung: Im Bereich des Os ilii findet sich Faserknorpelgewebe.

Articulatio sternoclavicularis

Gelenkklassifikation: Junctura synovialis (Diarthrosis), atypisch.
Gelenktyp: Kugelgelenk (Articulatio sphaeroidea).
Gelenkverbindung: Clavicula/Manubrium sterni.

Anmerkung: Die Gelenkhöhle wird durch einen Discus articularis in zwei Kammern geteilt.

Articulationes sternocostales

Gelenkklassifikation: 1. Rippe: Junctura cartilaginea (Synchondrosis, Knorpelhaft), primär; 2.–7. Rippe: Junctura synovialis (Diarthrosis).
Gelenktyp: Articulatio plana.
Gelenkverbindung: 1. Rippe/Manubrium sterni; 2. Rippe/Manubrium und Sternum; 3.–7. Rippe/Sternum.

Anmerkung: Die Gelenkhöhle des 2. Sternokostalgelenkes ist durch ein Lig. sternocostale intraarticulare in zwei Kammern geteilt.

Articulatio subtalaris (talocalcanea)

Gelenkklassifikation: Junctura synovialis (Diarthrosis).
Gelenktyp: Articulatio plana (effektiv Articulatio sphaeroidea [Kugelgelenk]).
Gelenkverbindung: Talus/Calcaneus.

Articulatio talocruralis (oberes Sprunggelenk)

Gelenkklassifikation: Junctura synovialis (Diarthrosis).
Gelenktyp: Scharniergelenk (Ginglymus).
Gelenkverbindung: Tibia (Fibula)/Talus.

Articulatio talonavicularis (vgl. Articulatio talocalcaneonavicularis)

Gelenkklassifikation: Junctura synovialis (Diarthrosis).
Gelenktyp: Kugelgelenk (Articulatio sphaeroidea).
Gelenkverbindung: Talus/Calcaneus, Os naviculare.

Articulatio tarsometatarsalis

Gelenkklassifikation: Junctura synovialis (Diarthrosis).
Gelenktyp: Articulatio plana.
Gelenkverbindung: Fußwurzelknochen (Ossa tarsi)/Ossa metatarsi (Mittelfußknochen).

Articulatio temporomandibularis

Gelenkklassifikation: Junctura synovialis (Diarthrosis), atypisch.
Gelenktyp: Eigelenk (Articulatio ellipsoidea/ condylaris).
Gelenkverbindung: Os temporale/Mandibula.

Anmerkung: Die Gelenkhöhle wird durch einen Discus articularis in zwei Kammern geteilt.

Articulatio tibiofibularis (distal)

Gelenkklassifikation: Junctura fibrosa (Syndesmosis, Bandhaft).
Gelenkverbindung: Tibia/Fibula.

Articulatio (Syndesmosis) tibiofibularis (Membrana interossea)

Gelenkklassifikation: Junctura fibrosa (Syndesmosis, Bandhaft).
Gelenkverbindung: Tibia/Fibula.

Articulatio tibiofibularis (proximal)

Gelenkklassifikation: Junctura synovialis (Diarthrosis).
Gelenktyp: Articulatio plana.
Gelenkverbindung: Tibia/Fibula.

Articulationes zygapophysiales

Gelenkklassifikation: Junctura synovialis (Diarthrosis).
Gelenktyp: Articulatio plana.
Gelenkverbindung: zwischen den Procc. articulares der Wirbelkörper untereinander.

Ellenbogengelenk

Articulationes humeroradialis et humeroulnaris.

Gomphosis (Zähne)

Gelenkklassifikation: Junctura fibrosa (Syndesmosis, Bandhaft).
Gelenkverbindung: Zähne/Kieferknochen.

Handgelenk

Articulatio radiocarpalis.

Hüftgelenk

Articulatio coxae.

Kniegelenk

Articulatio genus.

Schultergelenk

Articulatio glenohumeralis.

Sprunggelenk

Articulatio talocruralis, Articulatio talocalcaneonavicularis.

Symphysis pubis

Gelenkklassifikation: Junctura cartilaginea (Synchondrosis, Knorpelhaft), sekundär.
Gelenkverbindung: zwischen rechtem und linkem Schambein (Os pubis).

Synchondrosis manubriosternalis

Gelenkklassifikation: Junctura cartilaginea (Synchondrosis, Knorpelhaft), sekundär.
Gelenkverbindung: Manubrium sterni/ Sternum.

Anmerkung: Eine Gelenkhöhle mag vereinzelt vorliegen. Das Gelenk imponiert dann als Junctura synovialis (Diarthrosis).

Synchondrosis xiphisternalis

Gelenkklassifikation: Junctura cartilaginea (Synchondrosis, Knorpelhaft), sekundär.
Gelenkverbindung: Proc. xiphoideus/Sternum.

Syndesmosis radioulnaris (Membrana interossea, Chorda obliqua)

Gelenkklassifikation: Junctura fibrosa (Syndesmosis, Bandhaft).
Gelenkverbindung: Radius/Ulna.

Syndesmosis tibiofibularis (distal)

Gelenkklassifikation: Junctura fibrosa (Syndesmosis, Bandhaft).
Gelenkverbindung: Tibia/Fibula.

Suturae cranii (Schädelnähte)

Gelenkklassifikation: Junctura fibrosa (Syndesmosis, Bandhaft).
Gelenkverbindung: Zwischen den einzelnen Schädelknochen.

10 Foramina – Schädel und Wirbelsäule

Anmerkung:
- Kleine und kleinste Vv. emissariae und Rr. meningeales (arteriell) sind in der nachfolgenden Darstellung nicht berücksichtigt.
- Alle angeführten Strukturen kommen (wenn nicht weiter angegeben) paarweise vor.

Die einzelnen Foramina sind in ihrer alphabetischen Reihenfolge genannt.

Aquaeductus vestibuli

Lokalisation: hinterer Abschnitt des Felsenbeins (Pars petrosa ossis temporalis) in der hinteren Schädelgrube (etwa 1 cm hinter dem Meatus acusticus internus).
Inhalt: Ductus endolymphaticus, Saccus endolymphaticus, englumige Arterie bzw. Vene.

Canalis caroticus

Lokalisation: in der mittleren Schädelgrube, im Bereich der Felsenbeinunterfläche (Pars petrosa ossis temporalis).
Inhalt: A. carotis interna mit Plexus caroticus communis (sympathisch) und venösem Plexus, der mit dem Sinus cavernosus und der V. jugularis interna kommuniziert.

Canalis condylaris

Lokalisation: im unteren Abschnitt des Sinus sigmoideus im Bereich des Hinterhaupts (Os occipitale) in der hinteren Schädelgrube. Austritt hinter dem Condylus occipitalis (nicht immer vorhanden) in der Fossa condylaris.
Inhalt: V. emissaria condylaris, die den Sinus sigmoideus mit den Vv. occipitales verbindet; R. meningeus aus der A. occipitalis.

Canalis facialis

Lokalisation: innerhalb des Felsenbeins (Pars petrosa ossis temporalis). Er führt vom Meatus acusticus internus zum Foramen stylomastoideum.
Inhalt: N. facialis.

Canalis hypoglossi

Lokalisation: im Hinterhauptsbein (Os occipitale) im Bereich der hinteren Schädelgrube oberhalb des Condylus occipitalis.
Inhalt: N. hypoglossus (N. XII).

Canalis incisivus

Lokalisation: im vorderen Abschnitt der Maxilla. Ausdehnung: von der Nase in die Foramina incisiva.
Inhalt: N. nasopalatinus, Vasa palatina majora.

Canalis infraorbitalis

Lokalisation: innerhalb der orbitalen Fläche der Maxilla.
Inhalt: N. infraorbitalis und begleitende Gefäße.

Canalis mandibulae

Lokalisation: im Corpus/Ramus mandibulae zwischen den Foramina mandibulae et mentale.
Inhalt: N. alveolaris inferior und seine begleitenden Gefäße.

Canalis nasolacrimalis

Lokalisation: zwischen Os lacrimale und Maxilla im Bereich des vorderen inferomedialen Orbitaabschnitts.
Inhalt: Ductus nasolacrimalis.

Canalis opticus

Lokalisation: im Corpus ossis sphenoidalis im Bereich der mittleren Schädelgrube zwischen dem Corpus ossis sphenoidalis und den beiden Wurzeln des kleinen Keilbeinflügels (Ala minor ossis sphenoidalis).
Inhalt: N. opticus (N. II), Durascheide, A. ophthalmica.

Canalis palatovaginalis

Lokalisation: zwischen der oberen Fläche des Proc. sphenoidalis ossis palatini und der unteren Fläche des proc. vaginalis an der Lamina medialis proc. pterygoidei im Bereich der Schädelbasis.
Inhalt: N. pharyngeus aus dem N. maxillaris (N. Vb), Ggl. pterygopalatinum, R. pharyngeus aus der A. maxillaris.

Canalis pterygoideus

Lokalisation: an der Basis des Flügelfortsatzes (Proc. pterygoideus ossis sphenoidalis). Er verbindet den ventralen Abschnitt des Foramen lacerum mit der Fossa pterygopalatina.
Inhalt: N./A. canalis pterygoidei.

Canalis vomerovaginalis (unpaar)

Lokalisation: zwischen dem unteren Abschnitt der Ala vomeris (Pflugscharbein) und dem oberen Abschnitt des Proc. vaginalis laminae medialis proc. pterygoidei an der Schädelbasis (nicht regelmäßig nachweisbar).
Inhalt: R. pharyngeus aus der A. sphenopalatina.

Fissura orbitalis inferior

Lokalisation: zwischen großem Keilbeinflügel (Ala major ossis sphenoidalis) und Maxilla.
Inhalt: N. infraorbitalis, N. zygomaticus (beide aus dem N. maxillaris [N. Vb]), A./V. infraorbitalis, V. ophthalmica inferior, orbitale Äste aus dem Ggl. pterygopalatinum.

Fissura orbitalis superior

Lokalisation: in der mittleren Schädelgrube zwischen Corpus, Ala major und Ala minor ossis sphenoidalis.
Inhalt: N. ophthalmicus (N. Va, N. lacrimalis, N. frontalis, N. nasociliaris); Vv. ophthalmicae; N. oculomotorius (N. III, R. superior, R. inferior); sympathische Nervenfasern sowie Äste der A. lacrimalis und der A. meningea media.

Fissura petrosquamosa

Lokalisation: zwischen Pars squamosa ossis temporalis und Tegmen tympani (Pars petrosa ossis temporalis)
Inhalt: leer.

Fissura petrotympanica (Glaser-Spalte)

Lokalisation: zwischen der Pars tympanica ossis temporalis und Tegmen tympani (ebenfalls zum Schläfenbein gehörig) an der Schädelbasis.
Inhalt: Chorda tympani, Lig. mallei anterius, A. tympanica anterior.

Fissura pterygomaxillaris

Lokalisation: zwischen der Lamina lateralis des Flügelfortsatzes (Proc. pterygoideus ossis sphenoidalis) und der Hinterfläche der Maxilla. Er verbindet die Fossa infratemporalis mit der Fossa pterygopalatina und setzt sich kranial in die Fissura orbitalis inferior fort.
Inhalt: A./N. maxillaris (N. Vb), Vasa sphenopalatina.

Fissura tympanosquamosa

Lokalisation: zwischen der Pars tympanica ossis temporalis und der Fossa mandibularis (Pars squamosa ossis temporalis) an der Schädelbasis. Sie wird durch das Tegmen tympani (Pars petrosa ossis temporalis) in die Fissurae petrotympanica et petrosquamosa aufgeteilt.
Inhalt: A. auricularis profunda aus der A. maxillaris.

Foramen caecum (unpaar)

Lokalisation: zwischen der Crista frontalis des Os frontale (Stirnbein) und der Crista galli des Os ethmoidale (Siebbein) in der vorderen Schädelgrube (Fossa cranii anterior).
Inhalt: Vv. emissariae, die den Nasenraum mit dem Sinus sagittalis superior verbinden.

Foramina cribrosa

Lokalisation: in der Siebbeinplatte (Lamina cribrosa) des Os ethmoidale (Siebbein) im Bereich der vorderen Schädelgrube.
Inhalt: Riechfäden (Fila olfactoria), N. ethmoidalis anterior, Gefäße.

Foramen incisivus

Lokalisation: im Bereich der Mittellinie (Sutura palatina mediana) im vorderen Bereich des harten Gaumens. Die Öffnungen der Canales incisivi finden sich in der Fossa incisiva.
Inhalt: N. nasopalatinus, Vasa palatina majora.

Foramen infraorbitale

Lokalisation: in der Maxilla unterhalb des Margo infraorbitalis. Das Foramen infraorbitale stellt die vordere Öffnung des Canalis infraorbitalis dar.
Inhalt: N. infraorbitalis und seine begleitenden Gefäße.

Foramen intervertebrale

Lokalisation: zwischen den einzelnen Wirbelkörpern.
Begrenzung:
oben und unten: Pediculi arcus vertebrae;
vorne: Wirbelkörper, Discus intervertebralis;
hinten: Lig. flavum, das jeweils die Procc. articulares superior et inferior bedeckt.
Inhalt: A./V. spinalis, Spinalganglion (Hinterwurzel), Spinalnerven. Die Spinalnerven C1–C7 treten aus dem Foramen intervertebrale aus, das kranial des zugehörigen Wirbelkörpers derselben Segmentebene liegt. Der Spinalnerv C8 tritt aus dem kaudal des siebten Halswirbelkörpers gelegenen Foramen intervertebrale aus. Die nachfolgenden kaudalen Spinalnerven (also Th1 abwärts) treten aus dem kaudalen Foramen intervertebrale derselben Segmentebene aus.

Foramen jugulare

Lokalisation: zwischen der im Felsenbein (Pars petrosa ossis temporalis) gelegenen Fossa jugularis und dem Hinterhauptsbein (Os occipitale) im Bereich der hinteren Schädelgrube.
Inhalt: N. glossopharyngeus (N. IX), N. vagus (N. X), N. accessorius (N. XI). Der Sinus petrosus inferior und der Sinus sigmoideus entleeren sich in ihn. Die V. jugularis interna entspringt kaudal davon.

Foramen lacerum

Lokalisation: zwischen Keilbein (Os sphenoidale), Felsenbeinspitze (Apex partis petrosae ossis temporalis) und Pars basilaris ossis occipitalis im Bereich der mittleren Schädelgrube.
Inhalt: Die A. carotis interna tritt von hinten in den Kanal ein und verläßt ihn nach oben hin. Der N. petrosus major tritt von hinten/oben in den Kanal ein und verläßt ihn nach vorne als N. canalis pterygoidei.

Foramen magnum

Lokalisation: in der hinteren Schädelgrube im Bereich des Os occipitale.
Inhalt: Medulla oblongata, Meninges, Aa. vertebrales, Aa. spinales anterior et posterior, N. accessorius (N. XI, Pars spinalis), Plexus sympathicus um die A. vertebralis, Lig. apicis dentis, Membrana tectoria.

Foramen mandibulae

Lokalisation: mediale Fläche des Ramus mandibulae; ventromedial wird das Foramen etwas von der Lingula mandibulae überdeckt.
Inhalt: N. alveolaris inferior und begleitende Gefäße.

Foramen mastoideum

Lokalisation: hinter dem Sulcus sinus sigmoidei in der hinteren Schädelgrube im Bereich des Felsenbeins (Pars petrosa ossis temporalis). Die Öffnung des Foramen mastoideum liegt hinter dem Proc. mastoideus.
Inhalt: V. emissaria mastoidea, die den Sinus sigmoideus mit den Vv. occipitales verbindet; R. meningeus der A. occipitalis

Foramen mentale

Lokalisation: Außenfläche des vorderen Abschnitts des Ramus mandibulae im Bereich des zweiten Prämolaren. Das Foramen mentale führt in den Canalis mandibulae.
Inhalt: N. mentalis und seine Begleitgefäße.

Foramen ovale

Lokalisation: im großen Keilbeinflügel (Ala major ossis sphenoidalis) in der mittleren Schädelgrube.
Inhalt: N. mandibularis (N. Vc), N. petrosus minor, R. meningeus accessorius (aus der A. meningea media oder der A. maxillaris).

Foramen palatinum majus

Lokalisation: zwischen Maxilla und Gaumenbein (Os palatinum) im lateralen Randbereich des harten Gaumens.
Inhalt: N. palatinus major und begleitende Gefäße.

Foramina palatina minora

Lokalisation: zwei bis drei dieser Foramina liegen medial bzw. an der Unterfläche des Proc. pyramidalis ossis palatini.
Inhalt: N. palatinus minor und seine begleitenden Gefäße.

Foramen rotundum

Lokalisation: im großen Keilbeinflügel (Ala major ossis sphenoidalis) in der mittleren Schädelgrube.
Inhalt: N. maxillaris (N. Vb).

Foramen sphenopalatinum

Lokalisation: zwischen Corpus ossis sphenoidalis und Incisura sphenopalatina ossis palatini (am Oberrand der Lamina perpendicularis ossis palatini zwischen Proc. orbitalis und Proc. sphenoidalis ossis palatini).
Inhalt: A. sphenopalatina, N. nasopalatinus, Rr. nasales superiores (N. maxillaris [N. Vb]) aus der Fossa pterygopalatina.

Foramen spinosum

Lokalisation: im großen Keilbeinflügel (Ala major ossis sphenoidalis) in der mittleren Schädelgrube.
Inhalt: Vasa menigea media, R. meningeus des N. mandibularis (N. Vc).

Foramen stylomastoideum

Lokalisation: zwischen Proc. styloideus und Proc. mastoideus an der Schädelbasis im Bereich des Schläfenbeins (Os temporale).
Inhalt: N. facialis (N. VII), A. stylomastoidea aus der A. auricularis posterior.

Foramen supraorbitale

Lokalisation: im Bereich des Margo supraorbitalis am Stirnbein (Os frontale), etwa 2 cm lateral der Mittellinie.
Inhalt: N. supraorbitalis und begleitende Gefäße.

Foramen transversarium

Lokalisation: im Bereich des Pediculus arcus vertebrae.
Begrenzung:
lateral: Tuberculum posterius des Proc. transversus;
medial: Wirbelkörper.
Inhalt: A./V. vertebralis im Bereich der Wirbelkörper C1–C6; V. vertebralis allein im Bereich des 7. Halswirbelkörpers.

Foramen venosum (Foramen sphenoidale)

Lokalisation: in der mittleren Schädelgrube im großen Keilbeinflügel (Ala major ossis sphenoidalis), medial des Foramen ovale (nur in etwa 40 % der Fälle nachweisbar).
Inhalt: V. emissaria, die den Sinus cavernosus mit dem Plexus pterygoideus verbindet.

Foramen vertebrale (unpaar)

Lokalisation:
Begrenzung:
vorn: Wirbelkörper;
hinten: Laminae arcus vertebrae;
seitlich: Pediculus arcus vertebrae, Proc. articularis.
Alle Wirbellöcher zusammen bilden den Wirbelsäulenkanal (Canalis vertebralis).
Inhalt: Rückenmark, Cauda equina, Dura mater, Arachnoidea, Pia mater, Liquor cerebrospinalis, Plexus venosus vertebralis internus, Aa. spinales.

Foramen zygomaticofaciale

Lokalisation: an der Außenfläche des Jochbeins (Os zygomaticum).
Inhalt: N. zygomaticus und begleitende Gefäße.

Foramen zygomaticoorbitale

Lokalisation: orbitale Fläche des Jochbeins (Os zygomaticum).
Inhalt: N. zygomaticus aus dem N. maxillaris (N. Vb).

Foramen zygomaticotemporale

Lokalisation: mediale Hinterfläche des Jochbeins (Os zygomaticum).
Inhalt: R. zygomaticotemporalis aus dem N. maxillaris (N. Vb) und begleitende Gefäße.

Fossa incisiva (unpaar)

Lokalisation: in der Mittellinie (Sutura palatina mediana) im vorderen Bereich des harten Gaumens. Sie führt nach kranial zu den Foramina incisiva.
Inhalt: Nn. nasopalatini, Vasa palatina majora.

Meatus acusticus internus

Lokalisation: im Bereich der hinteren Schädelgrube im dorsalen Abschnitt des Felsenbeins (Pars petrosa ossis temporalis).
Inhalt: N. facialis (N. VII), N. intermedius, N. vestibulocochlearis (N. VIII), A. labyrinthi.

11 Foramina und anatomische Raumstrukturen (außer Schädel und Wirbelsäule)

Anmerkung:
- Eingeschlossen sind Fossae, Zwischenräume, Ring-, Sack- und Dreiecksstrukturen, Kanäle und Foramina.
- Alle angeführten Strukturen kommen (wenn nicht weiter angegeben) paarweise vor.

Die einzelnen Strukturen sind in ihrer alphabetischen Reihenfolge genannt.

Anulus femoralis und Canalis femoralis

Lokalisation: Unterbauch. Der Anulus femoralis stellt das kraniale Ende des Canalis femoralis dar.
Begrenzung:
ventral: Lig. inguinale;
medial: Lig. lacunare;
dorsal: Lig. pectineale, M. pectineus;
lateral: V. femoralis.
Inhalt: Rosenmüller-Cloquet-Drüse, Lymphgefäße.

Anulus inguinalis profundus (innerer Leistenring)

Lokalisation: im Bereich der unteren Bauchwand oberhalb der Mitte des Lig. inguinale in einer gedachten Linie, welche die Spina iliaca anterior superior mit der Symphyse verbindet.
Begrenzung:
kranial und lateral: Fasern des M. transversus abdominis;
kaudal: Lig. inguinale;
medial: Fascia transversalis, Vasa epigastrica inferiora, die Fascia spermatica interna ist an ihren Randbezirken festgehaftet.
Inhalt: Ductus deferens, Aa./Vv. testiculares, ductus deferentis et cremasterica, veschlossener Proc. vaginalis, R. genitalis n. genitofemoralis, vegetative Nervenfasern, Lymphgefäße.

Anulus inguinalis superficialis (äußerer Leistenring)

Lokalisation: untere Bauchwand als „V"-förmiger Schlitz in der Aponeurose des M. obliquus externus abdominis am medialen Ende des Leistenkanals (Canalis inguinalis). Die Fascia spermatica externa haftet am Rand des Anulus inguinalis superficialis.
Inhalt: Ductus deferens, Aa. testicularis, cremasterica, ductus deferentis; der verschlossene Proc. vaginalis, N. ilioinguinalis, R. genitalis des N. genitofemoralis, vegetative Nervenfasern, Lymphgefäße, Fascia spermatica interna, Fascia cremasterica.

Bursa omentalis

Lokalisation: Recessus des Peritonealraums im Oberbauch. Zugang über das Foramen epiploicum (Winslowi).
Inhalt: ihre peritoneale Auskleidung grenzt an:
ventral: (von oben nach unten): Leberhinterfläche, Omentum minus (kleines Netz), Corpus/Fundus ventriculi, Omentum majus (großes Netz);
kaudal: Colon transversum;
dorsal: V. cava inferior, proximale 2,5 cm des Duodenum, Aorta, Truncus coeliacus mit seinen Ästen, Corpus pancreatis, linke Nebennieren, linker oberer Nierenpol;
kranial: Lobus caudatus hepatis;
rechts medial: Zugang zur Bursa omentalis mit der V. cava inferior als Hinterfläche und der V. portae (Pfortader), der A. hepatica propria und dem Ductus choledochus am ventralen freien Rand.

Canalis adductorius (Adduktorenkanal)

Lokalisation: anatomischer Kanal im Bereich des Oberschenkels. Er reicht von der Spitze des Schenkeldreiecks (Apex trigoni femoralis) bis zum Hiatus tendineus adductorius, der von den Ansätzen des M. adductor magnus begrenzt wird.
Begrenzung:
lateral: M. vastus medialis;
medial: Mm. adductores longus et magnus;
Dach: Membrana vastoadductoria (auf ihr liegt der M. sartorius, unter ihr die hauptsächliche Gefäß-Nerven-Straße zum Bein).
Inhalt: A./V. femoralis, N. saphenus, R. muscularis zum M. vastus medialis aus dem N. femoralis.

Canalis inguinalis

Lokalisation: im Unterbauch zwischen innerem und äußerem Leistenring (Anuli inguinales profundus et superficialis).
Begrenzung:
ventral: M. obliquus externus abdominis sowie kleinerer Abschnitt des M. obliquus internus abdominis;

dorsal: Fascia transversalis, Vasa epigastrica inferiora und angrenzende Sehnenfasern;
kranial: Fasern des M. obliquus internus abdominis, M. transversus abdominis;
kaudal: Lig. inguinale.
Inhalt: Ductus deferens/Lig. teres uteri, Aa./Vv. testicularis, cremasterica, ductus deferentis; verschlossener Proc. vaginalis, N. ilioinguinalis, R. genitalis n. genitofemoralis, vegetative Nervenfasern, Lymphgefäße, Fascia spermatica interna, Fascia cremasterica.

Canalis obturatorius

Lokalisation: lateral im kleinen Becken im ventralen Bereich des Foramen obturatorium.
Begrenzung:
ventral: Hinterfläche des Ramus superior ossis pubis;
kranial/medial/kaudal: M. obturator internus mit seiner Faszie.
Inhalt: N. obturatorius und begleitende Gefäße.

Canalis pudendalis (Alcock-Kanal)

Lokalisation: Innerhalb einer Faszienscheide an der lateralen Wand des Canalis ischio-analis zwischen Incisura ischiadica minor und Spatium perinei profundum.
Begrenzung:
lateral: M. obturator internus, Tuber ischiadicum;
medial: Fettgewebe.
Inhalt: N. pudendus, Vasa pudenda interna.

Foramen epiploicum (Winslowi) – Zugang zur Bursa omentalis (unpaar)

Lokalisation: Oberbauch.
Begrenzung:
ventral: V. portae (Pfortader);
hinten: V. cava inferior;
kaudal: Pars superior duodeni;
kranial: Lobus caudatus hepatis.
Inhalt: leer.

Foramen ischiadicum majus

Lokalisation: im Becken zwischen Incisura ischiadica major und den Ligg. sacrotuberale et sacrospinale.
Inhalt: Von oben nach unten: N. glutaeus superior mit den entsprechenden Gefäßen, M. piriformis, N. glutaeus inferior mit den entsprechenden Gefäßen, A. pudenda interna, N. pudendus, N. ischiadicus, N. cutaneus femoralis posterior, N. cutaneus perforans, N. obturatorius, N. musculi quadrati femoris.

Foramen ischiadiucum minus

Lokalisation: im Becken zwischen der Incisura ischiadica minor und den Ligg. sacrotuberale et sacrospinale.
Inhalt: von innen nach außen ziehen: die Sehne des M. obturator internus; von außen nach innen ziehen: der N. obturatorius (zum M. obturator internus), die A. pudenda interna und der N. pudendus.

Fossa cubitalis (Ellenbeugengrube)

Lokalisation: dreiecksförmiger Bezirk an der Vorderseite des Armes.
Begrenzung:
proximal: Linea intercondylaris;
medial: Rand des M. brachioradialis;
Boden: M. brachialis, M. supinator;
Dach: Ober-/Unterarmfaszie.
Inhalt: von medial nach lateral: N. medianus, A. brachialis mit ihren Begleitvenen, Sehne des M. biceps brachii, N. radialis, N. interosseus posterior (die beide unter dem Rand des M. brachioradialis liegen). Dach: Aponeurosis bicipitalis, V. mediana basilica, V. cephalica, N. cutaneus antebrachii medialis, N. cutaneus antebrachii lateralis.

Fossa ischio-analis (ischiorectalis)

Lokalisation: keilförmiger Raum lateral des Analkanals.
Begrenzung:
medial: Analkanal und M. levator ani;

lateral: M. obturator internus, Tuber ischiadicum;
Boden: hinterer Dammbereich, Diaphragma urogenitale, Lig. sacrotuberale, M. glutaeus maximus.
Inhalt: Fettgewebe, Canalis pudendalis (Alcock), der den N. pudendus enthält; Vasa pudenda interna, N. rectalis inferior aus dem N. pudendus.

Fossa poplitea

Lokalisation: trapezförmiger Bezirk an der Hinterfläche des Knies.
Begrenzung:
kranial/lateral: M. biceps femoris;
kranial/medial: M. semitendinosus, M. semimembranosus;
kaudal/medial/lateral: Köpfe des M. gastrocnemius;
Boden: Hinterfläche des distalen Femur, dorsaler Abschnitt der Kniegelenkkapsel, M. popliteus;
Dach: Faszienbindegewebe.
Inhalt: M. plantaris, A./V. poplitea und deren Äste, N. tibialis, N. fibularis communis, N. suralis (einschließlich R. communicans), Lymphknoten, Fettgewebe. Die Vena saphena parva und der N. cutaneus femoris posterior liegen im Dach der Fossa poplitea innerhalb der Unterschenkelfaszie.

Laterale Achselmuskellücke (viereckig)

Lokalisation: Hinterwand der Axilla.
Begrenzung:
kranial: M. subscapularis (M. teres minor, von hinten gesehen);
kaudal: M. teres major;
medial: Caput longum m. tricipitis brachii;
lateral: mediale Humerusfläche.
Inhalt: N. axillaris, A./V. circumflexa humeri posterior.

Mediale Achselmuskellücke (dreieckig)

Lokalisation: an der Hinterwand der Axilla.
Begrenzung:
kranial/medial: M. subscapularis (M. teres minor, von hinten gesehen);
kaudal/lateral: M. teres major;
lateral: Caput longum m. tricipitis brachii.
Inhalt: A. circumflexa scapulae.

Regio cervicalis anterior (Trigonum cervicale anterius)

Lokalisation:
Begrenzung: Unterrand der Mandibula, Vorderrand des M. sternocleidomastoideus, Mittellinie. Dieses dreieckförmige Areal wird weiter aufgeteilt in die Trigona caroticum, submandibulare, submentale und musculare (omotracheale).
Inhalt: *Muskeln:* Mm. digastricus, stylohyoideus, mylohyoideus, geniohyoideus, sternohyoideus, omohyoideus, thyrohyoideus, sternothyroideus und das Platysma; Zungenbein (Os hyoideum), Kehlkopf (Larynx), Schilddrüse und Nebenschilddrüsen (Gll. thyroidea et parathyroideae), Trachea, Ösophagus, Gl. submandibularis, Lymphknoten.
Arterien: Aa. carotis communis, carotis interna et carotis externa; Äste der A. carotis externa: A. thyroidea superior, A. pharyngea ascendens, A. lingualis, A. facialis (A. submentalis), R. mylohyoideus aus der A. alveolaris inferior (die ihrerseits der A. maxillaris entstammt).
Venen: Vv. jugulares interna et externa.
Nerven: N. hypoglossus, Ansa cervicalis, N. vagus mit den Rr. internus et externus des N. laryngeus superior, N. laryngeus recurrens und R. pharyngealis, N. mylohyoideus aus dem N. alveolaris inferior, der seinerseits dem N. mandibularis entstammt.

Regio cervicalis lateralis (laterales Halsdreieck)

Lokalisation: zwischen dem Hinterrand des M. sternocleidomastoideus, dem Vorderrand des M. trapezius und dem mittleren Drittel der Clavicula.
Boden: Lamina praevertebralis fasciae cervicalis, die den M. semispinalis capitis, den M. splenius capitis, den M. levator scapulae sowie die Mm. scaleni medius et anterior überzieht.
Dach: Fasern der tiefen Halsfaszie.
Inhalt: A. occipitalis, A. transversa colli, A. suprascapularis, lateraler Abschnitt der A. subclavia, Vv. transversae cervicis, V. suprascapularis, V. jugularis externa, Rr. musculares et cutanei des Plexus cervicalis (N. occipitalis minor, N. auricularis magnus, N. transversus colli, N. supraclavicularis), drei Primärstränge des Plexus brachialis, N. accessorius (Pars spinalis), distaler Muskelbauch des M. omohyoideus, oberflächliche zervikale Lymphknoten.

Regio urogenitalis

Lokalisation: im Dammbereich.
Begrenzung:
lateral: Ramus ossis ischii, Ramus inferior ossis pubis;
ventral: Hinterfläche der Symphysis pubis;
dorsal: begrenzt durch eine die beiden Tubera ischiadica verbindende Linie in der Dammgegend.
Inhalt: Spatium perinei profundum zwischen den Fasciae diaphragmatis urogenitalis superior et inferior des Diaphragma urogenitale, welche von der Urethra und dem sie umgebenden Schließmuskel (M. sphincter externus) durchsetzt werden; M. transversus perinei profundus et M. transversus perinei superficialis, Äste der Vasa pudenda interna, N. pudendus. Beim Mann sind innerhalb des Diaphragma urogenitale die Gll. bulbo-urethrales gelegen. Der Penis und das Scrotum werden über die Außenfläche des Diaphragma versorgt. Bei der Frau wird das Diaphragma urogenitale von der Vagina durchsetzt.

Spatium triangularis lateralis (Oberarm, Beginn des Radialiskanals)

Lokalisation: Hinterwand der Axilla.
Begrenzung:
kranial/medial: M. teres major;
kaudal/medial: Caput longum m. tricipitis brachii;
lateral: mediale Humerusfläche.
Inhalt: N. radialis, Vasa profunda brachii.

Trigonum femorale

Lokalisation: Oberschenkel.
Begrenzung:
medial: medialer Rand des M. adductor longus;
lateral: medialer Rand des M. sartorius;
kranial: Lig. inguinale;
Boden: M. adductor longus, M. pectineus, M. iliacus, M. psoas;
Dach: Oberschenkelfaszie.
Inhalt: N./A./V. femoralis und ihre Äste, tiefe Leistenlymphknoten.

Trigonum inguinale

Lokalisation: Hinterfläche der vorderen Bauchwand in der Leistenregion.
Begrenzung:
lateral: A. epigastrica inferior;
medial: lateraler Rand des M. rectus abdominis;
kaudal: Lig. inguinale;
Boden: Fascia transversalis mit angrenzenden Sehnenfasern sowie Hinterwand des Leistenkanals.
Inhalt: leer. In dieser Region treten gehäuft direkte Leistenhernien auf.

12 Lage anatomischer Strukturen in Höhe einer vorgegebenen Wirbelebene

Anmerkung:
- Ein Schrägstrich (/) zwischen zwei Wirbelebenen soll als Hinweis dafür dienen, daß sich die entsprechende anatomische Struktur in der Ebene *zwischen* den beiden angegebenen Wirbelkörpern befindet.
- Ein Bindestrich (-) zwischen zwei Wirbelebenen soll darauf hinweisen, daß die angegebene anatomische Struktur den Raumbereich, der durch die beiden Wirbelkörper (nach oben und nach unten) umgrenzt wird, in Höhe der angegebenen Wirbelkörper einnimmt.

C1:
- Die Radices spinales des N. accessorius (N. XI) treten über die Massa lateralis atlantis.
- Projektion des geöffneten Mundes auf die Wirbelsäule.
- Dens axis.

C2:
- Ganglion cervicale superius.

C3:
- Corpus ossis hyoidei.

C4:
- Oberrand der Cartilago thyroidea (Schildknorpel).
- Karotisbifurkation (Bifurcatio carotica).

C6:
- Cartilago cricoidea (Ringknorpel).
- Larynx geht in Trachea über.
- Pharynx geht in Ösophagus über.
- Ganglion cervicale medium.
- Eintritt der A. vertebralis in das Foramen transversarium C6.
- Tuberculum caroticum (Chassaignac).
- Die A. thyroidea inferior zieht zur Schilddrüse.

C7:
- Erster deutlich tastbarer Dornfortsatz (Proc. spinosus), Vertebra prominens.
- Ganglion cervicale inferius/cervicothoracicum (stellatum).

Th1:
- Margo superior scapulae.

Th2/Th3:
- Incisura jugularis sterni.

Th3:
- Mediale Begrenzung der Spina scapulae.
- Dorsales Ende der Fissura obliqua pulmonis.

Th3/Th4:
- Bifurcatio tracheae.
- Ursprung des Aortenbogens (Arcus aortae).

Th3–Th4:
- Manubrium sterni.

Th4:
- Ende des Aortenbogens.

Th4/Th5:
- Angulus sterni (Ludovici).

Th5:
- Der Ductus thoracicus tritt über die Mittellinie.

Th5-Th8:
- Brustbein (Sternum).

Th6:
- oberer Leberrand.

Th7:
- Angulus inferior scapulae.
- Die V. hemiazygos accessoria tritt über die Mittellinie nach rechts und mündet in die V. azygos.

Th8:
- Foramen v. cavae (Diaphragma).
  • V. cava inferior,
  • N. phrenicus dexter.
- Der linke N. phrenicus tritt links vom Centrum tendineum durch das Zwerchfell.
- Die V. hemiazygos tritt über die Mittellinie nach rechts und mündet in die V. azygos.

Th8/Th9:
- Synchondrosis xiphisternalis.

Th9:
- Die Vasa epigastrica superiora kreuzen das Zwerchfell (Diaphragma).
- Proc. xiphoideus.

Th10:
- Hiatus oesophageus (Diaphragma):
  • Ösophagus,
  • Vasa gastrica sinistra,
  • Truncus vagalis anterior,
  • Truncus vagalis posterior.

Th12:
- Hiatus aorticus (Diaphragma):
  • Aorta,
  • Vv. azygos et hemiazygos,
  • Ductus thoracicus.
- Ursprung des Truncus coeliacus (Unterrand von Th12).
- Die Nn. splanchnici treten durch die Zwerchfellschenkel.
- Der Grenzstrang zieht unter dem Lig. arcuatum medianum hindurch.

L1:
- Planum transpyloricum.
- Mittelpunkt einer gedachten Linie zwischen oberem Sternumrand (Incisura jugularis sterni) und Schambein (Os pubis).
- Gallenblasenfundus.
- Nierenhili.
- Pars descendens duodeni.
- Pankreashals.
- Ursprung der A. mesenterica superior.
- Ursprung der Pfortader (V. portae).
- Anheftung des Mesocolon transversum.
- Milzhilus (Milz liegt hinter den Rippen 9–11).
- Rippenknorpel der 9. Rippe.

L1/L2:
- Ursprung der Aa. renales.
- Kaudales Ende des Rückenmarks bei Erwachsenen.

L2:
- Planum subcostale.
- Ursprung der Vv. azygos et hemiazygos.
- Flexura duodenojejunalis, Treitz-Band (Oberrand von L2).

L3:
- Ursprung der A. mesenterica inferior.

L3/L4:
- Umbilicus.

L4:
- Planum supracristale (Crista iliaca).
- Bifurcatio aortae.

L5:
- Ursprung der V. cava inferior.

S2:
- Tuberositas sacralis.
- Mittelpunkt des Sakroiliakalgelenks (Articulatio sacroiliaca).
- Spina iliaca posterior superior.
- Kaudales Ende des Durasacks (Dura mater spinalis).

S3:
- Ursprung des Rectum.

S4:
- Hiatus sacralis.
- Kaudales Ende des Wirbelsäulenkanals (Canalis vertebralis).

Co1:
- Anheftung des Filum terminale.

13 Zeitliches Auftreten von Ossifikationszentren

Knochenentwicklung

Anmerkung:
– Alle angegebenen Knochen kommen (wenn nicht besonders angeführt) paarweise vor.
– In den angegebenen Knochenbezirken findet sich (wenn nicht anders angegeben) ein einziges Ossifikationszentrum.
– Die Verknöcherung des Skeletts unterliegt einer starken Variabilität. Ein typischer Geschlechtsunterschied macht sich insofern bemerkbar, als beim weiblichen Geschlecht die entsprechenden Ossifikationszentren früher auftreten und das Skelett früher verknöchert als beim männlichen Geschlecht.
– Der Verknöcherungszeitpunkt der Epiphysenfugen ist in den klinisch relevanten Fällen angegeben.

M: Osteogenesis membranacea (direkte oder desmale Ossifikation).
C: Osteogenesis cartilaginea (indirekte oder chondrale Ossifikation).
P: primär
S: sekundär
SSW: Schwangerschaftswoche
SSM: Schwangerschaftsmonat
LM: Lebensmonat
LJ: Lebensjahr

Knochen (Anzahl bei unpaaren Knochen)	Art der Verknöcherung	Ossifikationszentrum	Lokalisation	Zeitliches Auftreten des Ossifikationszentrums		Verschlußalter
				pränatal (Schwangerschaftsalter)	postnatal (Lebensalter)	
Mandibula (1)	M	P	in der Nähe des Foramen mentale (beidseits)	6. SSW		Symphysis mentalis (1.–3. LJ)
Os hyoideum (1)	C	P	Cornu majus ossis hyoidei (beidseits)	8.–9. SSM		
	C	S	Corpus ossis hyoidei (2 Ossifikationszentren)	9. SSM		
	C	S	Cornu minus ossis hyoidei (beidseits)		Pubertät	
Os occipitale (1)	M	P	Squama occipitalis (Hinterhauptsschuppe, beidseits)	8. SSW		
	C	P	Pars lateralis (beidseits)	8. SSW		
	C	P	Pars basilaris (beidseits)	8. SSW		
Os sphenoidale (1)	M+C	P	ca. 14 Ossifikationszentren	8. SSW – 4. SSM		
Os temporale	M	P	Pars squamosa	8. SSW		
	M	P	Pars tympanica	3. SSM		
	C	P	Pars petromastoidea	5. SSM		

Os parietale	M	P	in der Nähe des Tuber parietale (2 Ossifikationszentren)	7. SSW		
Os frontale (2 → 1)	M	P	in der Nähe des Tuber frontale (2 Ossifikationszentren, je eins auf jeder Seite)	8. SSW		Sutura metopica (frontalis), 2. LJ
Os ethmoidale (1)	C	P	Labyrinthus ethmoidalis (1 Ossifikationszentrum auf jeder Seite)	5. SSM		
	C	P	Lamina perpendicularis/ Crista galli		1. LJ	
Concha nasalis inferior	M	P		5. SSM		
Os lacrimale	M	P		4. SSM		
Os nasale	M	P		3. SSM		
Vomer (1)	M	P	2 Ossifikationszentren	8. SSW		
Maxilla	M	P	3 Ossifikationszentren	6.–8. SSW		
Os palatinum	M	P	Lamina perpendicularis	8. SSW		
Os zygomaticum	M	P		8. SSW		
Ossicula auditoria (Gehörknöchelchen)	C	P	Stapes (Steigbügel)	4. SSM		
	C	P	Malleus (Hammer)	4. SSM		
	C	P	Incus (Amboß)	4. SSM		

Knochen (Anzahl bei unpaaren Knochen)	Art der Verknöcherung	Ossifikationszentrum	Lokalisation	Zeitliches Auftreten des Ossifikationszentrums		Verschlußalter
				pränatal (Schwangerschaftsalter)	postnatal (Lebensalter)	
Scapula	C	P	Corpus scapulae	8. SSW		
	C	S	Proc. coracoideus		1. LJ	15. LJ
	C	S	unterhalb des Proc. coracoideus		Pubertät	20. LJ
	C	S	Margo medialis scapulae		Pubertät	20. LJ
	C	S	Cavitas glenoidalis (unterer Rand)		Pubertät	20. LJ
	C	S	Acromion (2 Ossifikationszentren)		Pubertät	20. LJ
	C	S	Angulus inferior scapulae		Pubertät	20. LJ
Clavicula	M	P	medial und lateral (2 Ossifikationszentren)	5. SSW		
	M	S	Extremitas sternalis		spät in der 2. Lebensdekade	20. LJ
Humerus (das proximale Ende ist das wachsende Ende)	C	P	Corpus humeri	8. SSW		
	C	S	Caput humeri		6. LM	proximale Epiphyse: 18.–20. LJ

Tuberculum majus	C	S		2. LJ	
Tuberculum minus	C	S		5. LJ	
Capitulum humeri & lateraler Rand der Trochlea humeri	C	S		1. LJ	
mediale Region der Trochlea humeri	C	S		10. LJ	
Epicondylus medialis	C	S		5. LJ	distale Epiphyse: 14.–16. LJ
Epicondylus lateralis	C	S		12. LJ	
Radius (das distale Ende ist das wachsende Ende) Corpus radii	C	P	8. SSW		
Caput radiale	C	S		4. LJ	14.–17. LJ
distales Radiusende	C	S		1. LJ	17.–19. LJ
Ulna (das distale Ende ist das wachsende Ende) Corpus ulnae	C	P	8. SSW		
Olecranon (2 Ossifikationszentren)	C	S		9. LJ	14.–16. LJ
distales Ulnaende	C	S		5. LJ	17.–18. LJ
Carpus (Handwurzel) Os capitatum	C	P		2. LM	
Os hamatum	C	P		3. LM	
Os triquetrum	C	P		3. LJ	
Os lunatum	C	P		4. LJ	

Knochen (Anzahl bei unpaaren Knochen)	Art der Verknöcherung	Ossifikationszentrum	Lokalisation	Zeitliches Auftreten des Ossifikationszentrums		Verschlußalter
				pränatal (Schwangerschaftsalter)	postnatal (Lebensalter)	
	C	P	Os scaphoideum (Os naviculare)		4.–5. LJ	
	C	P	Os trapezium		4.–5. LJ	
	C	P	Os trapezoideum		4.–5. LJ	
	C	P	Os pisiforme		9.–12. LJ	
Os metacarpale I (Mittelhandknochen)	C	P	Corpus metacarpale	9. SSW		
	C	S	Basis metacarpalis		3. LJ	15.–17. LJ
Ossa metacarpalia II–V (Mittelhandknochen)	C	P	Corpus metacarpale	9. SSW		
	C	S	Caput metacarpale		2. LJ	15.–19. LJ
Phalanges (Fingerglieder)	C	P	Corpus phalangis	8.–12. SSW		
	C	S	Basis phalangis		2.–4. LJ	15.–18. LJ
Pelvis	C	P	Ramus superior ossis pubis	4. SSM		7.–8. LJ
	C	P	Corpus ossis ischii	4. SSM		7.–8. LJ
	C	P	Os ilium (oberhalb der Spina ischiadica)	2. SSM		7.–8. LJ

Knochen		Ossifikationszentrum				
	C	Crista iliaca (2 Ossifikationszentren)	S		Pubertät	15. – 25. LJ
	C	Acetabulum (2 Ossifikationszentren)	S		Pubertät	15. – 25. LJ
	C	Spina iliaca anterior superior	S		Pubertät	15. – 25. LJ
	C	Tuber ischiadicum	S		Pubertät	15. – 25. LJ
	C	Symphysis pubica	S		Pubertät	15. – 25. LJ
Femur (das distale Ende ist das wachsende Ende)	C	Corpus femoris	P	7. SSW		
	C	Trochanter major	S		4. LJ	
	C	Trochanter minor	S		12. LJ	
	C	Caput femoris	S		6. LM	14. – 17. LJ
	C	distales Femurende	S	9. SSM		16. – 18. LJ
Patella	C	mehrere Ossifikationszentren	P		3. – 6. LJ	Pubertät
	C	kraniolateral	S		6. LJ	Pubertät
Tibia (das proximale Ende ist das wachsende Ende)	C	Corpus tibiae	P	7. SSW		
	C	Plateau	S	9. SSM		16. – 18. LJ
	C	distales Tibiaende	S		1. LJ	15. – 17. LJ
	C	Tuberositas tibiae	S		12. LJ	13. – 14. LJ

Knochen (Anzahl bei unpaaren Knochen)	Art der Verknöcherung	Ossifikations-zentrum	Lokalisation	Zeitliches Auftreten des Ossifikationszentrums		Verschlußalter
				pränatal (Schwanger-schaftsalter)	postnatal (Lebensalter)	
Fibula (das proximale Ende ist das wachsende Ende)	C	P	Corpus fibulae	8. SSW		
	C	S	distales Fibulaende		1. LJ	15.–17. LJ
	C	S	Caput fibulae		3.–4. LJ	17.–19. LJ
Talus	C	P		6. SSM		
Calcaneus	C	P		3. SSM		
	C	S			6.–8. LJ	14.–16. LJ
Os naviculare	C	P			3. LJ	
Os cuneiforme laterale	C	P			1. LJ	
Os cuneiforme mediale	C	P	(u. U. 2 Ossifikationszentren vorhanden)		2. LJ	
Os cuneiforme inter-medium	C	P			3. LJ	
Os cuboideum	C	P		9. SSM		

Os metatarsale I (Mittelfußknochen)	C	P	Corpus metatarsale	9. SSW		17.–20. LJ
	C	S	Basis metatarsalis		3. LJ	17.–20. LJ
Ossa metatarsalia II–V (Mittelfußknochen)	C	P	Corpus metatarsale	9. SSW		17.–20. LJ
	C	S	Basis metatarsalis		3.–4. LJ	17.–20. LJ
Phalanges (Zehenglieder)	C	P	Corpus phalangis	9.–15. SSW		18. LJ
	C	S	Basis phalangis		2.–8. LJ	18. LJ

Verschluß der Schädelnähte

Fonticulus anterior: Verschluß im 18. Lebensmonat.
Fonticulus posterior: Verschluß zwischen 6.–12. Lebensmonat.

Zahnentwicklung

Zahndurchbruch	Dentes incisivi (Schneidezähne)		Dentes canini (Eckzähne)	Dentes praemolares (Backenzähne)	Dentes molares (Mahlzähne)
	oben	unten			
Erste Dentition (Lebensmonate)	7; 8	6; 9	18		12; 24
Zweite Dentition (Lebensjahre)[1]	7; 8	7; 8	11	9; 10	6; 12; 18

[1] Die unteren Zähne brechen etwas früher durch.

14 Kiemenbogen-abkömmlinge

Kiemenbogenabkömmlinge (Viszeralbögen)		Abkömmlinge der Schlundtaschen (Kiementaschen)			Arterie	Nerv
Mesoderm		Entoderm				
Knorpel, Knochen, Bänder	Muskeln	Entoderm	Entoderm	Ektoderm		
1. Mandibularbogen (Meckel-Knorpel)	Incus (Amboß), Malleus (Hammer), Lig. mallei anterius, Lig. sphenomandibulare, (Lingula), (Mandibula[1])	M. masseter, M. temporalis, Mm. pterygoidei, M. mylohyoideus, M. digastricus (Venter anterior), M. tensor veli palatini, M. tensor tympani	Mundschleimhaut, vordere $2/3$ der Zunge mit Speicheldrüsen		Meatus acusticus externus, Außenfläche des Trommelfells, (Tragus), (Haut der unteren Gesichtsregion)	z. T. A. maxillaris	N. mandibularis (N. Vc)
2. Hyoidbogen	oberer Bereich des Zungenbeinkörpers sowie Cornu minus ossis hyoidei, Lig. stylohyoideum, Proc. styloideus, Stapes (Steigbügel)	M. stapedius, M. stylohyoideus, M. digastricus (Venter posterior), Mm. faciales et masticatorii, Platysma	–	Fossa supratonsillaris, Cryptae tonsillares, oberflächliches Tonsillenepithel[2], z. T. Mittelohr (Auris media)	Ectoderm überwuchert die Kiemenbögen 3, 4 und 6	R. stapedialis a. tympanicae posterioris	N. facialis (N. VII)
3. Thyrohyoidbogen	unterer Bereich des Zungenbeinkörpers sowie Cornu majus ossis hyoidei	M. stylopharyngeus	Mundschleimhaut, hinteres $1/3$ der Zunge mit Speicheldrüsen, Valleculae epiglotticae, vorderer Abschnitt der Epiglottis	*ventral:* Thymus-Epithel[2]; *dorsal:* untere Glandulae parathyroideae (Nebenschilddrüsen)	–	A. carotis interna (einschl. Sinus caroticus)	N. glossopharyngeus (N. IX)

	Skelett		Muskulatur		Drüsen/Organe	Arterien	Nerven
4.	Cartilago thyroidea (Schildknorpel)	–	M. palatoglossus, M. palatopharyngeus, M. salpingopharyngeus, M. cricothyroideus, M. levator veli palatini, quergestreifter Ösophagusabschnitt, Mm. constrictores pharyngis	–	*ventral:* Ultimobranchialkörper[3]; *dorsal:* obere Gll. parathyroideae (Nebenschilddrüsen)	*rechts:* z. T. A. subclavia; *links:* Arcus aortae (Aortenbogen)	N. vagus (N. X) mit Ästen des N. laryngeus superior sowie Rr. pharyngei
5./6.	Ringknorpel (Cartilago cricoidea), Stimmlippen (Ligg. vocalia), Stellknorpel (Cartilago arytaenoidea): Cartilagines corniculata et cuneiformis	–	M. cricopharyngeus, sämtliche inneren Kehlkopfmuskeln	–	Lungenknospen	*ventral:* A. pulmonalis; *dorsal:* Ductus arteriosus (Botalli)	N. vagus (N. X) mit N. laryngeus recurrens

[1] Die Mandibula entsteht aus einer Membran, welche die ventrale Fläche des ersten Kiemenbogens umschlingt.

[2] Das lymphatische Gewebe von Thymus und Tonsillen geht aus dem umgebenden Mesenchym hervor und ist kein unmittelbares Kiemenbogenderivat.

[3] Die Ultimobranchialkörper entwickeln sich aus den ventralen Abschnitten der 4. (möglicherweise auch der 5.) Schlundtasche, verschmelzen mit der heranreifenden Schilddrüse und sind die Grundlage der späteren Calcitonin-bildenden parafollikulären Zellen (C-Zellen).

Anmerkung:

– Die Schilddrüse geht zwischen dem ersten und dem zweiten Kiemenbogen aus einem Divertikel (Ductus thyroglossalis) hervor, der nach kaudal wächst und das Foramen caecum zurückläßt.

– Die Epiglottis entsteht aus dem unteren Abschnitt des Hypobranchiums und ist damit kein »echter« Kiemenbogenabkömmling.

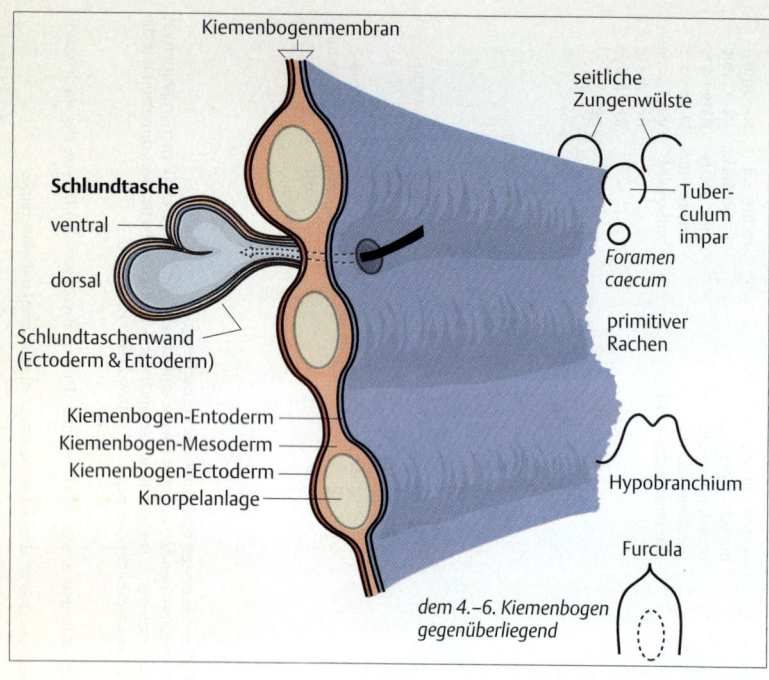

Kiemenbogenmembran

seitliche
Zungenwülste

Tuber-
culum
impar

*Foramen
caecum*

primitiver
Rachen

Hypobranchium

Furcula

Schlundtasche

ventral

dorsal

Schlundtaschenwand
(Ectoderm & Entoderm)

Kiemenbogen-Entoderm
Kiemenbogen-Mesoderm
Kiemenbogen-Ectoderm
Knorpelanlage

*dem 4.–6. Kiemenbogen
gegenüberliegend*

Sachverzeichnis

Halbfette Seitenzahlen verweisen auf die Hauptabbildung zu der betreffenden Struktur.